생명을 지키는 인체의 골든타임

생명을 지키는 인체의 골든타임

—
초판 1쇄 인쇄 2023년 5월 2일
초판 1쇄 발행 2023년 5월 9일

지 은 이 김인선·신현웅
펴 낸 이 신일희
펴 낸 곳 계명대학교 출판부
출판등록 제347-1998-1호(1970. 9. 1)
주 소 대구광역시 달서구 달구벌대로 1095
대표전화 053-580-6233
팩 스 053-580-6235
홈페이지 www.kmupress.com

ISBN 979-11-6516-184-2 03510 정가 20,000원

생명을 지키는

인체의

골든타임

김인선, 신현웅

계명대학교출판부

차례 Contents

008 | 책 머리말 prologue

012 | **1장** 면역의 힘 건강의 일등공신!

040 | **2장** 생명을 지키는 혈액: 24시간 365일 인체 지킴이!

062 | **3장** 생명을 구하는 골든타임: 심장 Power of the heartbeat!

082 | **4장** 침묵의 장기, 간 워커홀릭이라고..?

104 | **5장** 폐가 보내는 옐로카드 경고

134 | **6장** 인류를 위협하는 질병: 바이러스와의 전쟁

154 | **7장** 바디버든 줄이기: 환경호르몬 죽음의 덫!

176 | **8장** 신비의 뇌 기억력의 비밀 : 알츠하이머

202 | **9장** 21C Biotechnology 플랫폼을 활용하다!

234 | **10장** 신약 개발의 보물섬 새로운 패러다임을 향해

274 | 끝 맺음말 epilogue

276 | 참고문헌

생명을 지키는 인체의 골든타임

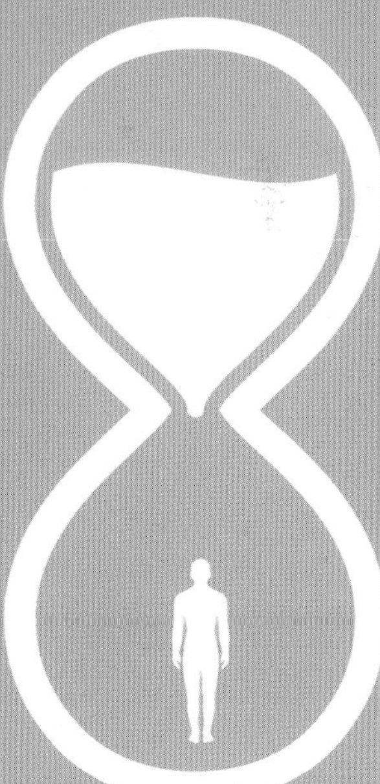

책 머리말

prologue

오늘날 사람들의 가장 큰 화두는 건강! 남녀노소를 불문하고 인체 건강에 핵심인 항상성 유지와 균형 잡힌 삶에 지대한 관심을 둔다. 하루가 다르게 변하는 디지털 과학 세상에서 사람들의 건강 관련 지식은 나날이 확장되고 있다. 건강 수명을 늘리고 싶다면 항상성을 이루는 삶의 질에 주목해 유용한 정보 및 지식을 쌓아 건강 유지에 적극적이어야 한다. 몸이 보내는 위험신호를 무시해 기회를 놓친다면 되돌이킬 수 없는 결과를 낳을 수 있어 생명을 지키는 인체의 골든타임에 귀 기울여야 할 것이다. 건강할 때 몸을 점검하고 능동적으로 대비하는 것이 가장 바람직하다. 의학적 건강 수치는 물론 골든타임이 전하는 신호에도 초점을 두는 것이 어떨는지?

'생명을 지키는 인체의 골든타임'은 이점에 초점을 두고 크게 두 부분으로 나누어, 전반부는 골든타임 개념 적용 가능한 주요 장기를 기준으로 전개한다. 특히, 각각의 기능 및 이상 신호를 알아보고, 이를 예방하거나 치료하는 새로운 기술과 방법을 소개한다. 후반부는 의료기술 분야에서 급부상하는 첨단의 바이오테크에 관한 내용으로 실질적인 활용과 응용, 잠재적 가치 및 중요성, 파급효과, 융복합 기술의 필요성 등을 강조한다. 선별된 10개의 주제는 1장 면역의 힘 건강의 일등공신!, 2장 생명을 지키는 혈액: 24시간 365일 인체 지킴이!, 3장 생명을 구하는 골든타임: 심장 Power of the heartbeat!, 4장 침묵의 장기, 간 워커홀릭이라고..?, 5장 폐가 보내는 옐로카드 경고, 6장 인류를 위협하는 질병: 바이러스와의 전쟁, 7장 바디버든 줄이기: 환경호르몬 죽음의 덫!, 8장 신비의 뇌 기억력의 비밀 : 알츠하이머, 9장 21C Biotechnology 플랫폼을 활용하다!, 10장 신약 개발의 보물섬 새로운 패러다임을 향해. 이들 주제는 대부분 이해하기 쉽고 흥미롭게 전개되어 각종 스트레스에 노출된 현대인들이 알아두면 유익할 최신의 정보들을 담고 있다. 큰 부담감 없이 접할 수 있는 **'생명을 지키는 인체의 골든타임'**은 읽는 모든 이에게 충실히 건강지킴이 역할을 하는 시대 부응형 과학 도서가 될 것으로 믿어 의심치 않는다.

면역에 대하여

면역의 힘

면역에서의 문제 발생 - 예 알레르기

면역을 활용하여

알레르기 개선하기

- 식물 천연물질 이용
- 패러다임을 바꾼다! - AI 인공지능 접목

맞춤형 체외 면역시스템

- 알러젠 꽃가루의 역이용

약 개발하기

- 면역세포와 항암제

면역의 골든타임

1장 면역의 힘

건강의 일등공신!

1장 / 면역의 힘 건강의 일등공신!

: 면역에 대하여

√ 면역의 힘

인간은 혼자 살아가는 존재가 아니라 주위의 많은 생물 종과 다양한 물질에 둘러싸여 조화를 이루거나 혹은 싸우며 살아간다. 우리 몸 밖이 그러하면 인간의 몸 안은 어떨까? 당연히 내부에서도 외부의 환경에서처럼 다양한 생물체와 수많은 물질이 뒤섞여 우리를 생명체로서 살아갈 수 있게 복잡다단한 작용을 수행한다. 이로운 것, 도움 되지 않는 것, 해로운 것이 모여 있는 미지의 생태계라 할 수 있다. 특히 후자 중에는 해로움의 정도가 심해 때로는 우리를 몹시 괴롭게 만들기도 한다. 해로움의 정도 또한 사람마다 다르게 나타나 어떤 것이 어떻게 작용할지 예측하기란 쉽지 않은 어려운 일이다.

인체는 자신의 몸에 원래 있지 않은 외부의 낯선 것+내부의 노화 세포/조직 이물질에 대하여 소위 말하는 면역이라는 방어체계가 있어 외부나 내부의 적을 필요할 때 제거한다. 면역은 체내 항상성을 위협하는 유해 물질이나 병원체 등으로부터 인체를 보호하기 위해 작동하는 방어시스템으로 다양한 환경에 노출되는 생명체를 세포나 조직의 수준에서 보호하는 일련의 복잡한 체제를 갖추고 있다.

면역은 '우리 몸이 스스로 만들어내는 약'이란 말을 들은 적이 있다. 그렇다면 면역이 안전하고 확실하게 항상 작동한다고 말할 수 있을까? No! 그렇지 않을 때도 있다. 때에 따라 면역계의 균형이 어그러져 과도한 방어 반응이 일어나면 반대로 우리를 괴롭히기도 한다. 인체 내외의 많은 물질과 체계는 어떨 때는 약으로 또 어떨 때는 독으로 작용할 수 있으며, 실제 과학기술의 발달로 근래에는 유해물질과 그의 작용기작을 밝혀내는 사례가 늘어나고 있다. 더 나아가 활용 여부도 연구해서 인체에 해로운 작용은 막고 이로운 기능은 활용해 생명을 살리는 면역기술을 발견하기도 한다. 하지만 인체는 외부에 의존하지 않고도 태어나면서 근본적으로 몸에 존재하지 않는 이질적인 것에 대해 방어할 수 있는 system 체계를 지니고 있으니, 그것이 소위 말하는 immunity 면역!

태어나면서 지니는 선천적 방어체계, 즉 immune system 면역시스템이 구축되어 면역에 관여하는 세포나 조직은 전신을 돌며 문제 되는 유해 요인 제거에 힘을 다해 기능을 발휘한다. 그러면 인체의 방어체계를 위협하는 유해 요인에는 어떤 종류들이 있을까? 가장 먼저 생각나는 것은 세균/바이러스/곰팡이.. 병원체와 독 있는 물질들! 이들은 우리가 알게 모르게 주변 곳곳에 퍼져있고, 특히 병원체들은 인지하지 못하는 사이에 몸속으로 재빠르게 들어온다. 대부분 우리는 몸으로 들어온 이들 병원체가 내부 침입 시 인지하지 못함은 물론 활동하는 것조차도 심각하지 않으면 알지 못한 채 일상을 살아간다. why…? 그에 대한 답은 바로 면역의 힘! 인체 면역계가 작동해 이물질로부터 공격을 받아 병에 걸리지 않게 자체 방어 능력을 24시간 내내 발휘하기에 가능한 것이다. 그렇다, 실제 면역의 힘은 대단해 평생 몸을 지켜주는 필수적인 방어 수단이 된다.

하지만 이 시스템에도 때로는 과도한 발현이나 자기 세포에 대한 면역 반응으로 여러 문제가 생길 수 있고, 그 경우엔 100% 완벽한 면역기능 수행을 기대할 수 없게 된다. 즉, 방어체계 이상 → 면역시스템 혼란 → 제 기능 발휘 불가 → 상황 지속 시 인체는 넘치거나 약한 방어를 해서 신체 균형이 유지될 수 없는 상태로 갈 수 있다. 이렇게 면역에 문제 발생 → 균형 유지 난조의 상황을 우리가 일상에서 경험해 본 적이 있을까? 있다면 어떤 경우가 여기에 해당하는지…. 불현듯 떠오르는 얼마 전 겪었던 allergy 알레르기! 도대체 면역계에 무슨 일이 생겨 항상성이나 균형이 어긋난 알레르기가 생기는지 궁금해진다. 인체 방어작용 및 면역계와 관련된 내용은 워낙 많이 다루어지고 잘 알려져 여기서는 다음과 같이 요약하고자 한다.

면역은 태어나며 자연적으로 지니는 선천면역과 이후 생활에 적응해 살아가면서 인공적으로 얻는 획득 면역으로 크게 나뉜다. 인체 밖 모든 이질적인 인자들이 antigen 항원이 되며, 병원체나 그 생성물, 음식물, 꽃가루, 먼지, 화학물질, 약, 동물의 털/분변 등이 대표적인 예다. 선천면역은 이들 항원에 대해 비특이적이고 특별한 기억작용은 없는 반면, 후천적으로 얻어지는 획득 면역은 항원에 대한 기억작용과 재침입에 대한 특이적 반응이 있다. 선천면역에 관여하는 대표적 면역세포는 대식세포, 다핵형 백혈구, 자연살해세포/natural killer cell NK세포 등이고, 평생 인체감염에서 방어기능을 수행한다. 하지만 대개 면역이라 하면 획득 면역을 의미하고, 이는 다시 T세포/B세포/NK세포 림프구 등 전문화된 면역세포들이 관여한 체액성면역과 세포성면역으로 세분된다.

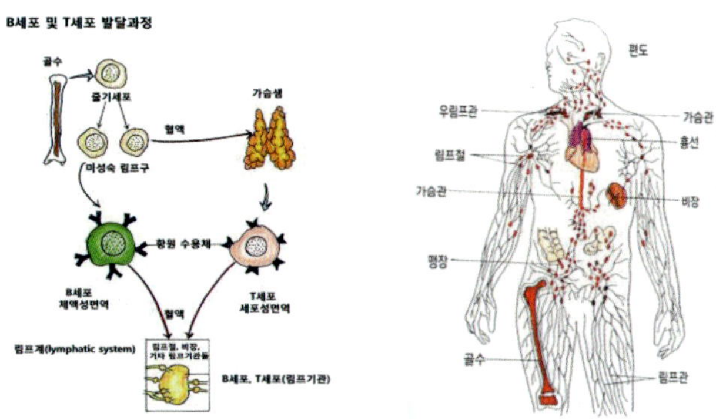

그림 1-1. 인체의 면역세포 발달과정(좌) 및 면역시스템(우) 참고: 가슴샘=흉선

하지만 면역의 주체는 단연코 혈액으로 액체 성분인 혈장과 백혈구/적혈구/혈소판 혈구 세포들로 구성돼 중요한 기능을 수행한다. 이때 혈장은 방어 단백질/antibody 항체 운반을 담당하고, 혈구 세포 중에는 여러 종류로 나뉜 white blood cells/WBC 백혈구가 면역계의 핵심으로 작용한다. 먼저 ~75% 차지/phagocytes 식세포는 몸속 세균과 밖에서 유입된 이물질 등을 제거하는 비특이적/선천적 식세포 작용을 한다. 면역기능에 주체로 등장하는 또 다른 백혈구로는 그 유명한 ~25% 차지/lymphocytes 림프구가 있다. T세포, B세포, NK세포의 삼총사로 구성된 림프구는 온몸을 돌며 살균 및 찌꺼기 제거 등에 힘 쏟는 식세포의 선천성 방어와 함께 중추적인 면역기능을 수행한다. 특히, * T세포는 기능에 따라 다시 도움 T세포, 억제 T세포, 세포독성 T세포 등으로 세분되어 맡은바 고유의 면역 활동을 하지만 모두 상호협력하며 시스템을 잘 이끌어나간다.

★ **T세포** : 도움 T, 억제 T, 기억 T, 세포독성 T세포의 네 종류로 구분할 수 있다.

1 도움 T세포: 특정 B세포에 작용 → 항원과의 반응 유도 → 체액성면역 반응 촉진 & 세포성면역 반응도 증강함

2 억제 T세포: 체액성 및 세포성면역 반응 개시 후 적절할 때 이들 면역 반응을 종결시킴

3 기억 T세포: 감작 림프구 일부 림프절에 기억 T세포로 남아 이후 동일 항원이 몸으로 들어오면 면역력 있는 세포로 바뀌며 인체 방어에 돌입함

4 세포독성 T세포: 직접 항원을 죽일 수 있는 독성 물질 방출 → 항원 파괴 및 제거 작용

이들과 함께 식세포 일종인 macrocytes 대식세포는 이물질 처리 후 자신의 세포 표면단백질에 항원 부착 → 림프절 순환 → 도움 T세포와 결합 → 도움 T세포 활성화 → 세포독성 T세포를 활성화한다. 이때 세포독성 T세포는 인체 내 감염 세포들을 직접 죽여 없애는 제거 작용으로 세포성면역의 대표 주자가 된다. 또한, 도움 T세포는 B세포도 활성화 및 분화하게 하는데, 활성화된 B세포는 다시 기억 세포와 형질세포로 분화 발달한다. 이렇게 만들어진 형질세포는 몸속 항원을 분석하여 이에 대적할 항체를 만들어 체액을 타고 전신을 돌며 항원 제

거에 전력을 다한다. 이것이 바로 B세포의 체액성면역 반응이며, 이들이 유지하는 항체 보존력을 토대로 기억 세포의 기능도 하게 된다.

만약 같은 종류의 항원이 다시 침입하면 그에 대응하는 항원을 기억함은 물론, 항체 지닌 기억 세포 → 분화 → 기억 세포 + 항체 보유 형질세포 → 이전보다 더 강력하고 신속한 면역 반응에 돌입한다. 이처럼 전문적으로 분화된 T세포 및 B세포의 방어 기전은 특정 병원체에 대해 대응하는 후천적 면역 반응에 해당한다. 특이적 면역 반응은 면역장애를 유발할 수 있는데, 과민반응과 자가면역반응 2종류가 있다. 먼저, 과민반응은 알레르기 반응으로 외부항원에 대한 과잉반응을 의미하고, 자가면역반응은 자가 면역세포의 인식 실패로 정상적인 조직/세포를 공격하는 것을 말한다.

√ 면역에서의 문제 발생 - 예 알레르기

선천적 면역 반응의 식세포와 달리 후천적 면역을 담당하는 림프구는 때로는 역으로 우리 몸을 공격할 수 있다. 대표적인 사례는 알레르기로 방어체계가 이상 상황으로 넘어가 문제가 발생하는 것이다. 알레르기는 몸을 지키는 정상적인 면역 반응과 같은 메커니즘을 지니나 그 반응이 과하게 일어나 몸에 해롭지 않은 물질까지 인식하는 면역계의 과민반응을 일컫는다. 해가 없는 항원에 대한 면역 반응은 정상세포나 조직에 염증을 일으켜 손상을 주거나 때론 자신의 세포에 면역을 일으켜 치명적 질환을 야기하기도 한다.

알레르기는 B세포 유래 기억세포와 관련 있으며, B세포가 항원에 과도하게 반응해 면역계 균형이 깨지면 나타난다. 알레르기 체질인 경우, 알레르기 유발원 항원 → 인체 유입 → B세포 면역 반응 개시 → 해당 항원과 반응하는 면역글로블린 * IgE 항체 생성 → * 비만세포 표면에 결합한다. 이후 동일 항원 재침입 시 → 비만세포 표면의 IgE 항체와 결합 → 히스타민 분비 → 알레르기 증상이 나타난다. 주위에서 흔히 보는 천식이나 알레르기성 비염은 이런 항원-항체 결합과정이 기관지, 코점막 조직 등에서 일어나는 결과로 우리를 괴롭히는 면역 이상 증상이다. 심한 경우, anaphylaxis shock * 아나필락시스 쇼크에 빠져 생명을 위협하는 극도로 위험한 면역 반응이 된다.

★ **면역글로불린**(immunoglobulin): 항원과 특이적으로 결합하는 항체로 B세포 유래 당단백질로 되어 있다. 면역세포의 기능을 돕고 항원-항체 반응을 수행하는데, 가장 강력한 항체 역할을 하는 IgG를 비롯하여 IgA, IgD, IgE, IgM 등 5종류가 알려져 있다.

★ **비만세포**(mast cell) : 과립성 백혈구의 일종으로 혈액, 결합조직, 상피조직 등에 많이 분포한다. 다수의 과립 내에는 히스타민, 헤파린, 인터류킨, 단백질분해효소 등의 물질이 있어 다양한 면역 작용 매개에 관여한다. 대표적으로는 염증반응에서의 역할로 비만세포 표면 수용체에 결합한 다수의 IgE 항체로부터 다음과 같이 진행된다; 특정 항원 유입 → 비만세포 표면 IgE 항체와 결합 → 촉매+기폭제 면역기능 활성화 → 연쇄적 탈 과립화 → 과립 내 염증 물질 → 주변 조직/세포로 분비 → 과도한 조절작용 → 즉각적~만성적 증상이 표출되는 것으로 알려져 있다. 특히, 탈 과립화에 의한 히스타민/사이토카인/케모카인/인터류킨.. 염증 물질의 분비는 인근 모세혈관의 혈관 확장 + 혈류량↑+ 혈관 내피세포 투과도↑ → 호중구 타 면역세포 수월한 이동 → 다수 백혈구 + 면역세포 → 혈관 내 집결 → 혈관 투과 후 방출 → 항원 침입 조직 → 항원과의 싸움을 벌인다. 이때 붓기, 통증 등은 상처 부위에서의 흔한 염증반응이나 때로는 과도한 비만세포 조절작용이 부작용을 유발한다. 발진, 발열, 천식, 아토피피부염, 음식물 알레르기 등은 이와 관련 있어 히스타민/사이토카인.. 염증 물질의 과도한 분비에 기인한 인체 통증/혈관확장/열↑/가려움증.. 이상 반응의 결과이다.

★ **아나필락시스**(anaphylaxis) : 불필요한 항원-항체 면역 반응에 기인한 급격한 과민성 전신반응. 그리스 어원의 '반대 ana' + '방어 phylaxis' 합성어로 면역시스템이 수행하는 방어기전이 의도와는 반대로 생체에 부정적으로 작용하여 해가 된다는 것을 의미한다.

이상에서는 면역계의 구성과 어떻게 반응하는지 여부, 그리고 면역 이상 증상인 알레르기에 대해 간단히 알아보았다. 다음으로 가기 전 다시 강조하는 것은 언급했듯이 **"특이적 면역 반응은 항원에 의한 것"**으로 항원 인지는 매우 중요한 요소로 작용한다. 특히, 이런 획득 면역에 관여하는 T세포는 T cell receptor/TCR 항원 수용체를 가지며, 일련의 과정 → 도움 T세포 활성화 → B세포 도와 항체 생성 → cytokine 사이토카인 방출 → 대식세포 활성화 역할을 하고 있다. 이때 만일 자기를 항원으로 인식한다면 auto-antibody 자가항체 형성 → 자가 면역 반응을 개시할 것이다. 이처럼 우리 몸의 self 자기, non-self 비자기 간의 식별은 무엇보다도 중요해 이를 알고 조절할 수 있다면 사람들을 괴롭히는 알레르기/류마티스성 질환/다발성 경화증.. 다양한 질환을 치료할 수 있을 것이다. 그 목적으로 많은 연구가 전 세계적으로 진행되고 있어 다음에서는 면역계가 어떻게 활용될 수 있는지 새로운 패러다임을 적용하는 최근의 획기적인 기술 사례들을 찾아 소개하고자 한다.

: 면역을 활용하여

√ 알레르기 개선하기

알레르기란 어떤 특이 원인물질 항원에 대해 보이는 일련의 과민반응 면역학적 반응으로 발생 아토피/천식/두드러기.. 부위나 양상 또는 꽃가루/식품/집먼지진드기/약물/동물 분변/털.. 원인에 따라 제 I형/II형/III형/IV형 여러 유형으로 나뉘고 그에 따라 나타나는 인체 내외의 증상도 다양하다. 미미한 증상에서부터 전문적인 치료를 받아야 하는 상황에 이르기까지 천차만별이나 전신성 알레르기는 물론 심각한 경우에는 쇼크 반응이 일어나 목숨을 잃을 수 있는 치명적인 상태로 이어질 수 있다.

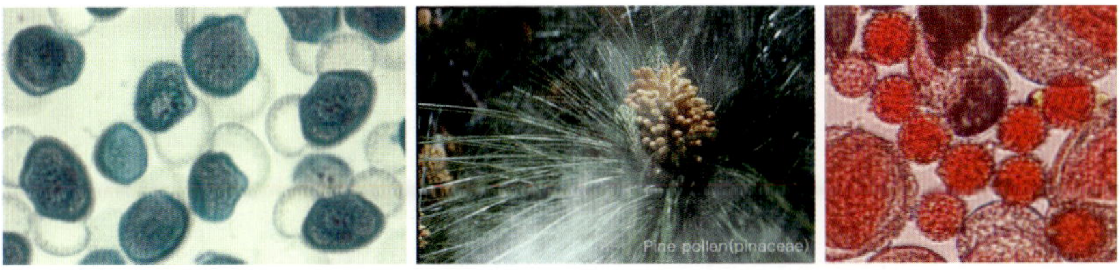

그림 1-2. 알레르기 유발 대표적 화분(좌/중앙: 봄-소나무, 우: 가을-돼지풀)
좌: 공중 부유 돕는 기낭 공기주머니 지닌 ~50㎛ 크기의 소나무 화분
중앙: 엄청난 양의 송홧가루 휘날리는 봄철의 소나무
우: 표면에 많은 소형의 돌기 지닌 ~10㎛ 크기의 작은 10개 돼지풀 꽃가루

일반적으로 봄이나 가을 등의 환절기에는 계절성 알레르기가 심해지는 경향이 있고, 특히 알레르기 비염이 많이 늘어나는 추세다. 계절성인 경우, 가장 흔한 원인은 꽃가루! 여기에 최근 미세먼지 발생이 잦아 발생 빈도 증가와 함께 증상 악화도 병행되는 추세라고 전해진다. 알레르기 비염에 가장 효과적인 치료법은 회피 요법으로 알레르기 항원을 피함으로 근본적인 원인을 해결할 수 있지만, 실질적으로 집 안팎에 널린 항원들을 피하기는 쉽지 않다. 가장 흔한 알레르기 비염은 코점막이 특이 항원에 대해 과민반응을 보이는 것으로 알러젠/allergen 알레르기 유발원이 코점막에 노출되면서 시작된다. 이후 자극 부위로 비만세포/호산구/IgE 항체 매개 염증세포 대응 세포들이 집결 → 매개 물질 분비 → 염증반응 → 알레르기 증상 발현으로 이어진다. 집먼지진드기, 꽃가루, 곰팡이 포자, 동물의 털/비듬, 곤충 부산물 등과 같이 공기를 통해 들어오는 것들이 유발원이고, 식품, 식품첨가제, 약물 등도 원인이 될 수 있다. 가장 흔한 꽃가루 알레르기는 알레르기 체질의 인체에 유발원 꽃가루가 코/기도.. 호흡으로 들어올 때 발생하는 알레르기 호흡기 질환이다. 비염 악화의 대표적 요인으로는 개인적 수준에서 어느 정도 조정이 가능한 감기나 스트레스가 있고, 개인이 조절할 수 없는 요소들인 꽃가루, 대기오염, 기후변화 등이 있다. 꽃가루 알레르기는 발열 증상 없이 쉽게 지속될 수 있고, 천식/알레르기성 비염.. 알레르기 기저 질환이 없어도 발생할 수 있다.

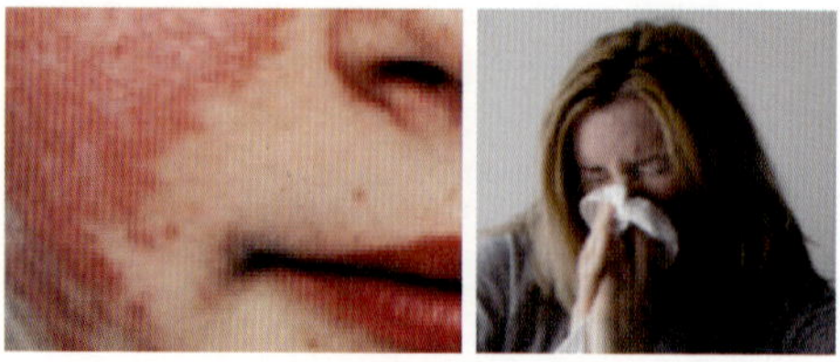

그림 1-3. 알레르기 증상들

물론 알레르기에 대해 가장 좋은 방법이 모든 병의 치료가 그렇듯 회피 요법 원인물질을 피하고 예방하는 길이겠지만 그렇지 못하면 전통적인 방법이나 면역요법, 수술요법, 줄기세포 이용법 등이 거론된다. 알레르기 비염에 가장 효과적인 치료 방법은 물론 회피 요법으로 알레르기 항원을 피함으로 근본적인 원인을 해결할 수 있지만, 실질적으로 집안이나 밖에 존재하는 모든 항원을 피하기는 쉽지 않다. 이런 문제를 해결하기 위해 전통적으로는 코에 치료성분을 직접 분사하여 히스타민 분비를 일시적으로 막는 방법이 있는데, 이는 알레르기 유발원에 의한 항체 반응을 억제하는 것이다. 하지만 효과가 비교적 약하다는 것이 아쉬운 점!

반면, 적극적인 방법의 하나인 알레르기 면역요법은 주사로 항원을 혈관에 서서히 투입해 그에 대한 immunological tolerance 면역적 내성 관용을 끌어낸다. 간단히 말해, 면역요법은 알레르기 유발원을 몸에 조금씩 투여 → 면역계 자극 → 면역학적 관용을 유도하는 방식이다. 면역의 주체인 림프구가 관용을 얻으면 항원을 만나 결합해도 과정을 거치는 동안 무반응/수용체 편집/자가사멸.. 다양한 기전을 거친 결과 항원-항체 반응을 보이지 않는다고 한다. 물리적인 방법이 동원되는 수술요법에는 문제 부위에 여러 방법을 적용하나 그 효과는 일시적이고 재발/장애.. 후유증이 남을 수 있어 근본적인 해결책이라 할 수 없다고 알려져 있다.

현재 알레르기 치료에 사용되는 약제는 대부분 항히스타민제로 알려져 그 치료에 있어 제일 중요한 것은 염증 반응물질의 제어인 것으로 생각된다. 항히스타민제는 두드러기, 가려움증 등의 알레르기 반응에 관여하는 히스타민의 작용을 억제한다. 그렇다면 염증 물질을 제어하면 근본적인 알레르기 치료에 다가갈 수 있기는 한 것일까? 가장 근접한 치료법은 위 언급된 immunotherapy 면역치료 방법이라고 하는데, 사실 알레르기 면역요법은 110여 년 훨씬 전부터 이미 알려져 있다. 또한, 줄기세포를 통한 알레르기 치료법도 있는데, 줄기세포는 pluripotency 분화능과 자가 분열능이 있어 손상된 조직의 재생은 물론 면역세포의 기능을 조절하는 능력도 있다.

줄기세포는 T세포, B세포, NK세포 등의 활동 조절이 가능한데, 특히 조절 T세포 반응 유도 가능한 면역 조절 능력 지님 * 중간엽 줄기세포를 이용하면 알레르기/자가면역질환.. 다양한 면역질환 치료에 임할 수 있다고 전문가들은 말한다. 문제점이 있기는 하지만 이미 재생의학에서 큰 관심을 받는 줄기세포 이용 치료법은 알레르기 치료에서도 이전 방식의 보완/개선 불러올 유망한 치료법이 될 것으로 전망되고 된다. 나노기술을 이용한 알레르기 비염 치료제 개발도 진행되고 있다고 전해진다.

★ **중간엽 줄기세포**(mesenchymal stem cells) : 골수 및 탯줄 제대혈 등에 존재하는 줄기세포로 이후 골세포, 연골세포, 지방세포 등으로 분화할 수 있다. 인체에는 약 100여 만개 있는 것으로 알려져 있다.

다음에서는 위에 언급된 면역 활용 알레르기 관련 내용에서 알레르기 개선 효과를 보인 천연물질 함유 식물에 관한 연구를 소개하여 잠시 어려운 주제에서 벗어나 보고자 한다. 21C 건강 관련 동향은 병 발생 후 치료보다는 사전 예방적 추세로 그 관심은 노화 지연, 면역력 향상 등 건강 유지에 도움이 되는 천연물질로 몰리고 있다. 인체 친화적 천연물 성분이 많은 약용식물이 주된 대상이고 식물성 phytochemical 파이토케미칼은 그들만의 독특한 물질이 되어 식물체 보호나 방어 성분으로 활용한다. 알칼로이드/배당체/식물색소.. 파이토케미칼은 식물이 공격으로부터 자신을 지키려고 만드는 천연물질로 미미한 효능에서부터 강력한 생리활성 유발성분에 이르기까지 다양해 약용식물에서는 주요 기준이 된다.

이들 성분은 식물을 기반으로 한 제약 산업에서 활발히 연구되는 대상으로 몇 년 전 국내에서 쑥부쟁이가 지닌 성분에서 알레르기 개선 효과를 밝혀내 주목을 받은 바 있다. 이른 봄 들에서 자라는 국화과 다년생 식물인 쑥부쟁이는 농촌진흥청 국내에서 코 건강 개선을 할 수 있는 항알레르기 기능성 원료 산업화에 성공한 1호 소재가 되었다. 그동안 세계에서 알려진 알레르기 개선 기능성 원료는 구아바/피카오프레토/유산균 3종이었으나 항알레르기 원료에 국산 쑥부쟁이 함유 성분이 포함되어 모두 4종으로 늘어나는 쾌거를 이루어냈다.

▶ 식물 천연물질 이용

쑥부쟁이의 알레르기 개선 효과 - 최근 심해진 지구의 온난화 및 기온 변화, 미세먼지 증가 등의 환경적 변화요인은 알레르기 증상을 급격히 증가시켜 인체에 부작용이 적고 안심하고 사용할 수 있는 천연물 유래 기능성 소재의 필요성을 절실히 느끼게 하였다. 국내의 한 연구팀이 *Aster yomena* 쑥부쟁이에서 추출된 성분이 알레르기 개선에 효과가 있음을 증명하며 기능성 소재로 인정받게 되었다. 쑥부쟁이는 봄철 들에서 자라는 국화과 다년생 식물로 예부터 전통적으로 감기/천식/편도선염/기관지염.. 호흡기 계통 치료에 효과가 있다고 알려져 있다. 이를 과학적으로 규명한 농촌진흥청 기관은 실험동물과 인체 적용시험을 통해 쑥부쟁이의 알레르기 개선 효과와 작용기전을 밝히고 그 효과를 다음과 같이 확인하였다.

쑥부쟁이에서 추출한 물질은 염증을 유발하는 cytokine(예: IL-4/인터류킨4) * 사이토카인 분비와 mast cells * 비만세포 자극 억제 → * 히스타민/류코트리엔 염증 유발물질↓ → * IgE 분비↓ → 알레르기 개선의 효과를 나타내었다. 면역 반응에 관여하는 사이토카인은 면역세포로부터 분비되는 면역조절제로서 signaling 신호전달과정에서 특정 수용체와 결합한 후 세포의 증식/분화/세포죽음, 상처치료.. 기능을 수행한다. 우리가 코로나 팬데믹 초기에 코로나 백신 접종 부작용의 예로 여러 번 들은 적 있는 cytokine storm 사이토카인 폭풍도 위의 과정을 거치며 과도하게 일어나는 면역 작용의 결과이다. 이는 몸에 병원체 유입 시, 사이토카인이 과다로 분비돼 정상적인 세포나 조직까지 공격해 아나필락시스 쇼크 등 면역 체계를 위험에 처하게 하는 일종의 면역 과잉반응이다. 일반적으로는 면역세포들이 분비하는 염증 유발물질에 의해 가려움, 통증이나 알레르기 비염이 발생할 수 있다.

★ **사이토카인**(cytokine): 면역세포에서 분비되는 단백질성 신호 물질로 endocrine signaling 신호전달 과정에서 특정 수용체와 결합하여 면역 조절 인자의 기능을 수행한다. 인체의 방어체계를 제어하거나 자극하는 활성물질로 림프구 분비 림포카인, 대식세포 모노카인, T세포 인터류킨 등이 있다.

★ **비만세포**(mast cell): 과립성 백혈구로 과립 내에는 히스타민, 헤파린, 세로토닌, 효소 등 면역 매개 물질 함유한다. 세포 표면에 있는 다수의 수용체에 항체 면역글로불린 IgE 결합 → 탈 과립화 → 과립 내 염증 매개 물질 분비 → 염증반응.. 여러 면역기능 수행. 알레르기, 아토피, 천식 등은 과도한 면역 반응의 일종

★ **히스타민**(histamine): 기관지 수축, 피부발진, 모세혈관 확장 등 염증 및 알레르기 반응을 일으킬 수 있는 물질

★ **면역글로불린**(immunogloblin, Ig): B세포로부터 분화하며, 항원-항체 면역 반응을 수행하는 염증 매개 물질로 5종류(IgG, IgM, IgA, IgD, IgE) 알려져 있다. 우리 몸이 알레르기성 질환이나 기생충에 감염되면 현저히 증가한다.

농촌진흥청에서는 동물실험을 통해서 쑥부쟁이의 알레르기 완화 효과를 확인했으며, 순천향대학교 국내 한 대학교와 공동으로 추진한 동물실험 임상 연구에서도 그 효능을 과학적으로 밝혔다. 인위적으로 오브알부민/ovalbumin 알레르기 유발된 실험 쥐를 포함한 정상군/추출물 섭취군/추출물 미 섭취군 3그룹을 대상으로 4주간 실험한 결과에서는 쑥부쟁이 추출물을 섭취하지 않은 경우, 염증 유발물질인 IgE 면역글로불린과 히스타민 분비가 대량 촉발됐지만, 추출물 섭취 쥐에게서는 면역글로불린 ~55%↓, 히스타민 ~75%↓ 하는 것으로 나타났다. 4주간에 걸친 해당 추출물 섭취한 쥐는 추출물 먹지 않은 알레르기 쇼크 반응 표출 생쥐와 비교해 ~50%↑ 높은 생존율을 보였다. 쑥부쟁이 추출물 섭취 없이 아토피 피부염을 유발한 쥐도 피부의 염증 증세가 심각한 상태를 나타냈지만, 4주간 투여된 경우엔 피부건조/홍반/짓무름.. 여러 피부 이상 증상이 ~40% 감소하는 것으로 확인되었다.

또한, 알레르기 비염 증상으로 불편을 느끼는 48명 사람을 대상으로 실험한 임상에서는 쑥부쟁이 추출물을 매일 2g씩 6주간 섭취한 결과 재채기/콧물/코막힘.. 다양한 알레르기 증상이 의미 있게 개선됨이 검증됐다. 이와 함께 수면이나 피로감, 집중력, 두통 등도 개선됐음을 보고하였고, 혈액 면역지표에서도 류코트리엔/leukotrien 염증 매개 물질의 ~41% 감소와 인터페론 감마 알레르기 개선 물질의 ~35% 증가도 확인된 바 있다. 일련의 이러한 효능은 쑥부쟁이 식물이 함유한 다량의 비타민A/isoquercitrin/폴리페놀.. 기능성 성분들이 복합적으로 작용하여 약리적 효과를 보이는 것으로 분석되었다.

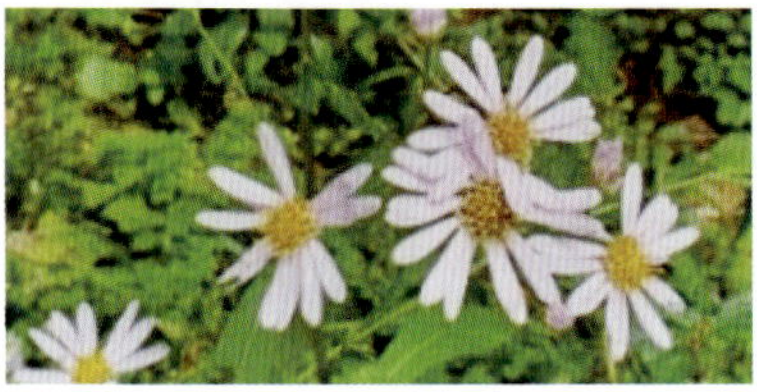

그림 1-4. 쑥부쟁이

이번 연구를 통해 쑥부쟁이는 식품의약품안전처로부터 *개별인정형 건강기능식품 기능성 원료로 인정받았다. 또한 그 분말은 면역의 과민반응으로 유발되는 코의 상태를 개선하는 데 도움을 주어 매일 2g/day 일정량의 쑥부쟁이 추출물 섭취는 염증/아토피/알레르기.. 증상을 효과적으로 예방할 수 있다고 한다. 현재까지 면역 과민반응에 의한 코 상태 개선으로 등록된 건강기능식품 기능성 원료는 2009년 구아바, 2010년 피카오프레토, 2019년 쑥부쟁이, 유산균 복합물까지 총 4종이고, 국산 천연물 기능성 원료로는 쑥부쟁이가 처음이다.

★ **개별인정형** : 건강기능식품 원료는 건강기능식품공전에 등재된 원료 고시형 원료와 개별인정형 원료로 나뉘는데, 고시형은 일정 자격을 갖추면 누구나 제조, 수입 가능한 건강기능식품 원료를 말한다. 개별인정형은 건강기능식품공전 미등록 기능성 원료로 국내 신규 개발 사례 또는 수입한 원료 중 개발자나 수입자가 해당 원료의 안전성과 기능성 관련 임상실험 → 과학적 근거 자료 → 전문위원회의 심의 → 식약처 승인과정을 거친 원료로 만든 제품을 뜻한다. 이들 중 누구나 사용할 수 있는 것이 고시형이지만, 개별인정형은 전에 없던 새로운 기능성 원료를 인정받아 건강기능식품에 사용하여 일종의 특허처럼 취급된다.

환절기인 봄과 가을에는 꽃가루가 많이 날려서 꽃가루 알레르기가 있는 사람들에게는 아주 힘든 계절이다. 알레르기 비염은 선천적인 경우도 많아 증상 악화에 앞서 초기 치료가 중요하기에 쑥부쟁이나 달리 알려진 톳의 추출물과 같은 천연의 기능성 성분으로 예방이나 치료하는 것은 큰 의미가 있을 것이다. 식물의 천연물질을 이용한 알레르기 비염 개선에 쑥부쟁이 추출성분이 효과 있음이 증명되며 개별인정형 소재로 인정받게 됨을 계기로 더 많은 약용식물을 찾아 인류 건강증진에 이용하려 하고 있다. 이처럼 특정 치료 효능을 갖는 기능성 천연물들은 면역력 향상 등 인체 건강증진에 지대한 영향을 미친다. 일부 연구기관에서 진행하고 있는 비만/당뇨/고지혈증.. 내사 질환에 치료 효능을 갖거나 항체나 백신 생산용 작물에 관한 연구를 통해 최첨단 의료기술의 발달과 건강에 대한 사람들의 인식은 높은 차원으로 변화하고 있다. 면역력 향상에 골든 타임이 될 수 있는 천연의 식물 성분들이 그리 멀리 있지 않음을 기억하고 찾아 나서야 하지 않을까 한다!

▶ 패러다임을 바꾼다!

쑥부쟁이 추출물로 알레르기 문제를 개선하는 것처럼 패러다임을 바꾸는 신개념의 면역 활용법이 속속 등장하여 이목이 쏠리고 있다. 새로운 방향은 AI 인공지능 접목, AI-유전자편집의 만남, 바이오마커 혹은 나노 단백질 나노 백신 이용, 더 나아가 재조합된 항원이나 항원과 약물 간의 메커니즘 활용, prime editing 프라임 에디팅에 이르기까지 매우 이색적이다. 다음에서는 인공지능과 빅데이터를 활용한 융합기술의 전성기라 할 수 있는 4차 산업혁명 시대의 오늘날 이들이 알레르기 문제에 접목되면 면역력에 어떤 영향을 미치는지 관련 내용을 잠시 소개해볼까 한다.

• AI 인공지능 접목

AI 기반 꽃가루 알레르기 예측 모형을 만들다 - 우리 주변에서 흔히 접하는 물질 가운데 알레르기 유발원이 될 가능성이 큰 것 중의 하나는 다름 아닌 화분 꽃가루! 식물에서는 매우 중요한 생식세포로 번식 자손 퍼뜨리는 데 절대적인 역할을 하나 일부 식물 종의 꽃가루는 알레르기 체질에서는 계절에 따라 쉽게 피할 수 없는 원인물질이 된다. 문제를 일으키는 이들 유발원에 대해 최근 AI, 빅데이터 등의 첨단기술이 접목되어 꽃가루 수치 예측 후 심각한 유발 시기를 알아내 시민들에게 알리는 서비스가 가능해졌다. 소위 말하는 AI 기반의 꽃가루 알레르기 예측 모형이 개발되어 우리 앞에 나타난 것이다. 잘 알다시피 AI는 인간 개입 無/딥러닝 스스로 학습 → 심층적 방대한 데이터 분석 → 해결안 제시 등으로 여러 분야에서 지대한 영향을 미친다.

2017년 몇 년 전, 우리나라 기상청에서는 매년 꽃가루 알레르기 발생 증가에 대비해 AI를 통해 봄철 불청객 꽃가루가 날릴 때 알레르기 유발 위험도를 알려주는 '꽃가루 농도위험지수' 서비스를 발표한 바 있다. 방대한 꽃가루 16년간/10개 지역 관측 자료는 딥러닝 방식 AI를 통해 꽃가루 고농도 알레르기 위험 예측률을 15.9% → 69.4% 크게 향상시켜 꽃가루 알레르기로 고생하는 사람에게 도움을 주고 있다. 알레르기 위험물질을 피하는 것과 함께 더 핵심은 자신에게 유발원이 되는 항원을 알고 대처하는 것이다. 최근 회자한 2019년 '마이크로니들 패치를 이용한 알레르기 검사 연구'는 기존의 알레르기 항원 탐색용 피부 시험법의 단점을 개선하여 자신이 직접 마이크로니들 부착 → 피부 반응 → 스마트폰 앱 → 결과 전송으로 진행돼 의료진 도움 없이 할 수 있다고 밝힌 바 있다. 기존 알레르기 검사의 불편함을 미세침 마이크로니들 패치 이용으로 해결방안을 제시하였고, 편리함과 함께 더 큰 장점은 검사 비용↓, 검사방식의 간소화 등으로 많은 사람이 부담 없이 알레르기 검사를 할 수 있다는 것이다. 이러한 마이크로니들 패치 개발이 영역 간 의료+공학 융합기술로 열매를 맺어 상용화의 길이 열리면 점차 커지고 있는 알레르기 진단검사 시장 확산에도 큰 역할을 할 것으로 기대된다.

면역의 개인차로 일부에게는 해가 없으나 누구에게는 항원 꽃가루가 되는 면역 반응으로 알레르기를 유발하여 고통스럽게 한다. 이때 면역의 골든타임을 지킨다는 것은 본인이 어떤 물질에 대해 알레르기를 일으키는지 아닌지 그 유발원을 정확히 아는 일이 면역의 골든타임이 되는 것이다. 하지만 우리가 기억해야 할 것은 면역은 태어나면서부터 몸의 방어체계로 작동하여 우리를 지키는 소중한 시스템이라는 것이다. 세계 각국의 수많은 과학자는 지금, 이 순간도 면역기작 그 자체를 우리가 직면하는 다양한 치료에 활용하려는 새 패러다임의 생명공학 기술을 계속 모색하고 개발하는 데 온 힘을 다하고 있다.

√ 맞춤형 체외 면역시스템

▶ 알러젠 꽃가루의 역이용

2021년 한국생명공학연구원/국가생명공학정책연구센터 정부 연구기관에서 선정한 10대 바이오 미래 유망기술 중에는 꽃가루 기인 알레르기와 비염에 대응할 면역계 개선 가능성의 개인 맞춤형 체외 면역시스템이 들어있다. 보고서에서 밝힌 in vitro personalized immune system 개인 맞춤형 체외 면역시스템은 인위적으로 면역계를 형성해간다는 뜻으로 개인 맞춤형 organoid 오가노이드에 면역세포 공동배양 등의 방법으로 신체 외부에서 개개인의 면역시스템을 모방하는 기술이라고 알려져 있다. 이 방법이 성공하면 개인별 고유의 면역적 특성이 헤아려져 효율적으로 백신을 개발할 수 있을 것으로 전망된다. 전 세계 조직/암 오가노이드 시장은 짧은 시간에 2020년/~100조원 → 2023년/~200조원 엄청난 규모로 증가할 것으로 보고 있어 이 부분의 새로운 기술 접목들은 의료뿐만 아니라 사회·경제적으로도 그 파급효과는 매우 클 것이다.

특히, 문제 유발원인 꽃가루를 역이용 → 신체 면역력을 대폭 강화하는 기능성 물질로의 개발은 발상의 전환이라 할 수 있다. 최근 우리나라 연구팀이 생명공학 처리기술로 꽃가루 껍질을 분리해 유발원 제거 후 강력한 슈퍼박테리아/병원균/진균.. 항균 작용을 하는 의약적 기능성의 친환경 물질 개발을 발표하였다. 이는 향후 면역력 저하 및 질병을 부르는 각종 박테리아에 대한 강력한 친환경 방어 수단으로의 가능성을 실증하는 계기가 되고 있다. 국내외에서의 수행되는 이들 연구를 살펴보기로 하자.

다양한 형태와 20~200㎛ 크기의 독특한 꽃가루의 딱딱한 외벽 층은 매우 견고하여 수분+수정 생식 과정 중에는 안쪽 세포질을 안전하게 잘 보호한다. 이 과정을 거치며 속이 빈 상태가 된 꽃가루는 흔히 아주 작은 캡슐에 비유되곤 한다. 약물전달시스템/drug delivery system/DDS 신약 개발 소재로 해바라기/양귀비 꽃가루를 연구하던 싱가포르/난양공대 해외 연구팀은 실험 도중 실수로 얻은 변형된 꽃가루 외벽구조를 생체모방하여 약물 전달에 적합한 구조로 만드는 초소형 운반체 활용방안을 2020년/Nature Communication 국제학술지에 게재하였다. 연구에서는 꽃가루 화학 처리 → 단단한 외벽 → 변형된 겔 상태 외벽 & 내부 알레르기 단백질+유전물실 유발원 제거 → 속 빈 구조 → 물질 수송 운반체로의 가능성을 모색하였다. 이들은 인체에서 병이 유발된 조직에 직접 약물을 전달하는 약물 전달체로서의 기능성을 높이 사며, 알레르기는 줄이고 초소형 전달체 재료로서의 기능성을 높이는 기술로 활용될 가능성을 내다보고 있다.

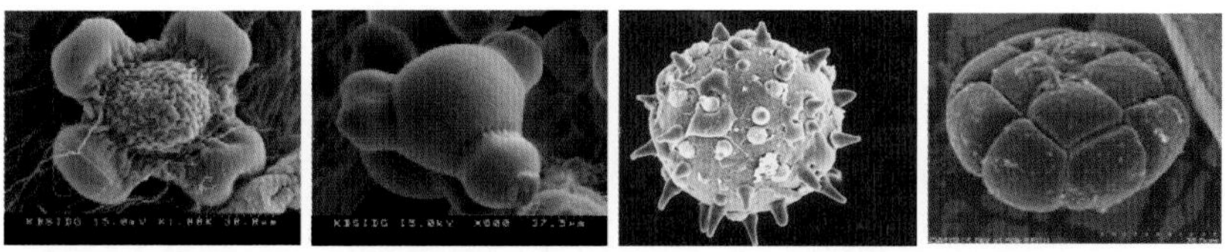

그림 1-5. 다양한 형태의 꽃가루 외벽(좌 1/2-달맞이꽃, 중앙-무궁화, 우-자귀나무)

내부의 알레르기 유발원이 제거된 부드러운 외벽의 변형된 꽃가루 구조는 가공과정을 거치면 위 약물 전달체 역할 외에도 다양한 분야에서 응용할 수 있어 이들의 변신이 주목을 받고 있다. 예로 오염물질 제거/구동기용 종이/마이크로 로봇.. 환경 정화 분야, 신소재 물질, 인체 이식 가능한 전자장치, 유해 합성물 대체 천연소재 등으로도 사용 가능성이 보고되고 있어 해외는 물론 국내에서도 다양한 꽃가루 이용 연구 및 실험 결과들이 공개되고 있다. 특히 국내에서 외피 분리+발효기술 접목 연구된 껍질 벗긴 꽃가루로 높은 체내 흡수력을 지닌 강력한 슈퍼박테리아+병원균들.. 항균작용의 의약 기능성 친환경 물질로의 개발 사례도 소개된 바 있다. 알레르기 성분의 제거와 항균 및 항염의 작용이 가능토록 개발해 이후 면역력 저하와 질병 유발 세균에 대한 강력한 친환경 방어 수단으로써 쓰일 가능성을 제시하였다. 또한, 외벽이 제거된 이들 꽃가루는 면역뿐만 아니라 항노화와 항산화 작용하는 식용 가능 친환경 물질이라고까지 전해진다. 향후 천연의 재료로 만드는 의약품, 화장품, 건강 분야 기능성 물질, 생활용품 등에 폭넓게 이용할 수 있을 것으로도 전망된다. 살아있는 개체는 모두 독특한 생명체이기에 위 기술을 통해 개인별 면역 특성 체외시스템 적용 → 면역의 기초연구/개인별 맞춤형 치료제 개발/백신 개발 → post pandemic 포스트 팬데믹 대응법 모색까지도 가능해질 수 있지 않을까 생각해본다.

우리 몸은 외부의 적으로부터 스스로 보호하기 위하여 선천적 면역과 후천적 면역이 균형을 이루며 여러 면역세포와 함께 방어체계를 구축하고 있다. 하지만 면역계 과민반응으로 몸에 해가 없는 물질에까지 항원-항체 면역 반응을 한다면 몸을 지키기 위한 방어가 오히려 신체에 괴로움을 주거나 생명까지 위협하는 알레르기 증상으로 나타나게 된다. 최근 과학기술이 발전하며 우리는 많은 질병에 대하여 도움을 받으며 살아가고 있다. 이러한 질병 중에 알레르기 역시 예외는 아니다. 알레르기는 아직 현대의학으로는 완치할 수 없는 병이라 하지만 점점 발전하는 과학기술의 도움으로 알레르기에 대한 앞선 대비나 적절한 치료로 그 고통에서 조금이나마 해방될 수 있다. 또한 면역은 본래 신체의 방어체계로써 알레르기라는 질병으로 발현되는 것이 아닌, 그 자체로 질병의 치료에 이용되기도 한다. 관련 기술은 '2019년 생명공학 10대 기술'과 '2021년 바이오 미래 유망기술'에 선정되기도 하였으며 최근 암의 치료 방법으로도 주목받고 있다. 이러한 면역과 관련된 치료기술은 코로나19를 경험한 현재, 차세대 유망 바이오 기술로 주목받고 있다.

√ 약 개발하기

▶ 면역세포와 항암제

인간이 태어나서 생을 마치는 순간까지 면역시스템은 우리 건강의 1순위 열쇠를 지니고 절대적인 영향을 미치고 있다. 유전적 요인/기저 질환/건강 상태.. 개인의 차이는 있지만, 면역력이 좋으면 항체 생성 → 병든 세포 제거력↑ → 질병 대응력↑의 길이 열림을 잘 알고 있다. 혈액 내 세포들은 전문화된 기능으로 적혈구는 O_2 운반, 혈소판은 지혈, 백혈구는 외부 침입 병원체와 싸우는 역할을 한다. 일반적으로 질병에 걸리면 혈액 내 백혈구↑ → 면역 관련 림프구와 단핵구가 특히 활발해진다. 혈액보다는 림프계에 더 많이 분포하는 림프구는 후천성 면역과 관계가 있는 T cell T세포와 B cell B세포, 선천성 면역과 관계있는 NK세포로 나누어지고, T세포는 다시 세포표면 항원무리/cluster of differentiation CD 항원에 따라 CD 4 T림프구 & CD 8 림프구 두 종류로 나누어진다.

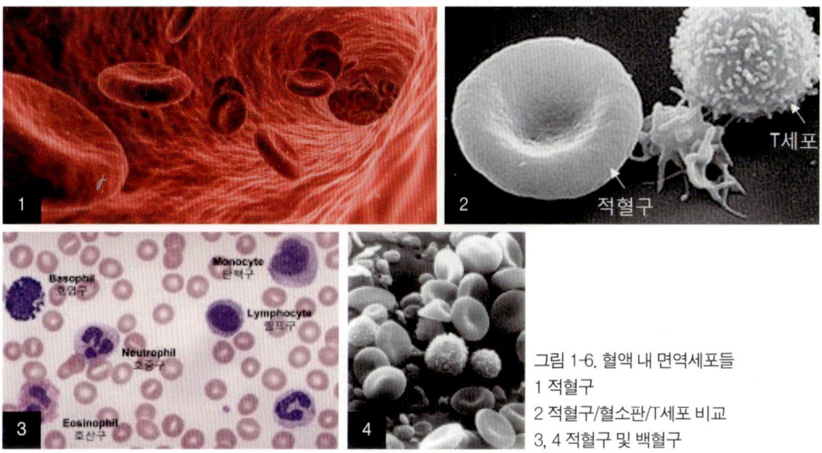

그림 1-6. 혈액 내 면역세포들
1 적혈구
2 적혈구/혈소판/T세포 비교
3, 4 적혈구 및 백혈구

출처 : 2 - https://nuriwiki.net/wiki/%EB%B0%B1%ED%98%88%EA%B5%AC
3 - https://commons.wikimedia.org/w/index.php?curid=407197
4 - https://ko.wikipedia.org/wiki/%EC%9D%BC%EB%B0%98_%ED%98%88%EC%95%A1_%EA%B2%80%EC%82%AC

건강한 면역계는 병원체는 물론 자신의 세포가 변한 암세포와도 싸워 제거할 수 있지만, 면역력↓ → 질병에 노출되기 쉽거나 세균/바이러스/곰팡이.. 병원체 감염이 쉬운 조건을 형성하게 된다. 이들을 죽이지 못하면 병은 진전되고, 특히 암 발병 등으로 면역기능 ↓ 경우엔 면역력 증진이 더욱 요구된다. 인체 내 면역계는 자연적으로 스스로 치유하는 힘이 있어 그 체계를 강화하는 방법이 있다면 이들 세포를 죽일 수 있을 것이다. 감염된 세포나 암세포를 제거할 수 있는 면역세포와 면역력 업그레이드로 해로운 세포와 싸우는 힘을 키워주는 것들이

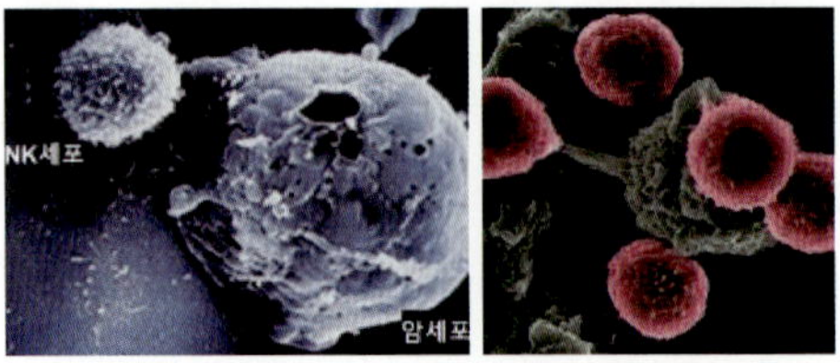

그림 1-7. 암세포 공격하는 면역세포들(우-붉은색)
출처: 좌측 - https://www.xuehua.us/a/5eb99bd986ec4d3d4b14e6a5?lang=zh-tw

있다면 가능한 일이다. 과연, 그런 작용을 하는 세포나 약이 인체 시스템에 있기는 한 것일까? 답은 yes~! 바로 NK세포와 면역항암제가 그에 해당한다. 다음에서는 이들의 작용 및 역할과 활용기술들에 대해 알아보기로 한다.

오랫동안 사람들은 면역증진으로 암 치료에 이르겠다는 생각을 해왔고, 의료기술의 발달과 함께 많은 면역기작과 연관된 연구가 수행되며 암 정복을 향해 달려가고 있다. 암 치료에 면역력 이용 방법이 주목받아 왔고, 실제 시행되기도 하여 알려진 대표적인 것이 면역항암요법이다. 과정 중 밝혀진 사실 중 하나는 우리 몸에서 암세포가 자라면 이들이 생존을 위해 인체의 면역계 기능 억제 → 면역시스템 불활성화 → 면역세포를 암세포 공격 불가능의 상태로 가게 한다는 것이다. 이때 암세포 표면에 있는 PD-L1 단백질이 정상적으로 기능을 수행하던 세포의 면역 반응을 억제한다는 것도 알게 되었다. 이를 거꾸로 이용하면 암세포 표면단백질 억제 → 정상의 면역기능 회복 → 면역세포의 암세포 공격-파괴-제거의 가능성이 열리게 된다. 이런 기전 활용으로 실제 암세포 표면의 단백질을 억제할 수 있는 약을 개발하였는데 이것이 바로 Immnue checkpoint inhibitor 면역항암제이다. 즉, 암을 직접 공격하기보다는 효율적으로 암세포를 더 잘 공격하게 하므로 암세포의 위장술로부터 자유로운 NK 면역세포가 치료에 병행되어야 극대화된 효과를 볼 수 있다는 게 핵심 내용!

면역항암제는 암세포가 분비하는 면역 방어물질을 차단해 이물질들이 T세포에 달라붙지 못해 T세포가 암세포에 접근해서 제거할 수 있게 도와주는 역할을 한다. 암세포를 직접 공격하는 방사선/항암제.. 치료나 약 대신 면역력 강화로 암과 싸우는 힘을 키워 암 치료에 이를 수 있게 돕는 치료제로 주된 기능은 면역 checkpoint 체크포인트 단백질을 찾아내 암세포의 면역 회피 기능 마비 → T세포 면역세포의 암세포 파괴 → 암세포 제어 → 항암 작용을 유도하는 방식이다. 이 방식은 몸속 면역시스템이 암세포 공격 성질을 활성화하기 때문에 여러 암 종류에 적용 가능하며, 기존 암 치료법에서의 구토/백혈구↓/탈모/소화불량.. 다양한 부작용도 줄일 수 있음이 밝혀져 있다.

암세포는 우리 면역계의 감시를 피해 가는 기전을 지니고 우리를 공격한다. 초기에는 몸의 면역계가 암세포를 인지하고 공격할 수 있으나, 일정 시점이 되면 암세포의 면역감시 회피 기전을 통해 면역계의 공격을 피해서 증가하고 인체의 다른 부분으로 퍼져나간다. 면역항암제는 암세포가 면역계로부터 회피하는 것을 억제하거나 면역세포 작용 강화로 암세포를 더 효과적으로 공격할 수 있도록 한다. 암세포는 면역 체크포인트를 이용해 우리의 면역계를 피해 가는데, 사용되는 체크포인트 단백질은 면역세포가 활성화/비활성화되는 과정에 쓰인다. 암세포를 공격하는 T세포 PD-1/CTLA-4.. 표면단백질, 암세포 PD-L1 표면단백질 등이 여기에 해당한다.

과정을 살펴보면, 암세포 표면의 특정 부분 → PD-1/CTLA-4.. T세포 표면단백질과 결합 → T세포 면역기능 억제 → 암세포의 면역 감시체계 회피 → 암의 확산으로 이어진다. 여보이/옵디보/키트루다.. 여러 면역항암제는 면역 체크포인트에 결합해 T세포의 비활성화를 막고 암세포를 공격하도록 작용한다. 이외 다른 특정 암세포/T세포 동시 인식 → 암세포+T세포 결합 촉진의 면역세포 작용강화제 항암제들은 T세포가 암세포를 더 잘 식별케 해서 몸이 암세포에 대한 면역기능을 강화토록 한다. 자신의 면역체계 강화 → 활발한 면역체계/면역세포들 → 정상세포 공격 →

부작용 발생의 소지가 있으나 기존의 화학 항암제보다 부작용은 상대적으로 적고, 치료 반응이 좋은 특정 경우엔 해당 장기의 완치에 가까운 우수한 효과도 볼 수 있다고 한다. 일부 환자에겐 효과가 없거나 부작용이 나타날 수도 있다.

혈액 면역세포의 ~10% 차지 NK세포는 림프구 precursor cell 전구세포에서 분화하여 간과 골수에서 성숙하는 면역세포로 종양이나 병원체 有 감염 세포를 직접 공격 및 제거할 수 있는 cytotoxic lymphocyte 세포독성 림프구이다. 즉, 선천면역을 담당하는 백혈구 일종으로 유해 세포를 직접 공격해 없애는 것이 주된 기능이며, 감염 세포나 암세포의 세포 표면에서 MHC Class I/특정단백질↓.. 이상 현상을 인지해 해로운 세포인가의 여부를 알아낸다. 면역세포에 의한 감염 세포나 정상 세포의 암세포화 식별은 세포 표면에 있는 안테나 수용체에 의하며, 이들 세포의 제거과정에서는 세포독성 T세포와 상보적으로 관여해 세포독성 T세포가 제거 못하는 특정 분자의 발현이 억제된 암이나 감염 세포를 만나면 제거 기전을 다음과 같이 발휘한다. NK세포의 세포질에는 그랜자임/granzyme 단백질분해효소들과 perforin 퍼포린이 들어있는 granule 과립이 존재한다. NK세포가 살해될 세포의 주변에서 이들을 공격할 때는 NK세포가 활성화되면 과립 내 물질 방출 → 퍼포린 → 살해될 세포-세포막에 구멍을 뚫음 → granzyme/단백질분해효소 효소들 분비 → 세포 내 유입 → apoptosis 세포자멸사 유도 → 암세포를 죽인다. 암 치료에 면역을 활용하면 자신의 면역시스템을 이용하기 때문에 내성과 관련된 문제가 적어지고 부작용도 현저히 적다는 장점이 있다.

이외 NK세포는 타 면역세포의 증식을 유도할 수 있는 케모카인/사이토카인 면역반응 유발물질을 분비할 수도 있다. 특히 NK세포의 암세포 공격으로 암의 재발에 핵심적 역할을 하는 암 줄기세포의 효과적인 제어력이 밝혀졌다. 그리고 NK세포의 항암 활성에 중요한 NKG2D, 2B4 활성화 수용체 발견 등 NK세포를 이용한 면역치료 분야는 계속 발전하고 있다. 국내에서도 활성화되는 분야로 2021년 최근 국내의 한 공동연구팀이 면역세포 대량증식기술을 개발 후 발표하여 이목을 끌었다. 이는 선제적으로 NK세포가 암세포를 죽이는 뛰어난 활성의 NK세포를 분화 및 대량 증식시켜 어려운 암 치료영역에서 새로운 길을 열 것으로 보이는 기술로 인정받고 있다. 실제적인 질병 치료 적용에서도 암 진행 억제와 생존율 ↑↑ 결과를 나타내 고형암 치료에서의 적용이 크게 기대되는 분야다. 개발된 이 기술은 몸에 주입된 후에도 자체적인 증식 없이 암세포 공격 후 점차 소멸하여 T세포 기반 기존의 면역세포 치료제보다 부작용이 거의 발생하지 않는다고 한다. 이처럼 NK세포와 면역항암제는 암세포를 공격한다는 공통점을 지니는데, 특히 면역항암제는 인체 자체의 면역력을 이용하므로 이전의 치료법과 병행되면 새로운 치료 전략이 될 수 있어 큰 관심을 받는 것이다.

: 면역의 골든타임

코로나바이러스 감염증 코로나19의 기승으로 전 세계에 pandemic 팬데믹이 선포되면서 면역력 강화에 관한 관심이 그 어느 때보다도 높아졌다. 많은 사람은 혹시 코로나19에 걸리더라도 면역력이 강하면 그렇지 않았을 때 비해 그래도 더 수월하게 이겨낼 수 있으리라 생각하기 때문이다. 실제 국내외 사례에서도 면역력의 차이가 코로나 증상의 차이로 나타나 위중한 증상 대부분이 기저 질환이 있거나 면역력이 저하된 사람들에게서 나타나고 있다.

몇 년 전 한 설문조사에서 한국건강기능식품협회 건강관리를 위해 사람들은 어떤 노력을 하는지에 관한 질문에 많은 이가 무엇보다 몸에 좋은 음식 또는 건강기능식품 섭취를 답으로 말한 바 있다. 이들 중에는 질병/스트레스/노화/영양 불균형.. 신체적 불균형 상태에서 면역력 증진에 도움을 주거나 알레르기 반응을 개선할 수 있는 식품이 포함돼 있다. 평소 섭취하는 먹거리에서 면역승상이 가능하다면 당연히 쫓아다니며 벗으로 삼아야 할 것이다. 바이러스와의 한판 대결을 벌이는 지금은 천연물질의 기능성에 대해 그 어느 때보다 관심이 높아져 있고, 이와 관련된 소재는 식물성/미생물/해산물 유래.. 7개 그룹으로 구분되어 관심을 받고 있다. 가장 주목받는 것은 해산물과 식물성 소재로 특히 천연 식물자원을 대상으로 이들이 지닌 기능성 성분의 면역증강 효과에 관한 연구가 활발히 진행되고 있다. 특히 면역력과 암 발생 및 항암 작용에 대해서는 전 세계적인 관심사임을 모두가 인정하는 바이다.

우리 몸속에서는 항상 암세포가 생기고 사라지곤 하는데 이들이 모두 암으로 진행되지 않는 이유는 무엇일까? 그것은 이들 세포를 파괴하는 능력을 갖춘 NK 면역세포 덕분에 암에 걸리지 않고 건강을 유지할 수 있는 것이다. 암 치료법이라면 외과적 수술, 방사선 치료, 항암 약물치료 등이 먼저 생각나지만 이에 더해 면역력을 이용한 면역항암제 치료의 길이 있음은 새삼스러운 일을 아닐 것이다. 사실 우리 몸은 병원체가 침입했을 때 이들을 식별하는 면역세포가 즉각적인 행동을 취해 제거하는 아주 똑똑한 파수꾼 역할을 한다. 바이러스와의 사투를 벌이는 요즘은 더욱이 면역력 증진이 절대적으로 필요한 시기라 모두가 면역이 무엇인지, 면역력이란 게 얼마나 중요한가를 새삼 깨닫는 시기가 되고 있다.

그렇다면 과연 면역력 향상에도 골든타임이 있어 몸 전체의 균형을 이루게 하는 시기가 있기는 한 것일까? 사람마다 그에 대한 답은 다소 다를 수 있으나 우리는 **"yes, definitely!"**라고 말하고 싶다. 면역력은 하루아침에 좋아지지 않는다! 평소 인체 건강에 신경 쓰고 면역력 향상을 위한 건강한 생활 습관은 신체 면역의 골든타임 유지에 무엇보다도 중요한 요소가 된다. 그 중요한 요소에 해당하는 것 중의 하나가 자신의 혈압/혈당/맥박/콜레스테롤/백혈구.. 혈관 관련 건강 수치가 아닐까 생각된다(2장 주제). 자신의 면역력 최상의 골든타임이 언제인지, 어떻게 유지할 것인지 등등에 대한 답은 자신의 몸이 제일 잘 알 것이다. 역시 면역력 ↑↑ 면역시스템이 우리에게 수시로 보내는 몸의 휴식/멈춤/진행.. 신호를 귀담아듣고 그에 대한 대응을 즉각적으로 그리고 지혜롭게 자신의 몸과 마음에 해야 할 것이다.

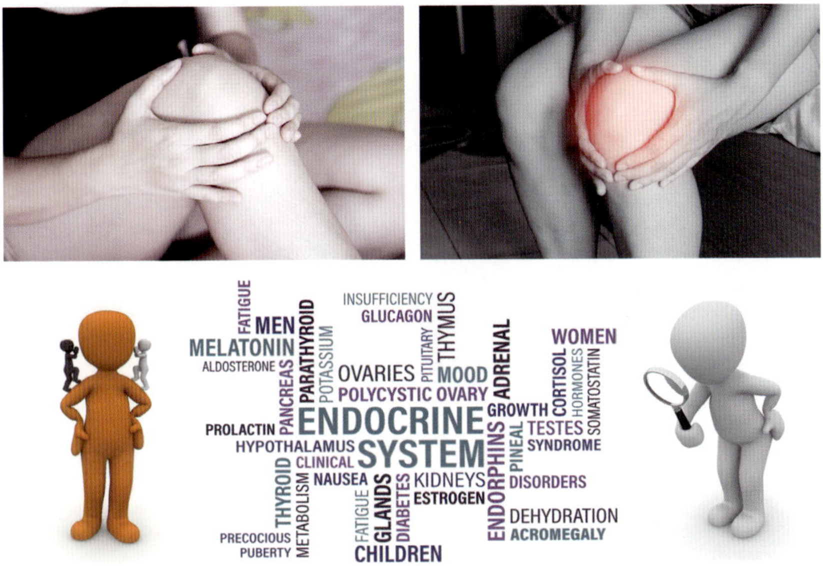

그림 1-8. 면역의 골든타임 유지를 위해 몸이 보내는 인체의 신호 귀담아듣기

혈액 살펴보기
피를 보면

내 몸 속의 blood 피

항상성에서 벗어나면
빈혈
고혈압

혈액 관련 미래기술
인공 혈액
바이오마커
전자 혈관
바이오프린팅

인체 지킴이 혈액의 골든타임

2장

생명을 지키는 혈액 : 24시간/365일 인체 지킴이!

2장 / 생명을 지키는 혈액 : 24시간/365일 인체 지킴이!

: 혈액 살펴보기

√ 피를 보면

혈액은 액체 성분 혈장과 적혈구/백혈구/혈소판 혈구로 이루어져 있으며 사람이 살아가는데 필수적인 요소이다. 우리 몸속을 이곳저곳 돌아다니며 다양한 영양소들을 운반하고 몸속 노폐물을 밖으로 걸러내는 역할을 한다. 하지만 과다 출혈, 혹은 심정지 등 다양한 이유로 뇌, 심장과 같은 곳에 혈액의 공급이 멈추면 4분만 지나도 우리는 목숨을 잃거나 신체 기능을 다시 할 수 없게 된다. 사람은 생명 유지를 위해 인체에 충분한 에너지를 생성해야 한다. 에너지는 음식물 내의 분자를 연소시킴으로써 생성되며, 이는 음식물+산소 결합 산화 과정을 통해 수행된다. 산화 작용에는 이산화탄소 CO_2와 물을 형성하기 위해 산소 O_2와 결합하는 C 탄소 및 H 수소가 포함된다. O_2 소비와 CO_2 생성은 생명의 필수 과정으로 우리 몸에는 최고 운동 부하 중이라도 인체 요구에 부응해 빠르게 순환하는 혈액에서 CO_2 제거 ⇄ 대기 중 O_2 흡수토록 설계된 시스템이 있다. 즉, 호흡기 계통의 기체 교환을 통해 O_2가 인체에 들어오고 CO_2가 인체 밖으로 배출되는 것이다.

혈액은 코/입을 통해 들어온 O_2 → 폐로 이동하는데, 폐는 1분마다 12~15회에 걸쳐 ~500㎖ 공기를 들이마신다. 호흡은 뇌 호흡중추에 의해 자동 조절되고, 폐 속 O_2는 혈관 주위를 통과하면서 적혈구의 헤모글로빈과 결합한다. O_2를 충분히 포함한 혈액은 폐 → 심장 → 조직으로 나가며, 조직에서 O_2가 떨어져 나가는 동시에 CO_2 노폐물은 혈액으로 이동하고 혈액의 액체 성분만 혈장에서 용해된다. 이 CO_2는 다시 폐로 들어갔다가 몸 밖으로 배출된다. 호흡 시 감염균이나 이물질들이 체내로 들어올 수 있지만, 호흡계는 다양한 방법으로 폐의 손상을 막는다.

혈액이 혈관 밖으로 나오면 액체의 성질을 잃고 응고해 혈병/clot 덩어리가 된다. 혈병은 혈장 중 피브리노겐 섬유소원 → 피브린 섬유소로 전환되며, 혈구와 엉켜진 것을 놓아두면 투명한 액체인 혈청을 얻을 수 있다. 혈청은 혈액 응고 후의 액체 부분이고, 혈장은 응고 전의 액체 부분으로 혈청은 혈장에서 피브린을 뺀 성분을 말한다. 인체는 많은 수의 세포-조직-기관으로 구성되어 이들에게 영양소와 산소를 공급하고, 물질대사에 의해 생성된 노폐물 등을 배설하는 기관인 혈액은 이와 같은 물질들을 이용/처리하는 기관들로 운반키 위해 혈관을 통해 끊임없이 흐르고 있다. 이러한 혈액의 작용으로 생체 내부는 환경의 항상성을 유지할 수 있는 것이다. 포유동물을 비롯한 모든 척추동물은 혈액이 모세혈관을 통해 조직 및 세포 내액과 물질 교환을 하는 폐쇄 순환계를 순환하고 있다.

피/blood 혈액은 온몸에 O_2와 영양소를 공급하고, 세포의 신진대사로 발생하는 CO_2와 노폐물을 회수/운반한다. 각종 세포가 들어있는 결합조직 혈액은 생명활동 유지에 필수 불가결한 존재로, 수행하는 수많은 중요 기능을 몇 가지만 나열해도 그 목록은 이내 아래처럼 길어진다.

- 각 조직의 대사 과정에서 생성된 요산/요소/크레아티닌.. 노폐물 → 신장 배설기관으로 운반
- 내분비계의 호르몬을 표적 기관까지 운반
- 조직액과 수분 교환을 통해 혈액 내 단백질/염류 물질을 거의 일정 수준으로 유지

- 핏속 pH 수준 유지: 혈액/체액조절 기능에 영향 주는 물질인 혈장단백질/albumin 알부민으로 혈액 pH 7.4 정도 일정 수준으로 유지
- 체온 조절: 근육이나 간에서 생성된 열 → 전신에 균등하게 분배
- 체내 삼투압과 수분 평형에 관여
- 몸의 수소 이온 농도 유지 → 인체의 항상성 유지
- 백혈구 중 ① 식세포 - 혈관/조직 내 침투 세균이나 이물질 탐식 → 신체 방어, ② B세포 - 항체 형성, ③ T세포 - 세포성면역으로 질병 대항 → 면역 반응 수행 역할
- 혈장 내 혈소판은 혈액응고 인자와 결합 → 지혈 작용 → 혈액 손실 방지

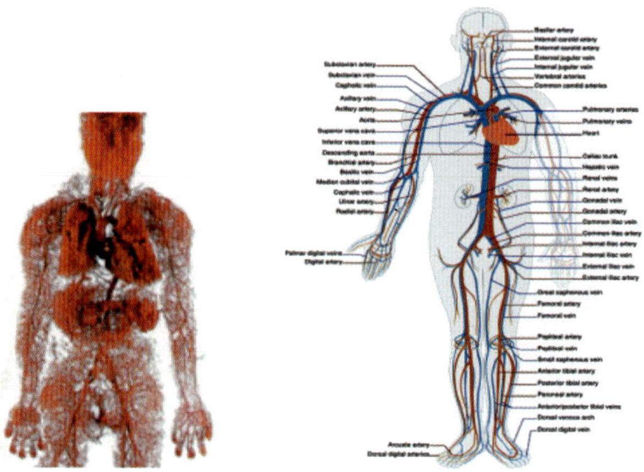

그림 2-1. 인체 내 혈관분포(좌)와 순환계(우)

내 몸 속의 blood 피

Circulatory system * 순환계는 운반 작용과 체온 조절 작용을 담당하는 혈액, 이러한 혈액이 지나가는 통로인 혈관, 혈액을 온몸으로 순환시키는 심장으로 구성되어 있다. 혈관은 혈액을 전신 순환시키는 관 형태의 통로로 특징에 따라 동

맥, 모세혈관, 정맥으로 분류한다. 먼저, 우리 몸에서 운반 작용과 체온 조절 작용을 하는 혈액은 혈장과 혈구로 나누어져 있다. 혈액은 불투명한 붉은 색 NaCl ~0.9% 짠맛의 유동성 액체로 핏속의 휘발성 지방산으로 인해 피 냄새 특이한 냄새가 난다. 선홍색 동맥과 자색~적색 정맥의 핏빛이 다른 이유는 혈색소와 결합하는 O_2의 함량이 다르기 때문이다. 항상성 유지를 위한 혈액의 pH는 ~7.4 약알칼리성으로 CO_2 함량 높은 정맥혈은 동맥보다 산성도가 0.02~0.03 약간 높은 편이다. 혈장은 약 90% 물로 이루어져 있으며 영양소와 여러 물질이 함유된 노란 액체이다. 혈구 세포는 혈장과 함께 전신 순환을 하는데, 이들 세포의 특징은 다음과 같다.

★ 순환계 : 혈관계는 절지동물.. 개방혈관계와 척추동물.. 폐쇄혈관계로 나뉘는데, 개방혈관계 혈액은 심장 → 혈관 → 신체 중요 부위에 운반되는데, 혈관은 단순하나 길지 않고 모세혈관이 없다. 반면, 폐쇄혈관계는 심장에서 나간 혈액이 폐 가스 교환 → 대동맥 → 전신 → O_2 운반을 한다. 동맥과 정맥은 모세혈관에 의해 연결되고, 개방혈관계와 달리 혈액이 조직 속으로 직접 흘러 들어가지 않는다. 가스 교환은 혈관 세포의 얇은 막을 통해 혈액과 조직/세포와의 사이에서 이루어진다. 또, 순환 수분/영양분/노폐물.. 물질도 모세혈관 벽을 통해 조직/세포에 공급되거나 혈액으로 들어가며, 정맥과 연결된 모세혈관 혈액은 심장으로 돌아와 폐쇄혈관계를 이룬다.

- **동맥** 혈관 중 심장에서 나오는 혈액이 흐르는 혈관으로 정맥이나 모세혈관보다 혈압이 높고, 그 압력을 견뎌내기 위해 혈관 벽이 두꺼우며 탄력성이 강하다. 동맥 문제 발생 시 → 과다 출혈 → 치명적 상태 이를 수 있어 대개 신체 깊은 곳에 자리한다.

- **모세혈관** 3종류 혈관 가운데 총 단면적이 가장 크며, 그물처럼 퍼져있고 동맥-정맥 연결의 중추적 역할을 한다. 모세혈관을 지나며 혈액의 물질 교환이 일어나는데, 적혈구는 O_2+영양소 → 조직/세포에 공급하고, 조직/세포는 CO_2+노폐

물 → 적혈구에 전달한다. 혈관 벽이 한 층으로 얇고 혈류가 느려 물질 교환에 유리한 이점을 지닌다.

- **정맥** 심장으로 가는 혈액이 흐르는 정맥은 혈압이 아주 낮아 주로 주변 근육의 움직이는 힘으로 이동하며, 동맥과 달리 피부 가까이에 위치한다. 낮은 혈압으로 인한 혈액 역류의 가능성으로 이를 방지키 위한 판막이 존재하며, 얇은 혈관 벽과 약한 탄력성이 동맥과 다른 점이다.

혈액의 구성: 액체 성분인 혈장이 ~55%, 고형의 적혈구/백혈구/혈소판 세포들이 ~45% 차지한다. Plasma 혈장은 ~90% 수분과 알부민 단백질+전해질.. ~10% 용질로 구성되며, 혈장에 포함된 serum 혈청은 단백질과 fibrinogen/응고성분/피브리노겐 섬유소원이 제거된 것이다. 혈액 채취 후 시간이 지나며 혈장은 반고형/yellowish clot 혈병으로 변한다. Blood cell 혈구 세포는 RBC 적혈구가 ~99%로 대부분을 이루고, ~1% 나머지는 WBC 백혈구와 platelet 혈소판이 차지한다.

- **적혈구** 무핵의 중앙이 함몰된 원반형으로 혈색소를 포함한다. Red bone marrow 적 골수에서 기원, 하루 약 2천억 개 정도 생성되고, 특히 주성분/이하 Hb 헤모글로빈을 만들기 위해선 Fe 철분이 필수적이다. 적혈구 성숙에는 단백질/비타민 B6/B12/엽산.. 다양한 물질이 필요하며, 100~120일 생존하며, 기능을 마친 ~90% Hb는 비장, 간, 골수의 세망내피계 특수 세포들에 의해 제거된다. 파괴된 적혈

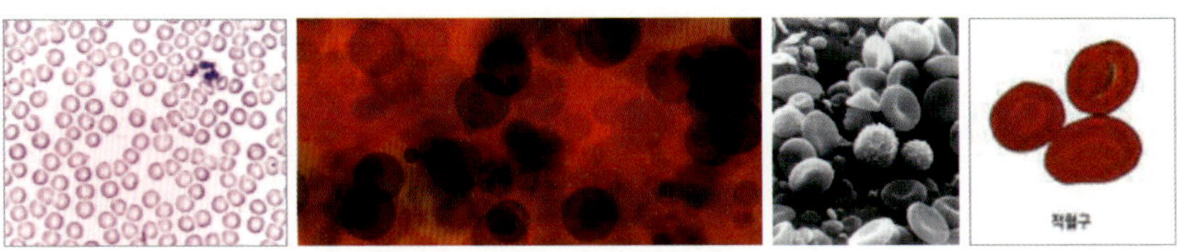

그림 2-2. 혈액의 구성(좌/중앙-혈액 내 혈구 세포들, 우-원반 형태의 적혈구)

출처: 좌측 - https://m.blog.naver.com/PostView.naver?isHttpsRedirect=true&blogId=ibs_official&logNo=221165308688

중앙2 - https://ko.wikipedia.org/wiki/%EC%9D%BC%EB%B0%98_%ED%98%88%EC%95%A1_%EA%B2%80%EC%82%AC

구 내 Hb → heme/헴 & globin/글로빈 분해 → heme → hemo-siderin 철 함유 색소 & biliverdin 담즙색소 분해 → 철은 골수 재사용 + 간/비장 저장, 담즙색소는 biliverdin → 빌리루빈 → 간에서 담즙 성분으로 변환 → 소장 → 배설 과정을 거친다.

• **백혈구** 불규칙한 형태의 핵 있는 세포로 크게 과립성과 무 과립성으로 나뉘고, 질병에 따라선 특정 백혈구만 증가하기도 한다. 과립성 셋, 무 과립성 두 종류로 구분되는데 먼저, granulocyte 과립백혈구는

- neutrophil 호중구 : 전체 백혈구의 65~75% 차지. 식균 작용, 급성 감염 시 증가
- eosinophil 호산구 : 백혈구의 5%. 알레르기 반응, 기생충 감염에 반응
- basophil 호염기구 : 백혈구의 1%. 히스타민과 헤파린 함유

반면, agranulocyte 무과립구는 림프구와 단핵구로 구분되어

- lymphocyte 림프구 : B세포 → 항체 형성, T세포 → 세포성면역
- monocyte 단핵구 : 가장 큰 백혈구로 아메바성 세포, 백혈구 수와 각 백혈구 비율 측정이 중요함

• **혈소판** 작고 불규칙한 원반 형태로 대략 10일 생존하고, 수명을 다하면 주로 간과 비장에서 제거된다. 출혈 조절을 위한 혈액 응고 작용에 관여하며, 출혈 시 혈관 내피층 아래의 콜라겐+혈소판 활성인자가 노출되며 즉각적인 반응을 개시한다. 손상된 혈관내피에 혈소판 부착 유도물질 분비 촉진 → 혈소판 부착 → 혈소판 활성화 → 세로토닌 분비 → 혈관 수축 → 응집된 혈소판 + Ca 칼슘 작용 → 혈소판 platelet plug 혈전 마개 생성 → 지혈 반응 → 출혈이 멈추게 된다.

★ **적혈구** : O_2 운반 작용, 7~8μm 크기 원반 형태, 무핵, 붉은 색소/Hb 헤모글로빈 지님. 혈구 중 가장 많고, Hb를 통해 O_2와 HbO_2 결합한 후 운반한다.

★ **백혈구** : 식균 작용, 9~12μm 불규칙한 형태, 무색투명, 핵 있음. 세균감염 시 수 증가 →

질병 감염 여부 확인 지표로 사용되기도 한다.

★ **혈소판** : 혈액 응고 작용, 2~3㎛ 불규칙한 형태, 무핵, 무색투명, 출혈 시 혈액 응고 → 피떡 형성 → 지혈 & 상처 부위 덮어 세균감염을 막는다.

· **혈색소** 혈액에는 여러 물질이 녹아 있어 색을 가지며, 붉은색을 띠는 것은 주로 적혈구 내 Hb 때문이다. 혈액에 녹아 있는 O_2 양만으로는 충분치 않아 O_2와 능동적인 결합으로 더 많은 O_2를 운반하는 혈색소가 필요하다. O_2 분자를 주고받는 기능을 해 일명 호흡 색소라고도 하는 금속원소를 지닌 단백질이다. 그 역할은 O_2 분압이 높은 호흡 기관에서 O_2와 결합하고, 낮은 조직/세포 곳에서는 O_2를 해리하여 방출하는 것이다.

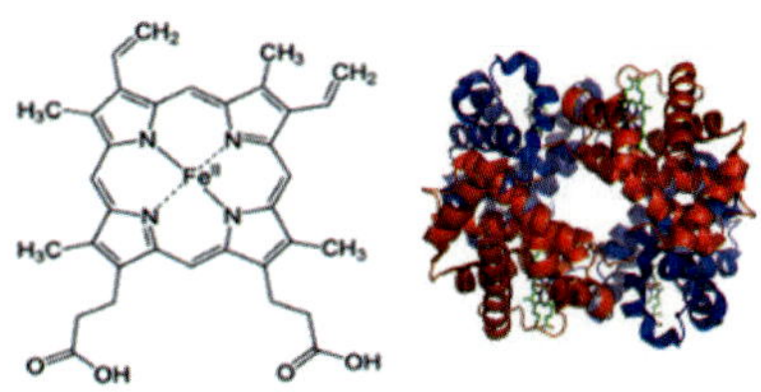

그림 2-3. 헤모글로빈 구조

출처: 우측 - https://en.wikipedia.org/wiki/Hemoglobin

Hb은 heme 햄 색소 4개와 α, β 단백질 사슬 2개로 이루어져 있다. Hb은 철을 포함하여 O_2와 가역적인 방법으로 결합한다. Hb은 세포에서 방출되는 CO_2와도 결합하여 세포 조직으로 O_2를 해리하고 CO_2를 체외로 내보내게 된다. 이때, CO_2는 O_2와 달리 햄의 다른 부분에 결합하여 Hb은 O_2와 CO_2를 동시에 처리할 수 있게 된다. 체내의 CO_2는 약 8%가 혈장에 녹아들고, 20%는 Hb과 결합하며 나머지 70%는 적혈구의 다른 부분에 스며들게 된다. CO_2가 적혈구로부터 농도가 낮은 혈장으로 녹아드는 것을 막기 위해 적혈구는 물과 효소를 사용하여 CO_2 → 탄산 → 중탄산 이온+수소이온으로 분리 → 중탄산 이온은 혈장으로 내보내고 수소이온만 Hb과 결합한다. 이 과정을 염화물 전환이라 하며, 그 결과 혈장 CO_2를 농도 ↓ → 주변 조직들로부터 더 많은 CO_2받아들일 수 있게 된다.

항상성에서 벗어나면

√ 빈혈

혈액 관련 질환 혈액과 건강 관련 문제는 출혈 아니면 빈혈! 만약 출혈로 성인이 혈액의 ~40% 약 2ℓ 정도 혈액을 잃으면 생명을 유지할 수 없게 된다. 하지만 사고에 의한 급격한 과다 출혈 외엔 혈관 손상 시 혈액 내 혈소판이 즉각 응고 인자로 작동 → 지혈 반응 → 혈관을 막아 손실을 멈추게 한다. 이와 정반대의 문제는 적혈구 질환인 빈혈이다. 이는 혈액과 관련된 가장 흔한 질병으로 몸에 충분한 O_2를 공급할 정도로 혈액 내 Hb이 충분치 못해 발생하는 질병 즉, 말초혈액 중 Hb 농도가 감소한 상태를 의미한다. 빈혈은 체내 혈액량의 감소가 아니라 실제는 혈액 속 적혈구 수↓ 또는 Hb 부족 현상이다. Hb 부족 시 증상은 혈액의 O_2 운반기능↓ → 창백한 안색에 피로도가 심해지는데, 혈구 수치, Hb 농도, 적혈아구.. 미성숙 적혈구 수, 망상적혈구 등을 고려하여 빈혈의 정도를 진단하는 것으로 알려져 있다.

원인별로 알아본 빈혈은 철 결핍성, 거대적혈모구, 용혈성, 재생불량성, 속발성 빈혈의 5가지가 일반적이다. 통상적으로, 빈혈은 남성보다 여성에게 발생할 확률이 높은데, 그 이유는 여성 신체에서 약 한 달을 주기로 일어나는 월경/menstruation 생리적 현상 때문이다.

- **철 결핍성** 가장 흔한 유형으로 철분 부족 → Hb 합성이 원활치 못하면 생긴다. 거대적혈모구 빈혈은 V. B12 혹은 엽산 V. B9 결핍 등이 주원인인데, B12 부족은 채식이나 알코올 의존, 질병 등 여러 원인에서 기인한다. 푸른 잎 채소에 많은 B9의 결핍은 음식 섭취가 불충분하거나 알코올 중독, 약물 복용 등이 원인이 될 수 있다.

- **용혈성** 구상/겸상 적혈구증 선천적 또는 자가면역질환.. 후천적 요인으로 인해 정상보다 간/

비장에서 적혈구가 다량으로 파괴되면 발생한다. 다양한 이유로 인해 발생하는데, 예-겸상적혈구증후군 적혈구 문제, 면역 체계 이상, 외부 충격, 혈관성 문제 등이 많은 적혈구의 파괴 원인이다.

- **재생불량성** 적혈구가 골수로부터 충분히 생성되지 않아 발생한다. 또한, 다른 혈구 세포들 수치도 낮고, 병에 의하거나 골수세포의 불완전한 분화로 야기된다.

- **속발성 빈혈** 다른 질병과 병행하며, 증상으로는 흔히 호흡곤란이나 두통 등이 같이 나타난다.

√ 고혈압

혈압은 심장 수축으로 혈액이 혈관을 원활하게 흐를 수 있게 하는 힘! 정상 수치는 수축기 혈압이 120mmHg 미만 또는 이완기 혈압이 80mmHg 미만이다. 고혈압성 질환은 순환기계통 질환의 하나로 수축기 혈압 140mmHg 이상이나 이완기 혈압 90mmHg 이상일 때 해당한다. 순환기계통의 고혈압성/뇌혈관/허혈성 심장병 질환은 우리나라에서 악성종양 다음으로 2위 높은 사망원인을 나타낸다. 세계적으로 수백만 명이 고혈압에 시달리는데, 그중 70세 이상 고령 인구가 70%에 이른다고 한다.

고혈압의 원인은 가족력, 식습관, 생활방식, 운동량 등 여러 부분이 복합적으로 작용하나 가장 기본적인 치료법은 생활요법으로 개선이 필요한 생활 습관을 찾아내 바른 습관을 갖도록 중재하는 방법이다. 혈압 조절에 가장 중요한 것이 지속적인 생활요법이지만 고혈압 환자 범주에 해당하면 생활요법만으로 충분히 혈압을 낮출 수 없어 목표치 도달을 위해 약물치료가 필요하게 된다. 고혈압 치료에 전 세계가 매달리고 있다 해도 과언이 아닌데, 가장 좋은 방법은 물론 앞선 예방이 기본일 것이다. 지금부터 국내외에서의 진행되고 있는 고혈압에 관한 여러 연구와 예방책을 알아보기로 하겠다.

▶ 해외 연구 사례

1 덴마크 코펜하겐대학 연구 - 기린은 목이 길어 사람보다 ~2.5배 높은 고혈압을 갖으나 심혈관계 질환/뇌졸중.. 심각한 부작용은 없다. 이런 기린의 게놈 분석을 통해 FGFRL1 특정 유전자 선별 결과를 2021년/Science Advances 과학 학술지에 발표하여 주목을 이끌었다. 연구팀은 50종의 포유류와 기린을 비교해 기린에서 독특한 변화를 보인 490개 유전자를 가려냈고, 그중 7가지 변이를 보인 특정 유전자에 주목했다. 이 유전자의 변이는 인간/쥐 동물에서 심혈관/뼈에 결함이 있는 것으로 알려져 있다. 연구는 크리스퍼 유전자가위 이용 → 기린의 변이유전자 FGFRL1 → 실험 쥐 삽입 → 혈압↑ 약물 투입 후 일반 실험 쥐와 비교한 결과, 일반 실험 쥐 → 고혈압 발생, 신장/심장.. 장기 훼손, 반면 FGFRL1 지닌 실험 쥐 → 혈압 다소 상승 외엔 건강 상태 유지로 나타났다. 이와 함께 뼈의 밀도도 더 높아지고 단단해지는 결과를 얻었다. 연구책임자는 본 유전자가 고혈압에 대처하고 단단한 뼈를 유지/지탱하는 기린의 독특한 생리적 특성과 직접 연관돼 있어, 해당 유전자 관련 추가 연구가 인간의 고혈압 치료로 연결될 수도 있다고 언급하였다.

2 캐나다 온타리오 연구소 - 높은 유제품 섭취와 낮은 고혈압, 당뇨 위험 간의 연관성 연구 결과 발표. 'Population Health Research Institute' 연구팀은 15만 명의 데이터를 분석해 유제품, 특히 완전 지방 제품의 다량 섭취가 고혈압/당뇨의 위험↓와 연관 있음을 2020년/BMJ Open Diabetes Research & Care 학술지에 발표했다. 21개국/35~70세/147,812명/1년간의 음식섭취 설문조사/평균 추적기간 9년 방대한 데이터로부터 완전 지방 유제품을 많이 섭취하는 것이 낮은 대사증후군 발병률과 연관 있고, 고혈압, 당뇨 발병 위험이 낮은 것과도 연관성 있음을 발표하였다.

3 미국 의사협회 - 모유 수유하면 산모의 당뇨병/고혈압 위험↓ 연구 결과 소개함. 2019년/Journal of the American Medical Association/JAMA 미국의사협회지에 발표된 논문에서는 12개월↑ 모유 수유한 산모는 그렇지 않은 산모보다 당뇨병 발병 위험 30%↓, 고혈압 가능성 13%↓ 결과로 나타났다. 모유 수유가 임신 중에 생길 수 있는 콜레스테롤 수치↑/인슐린 저항성↑.. 대사 문제를 해결해 고혈압과 당뇨병 위험을 낮추는 원인이라고 밝힌 바 있다.

4 스코틀랜드 에든버러 대학 연구 - 백혈구의 대식세포가 호르몬 제어를 통해 혈압도 조절한다는 사실을 처음으로 밝혔다. 2019년 연구에서는 대식세포가 호르몬 엔도텔린 분자를 찾아내 식 작용함을 주목했고, 또한 혈액 내 엔도텔린 제어 → 유연한 혈관 → 혈압↓ 작용을 알아냈다. 고염도 사료 섭취 실험 쥐에게서도 대식세포 수위↓ → 혈압↑, 대식세포 수위 정상 → 혈압 정상의 관계도 밝혀냈다. 유전적 엔도텔린 분비 체계 결여 생쥐, 고혈압 유도 생쥐 실험에서도 같은 결과도 얻어 고혈압 위험 요인 규명과 새로운 치료 약제 개발의 길을 열었다는 데 큰 의미를 두었다. 연구팀은 실제 고혈압 환자 몸에서 대식세포가 어떤 역할을 하는지 밝히는 데 주력할 예정이라고 한다.

5 호주 남호주 대학 연구 - 인체 내 낮은 비타민D 수준 → 고혈압 원인이 될 수 있음을 유럽/북미 유럽계 146,500명 유전자 데이터 분석 결과로 2014년/The Lancet Diabetes & Endocrinology 학술지에 게재하였다. 연구에서는 비타민D 수치 10%↑ → 고혈압 발전 위험 8%↓ 결과를 발견했다. 연구팀은 낮은 비타민D 수준이 고혈압의 원인일 수 있고, 비타민D 보충제가 이런 위험을 줄일 수 있는지 확인 연구가 필요하다고 말했다.

6 일본 와카야마현립의대 연구 - 복숭아가 고혈압과 동맥경화를 억제하는 효과가 있는 것으로 확인됐다. 공동연구팀은 복숭아 추출 진액에 고혈압

과 동맥경화를 예방하는 효과가 있음을 몇 년 전에 발표한 바 있다. 배양한 동맥 세포에 고혈압약 안지오텐신2를 추가하고 복숭아의 추출물을 넣은 경우와 넣지 않은 경우를 비교한 결과 추출물이 있는 경우 호르몬의 활동이 크게 억제된 것으로 확인됐다.

7 미국의 '국립 심장, 폐, 혈액 연구소' 연구 - 장기간 요구르트를 먹으면 고혈압 발병률을 낮춰주는 것으로 2012년 나타났다. 일일 칼로리 섭취량의 2% 이상을 요구르트를 통해 얻은 사람들 가운데 31%는 고혈압에 걸릴 확률이 낮아지는 것으로 나타났는데, 이는 3일에 한 번씩 170g 저지방 요구르트를 먹는 것에 해당한다. 또 요구르트를 꾸준히 먹은 사람들은 요구르트를 먹지 않은 이들에 비해 수축기 혈압 증가치가 낮았다.

▶ 국내 연구 사례

1 포스텍+서울대 공동연구 - 2020년 세계 최초로, 고혈압을 복강경 수술을 통해 치료 가능한 방법 개발에 성공했다. 이는 신장 동맥 외벽에서 직접 신경을 손상시키는 '신장 신경 차단술'로 뇌 → 신장으로 향하는 신경 신호를 차단하는 방식의 저항성 고혈압 치료법으로 최근 주목받고 있다. 신장 신경 신호를 차단하면 비정상적으로 높은 신장의 호르몬 수치를 낮출 수 있고, 그 결과 혈압을 낮출 수 있게 되기 때문이다. 이는 고혈압을 치료할 수 있다는 잠재성 확인했다는 의미로 연구 주도 교수는 미래에는 평생 고혈압약을 먹지 않아도, 한 번의 시술만으로 혈압을 조절할 수 있을 것으로 기대한다고 하였다.

2 서울대병원 연구 - 2020년 폐에 발생하는 폐고혈압 고혈압을 조기에 진단하는 길을 여는 계기 마련. 진단까지 평균 1.5년 걸리는 시간을 앞당길 수 있을 것으로 기대된다. 개발된 분자 영상분석기법을 통해 폐농맥 고혈압 염증 반응 평가해 조기진단에 이바지할 수 있게 되었다. 폐동맥 고혈압은 우심

실에서 폐로 연결되는 폐동맥의 압력이 높아진 상태로 진단이 매우 까다롭고 치료가 어려워 난치질환으로 불린다. 연구팀이 주목한 것은 폐동맥 고혈압 폐혈관에 나타나는 대식세포의 침윤 정도 염증 반응으로 이를 영상으로 시각화, 수치화한다면 발병 여부를 확인할 수 있다는 가설을 세운 후 증명하는 과정을 거쳤다.

3 한국한의학연구원 공동 연구 - 2019년 특정한 혈 자리에 전기자극법을 실시해 혈압↓ 효과를 과학적으로 규명함. 연구팀은 특정 혈 자리 주변 정중신경 자극의 혈압↓효과를 정밀하게 관찰하기 위해 임상시험을 했다. 약물치료 경험 없는 1단계 고혈압 환자 11명을 대상으로 내관혈 주변 정중신경에 경피 신경 전기 자극을 줬다. 해당 치료를 주 1회 지속해서 받은 환자의 경우 4주 차 때 수축기 혈압이 평균 155㎜Hg → 140㎜Hg로 떨어졌고, 그 효과는 14주까지 유지했다.

고혈압을 예방하려면…

1 표준체중 유지
2 저염 식단 - 싱겁게 음식 먹기. 소금 섭취량 많을수록 고혈압 발생률↑
3 심리적인 안정 - 스트레스/불안/우울증.. 부정적 정서 요인 → 고혈압 위험도↑. 충분한 휴식과 수면으로 마음의 평안 유지 필요
4 규칙적인 운동 - 운동량이 적고 주로 앉아서 일하면, 활동적인 사람에 비해 고혈압 발병의 위험이 20~50% 증가한다. 꾸준한 유산소 운동 → 혈압↓ 효과

: 혈액 관련 미래기술

√ 인공 혈액

어떤 이유에서건 인체 내 혈액이 항상성 유지에 문제가 생길 정도로 부족한 상태에 이르면 생명현상을 잇기 위해 즉, 살아있기 위해 일명, '몸속 생명수' 혈액의 공급이 절대적으로 필요하다. 하지만 전 세계적으로 수혈용 혈액이 귀해지고 있고, 이를 입증이나 하듯 발표된 관련 미국/워싱턴대학/2019년 해외 연구자료엔 실제 119개/195개국 60% 넘는 많은 나라가 혈액 부족 현상을 겪고 있는 것으로 나타났다. 큰 이유 중 하나는 헌혈 활동↓, 건강한 혈액을 공급할 수 있는 청년층 인구↓, 반면 혈액이 필요한 중·장년층 인구↑ 추세에 있기 때문이다. 이렇게 중요한 혈액, 말 그대로 '누군가의 헌혈'이라는 기부에 의존할 수밖에 없는 것인지 안타까운 마음이 앞선다. 혈액은 정말 대체 불가능한 것일까? 과학자들은 상당 기간 이 문제를 고민해왔고 해결을 위해 많은 시간을 들여 노력해 왔다. 그리고 헌혈 대체에 대한 해결책으로 찾은 것이 바로 인공 혈액! ***wow~*** 현재로선 매우 유력한 가히 혁신적인 방안이다.

인공 혈액이라? - 혈액을 대체하는 액체라는 말인가? 하는 의문이 잠시 들기는 하나 정확히는 인공적인 적혈구제제라는 것을 알 수 있다. 혈액에는 주요 구성성분인 혈장 및 혈구 세포 외에도 다양한 성분이 들어있는데, 과다 출혈/빈혈.. 급박한 상황에서 수혈에 가장 효과적인 것은 O_2 수송의 적혈구 공급으로 실제 수혈 상황에서 가장 많이 쓰이는 것도 적혈구제제다. 인공 적혈구제제의 가장 큰 장점은 ~35일 보관 헌혈 혈액보다 보관 기간이 길어진다는 점으로 만드는 방식에 따라 길게는 3~4개월 수개월에서 1~2년까지 보관할 수 있다고 한다. 그렇다면 인공 적혈구제제 관련 연구는 상용화를 위해 어떻게 이루어지고 있을까? 크게 세 방향으로 만드는 방법이 진행되고 있는데, ① 모든 사람에 수혈 가능 O형 적혈구 만들기, ② 적혈구 아닌/혈색소 기반 산소운반체 화합물 만들기, ③ 줄기세포 → 적혈구로 만드는 방식이다.

1 O형 적혈구 만들기 A형/B형 적혈구 → O형 적혈구로 바꾸기

누구에게나 수혈해도 거부반응이 없는 적혈구는 O형 적혈구로 응급상황 수혈 시 가장 필요한 혈액이다. 흔히 사용하는 ABO 혈액형은 적혈구 표면에 있는 항원에 의한 항원-항체 반응으로 결정되는데, 항원이 없는 O형은 어떤 피에서도 반응이 나타나지 않아 누구에게나 수혈할 수 있다. 반면, A형은 A항원, B형은 B항원에 의한 항원-항체 반응이 일어나 혈액형이 다르면 면역 거부반응이 일어나 목숨이 위태로워져 같은 혈액형만 수혈할 수 있다. 바로 이런 특성을 이용해 A형이나 B형 혈액 적혈구에서 항원 단백질 제거 → O형 적혈구로 바꾸는 기술들이 계속 연구되고 있다.

실제 2018년에는 브리티시컬럼비아대/화학과/스티븐 위더스 교수 캐나다 연구팀이 장내 미생물 효소를 활용해 적혈구 A형 혈액 항원 단백질 → 적혈구 O형 혈액 즉, O형 적혈구제제로 바꾸는 기술을 개발해 그 결과를 Nature Microbiology 국제학술지에 발표하였다. 그리고 2022년 가장 최근엔 캐나다/토론토대 해외 연구팀이 혈액형과 무관하게 누구나 장기를 기증받아 사용할 수 있는 방법을 알아냈다. A형 혈액형이 다른 사람의 장기 → O형 혈액형을 가진 사람의 장기로 바꿔 누구에게나 이식할 수 있는 기술을 개발한 것이다. 사람 간 장기 이식도 혈액형에 따라 이식 여부가 결정되므로 이후 임상에서 성공한다면 면역거부반응 문제를 해결할 수 있게 되어 장기 이식 분야에 희망을 줄 것으로 기대된다. 하지만 이에 대한 관련 기술은 대량 생산이 힘들다는 점, 전환된 O형 적혈구의 실제 인체 투여 시 문제 발생 여부의 확인 등등 우려의 목소리도 있다는 점은 눈여겨볼 필요가 있다.

2 혈색소 기반 산소운반체 만들기

수혈 시에는 적혈구제제가 많이 쓰이는데, 그 이유는 전신에 엄청난 수의 적혈구가 신속하게 O_2 운반을 하기 때문이다. 적혈구가 아닌 다른 물질로 O_2 운반 기능을 하도록 하는 가능성을 실험한 연구에서 Hb 산소운반체/HBOC 또

는 과불화탄소 산소운반체/PFC 혈색소로 적혈구를 대체 활용하는 기술이 개발되었다. 특히, 적혈구보다 훨씬 작은 Hb 기반의 산소운반체는 적혈구가 지날 수 없을 정도로 좁아진 뇌졸중.. 혈관 질환 발생 시 응급 치료에도 사용할 수 있을 것이라 기대된다. 하지만 연구 결과, 독성이 밝혀져 임상시험이 크게 진행되지 못했고, 작은 크기에서 기인한 혈관에서의 누수 문제와 재수혈의 가능성 등이 존재하여 실용화의 길은 가깝지 않은 것으로 판단된다.

3 줄기세포 → 적혈구 분화

어느 세포로도 발달할 수 있는 분화전능성 줄기세포 → 혈액 세포로 분화 발달하게 하는 배양 연구도 활발히 이뤄지고 있다. 미국/영국/프랑/일본.. 선진국들이 앞다투며 연구하는데, 특히 브리스톨대 영국 연구팀은 임상시험에 돌입했고 상용화를 위해 전 세계에서 연구가 거듭되고 있다. 우리나라에서도 해당 연구를 계속하고 있으나 연구비용이 가장 큰 문제로 대두되고 있다. 80㎖ 혈액 제조에 놀랍게도 ~3,900만 원 28,000유로의 개발 비용이 소요된다니 상용화의 길은 멀어 보인다. 참고로 적혈구제제의 전혈량은 농축 적혈구제제 1pack/1회 헌혈량 약 400㎖로 알려져 있다. 가히 비용이 큰 문제일 것이다!

√ 바이오마커

바이오마커 최초 정의/NIH 미국 국립보건원은 'Biomarker 바이오마커란 정상적인 생물학적 과정, 질병 진행 상황, 치료 방법에 대한 약물의 반응성을 객관적으로 측정하고 평가할 수 있는 지표'라고 정의한 바 있다. 일반적으로는 관찰이 어려운 특정 바이오마커에 색을 입히거나 빛을 내는 형광 물질을 붙이는 등으로 관찰을 쉽게 해주는 시약들을 바이오마커라 부르기도 한다. 과거에는 혈압/체온/혈당수치.. 생리적 지표가 바이오마커로 인식됐으나 첨단 생명공학의 발전으로 요즘은 이와는 다른 DNA/RNA/난백실/세균/바이러스.. 표지들이 바이오마커로 주목받고 있다.

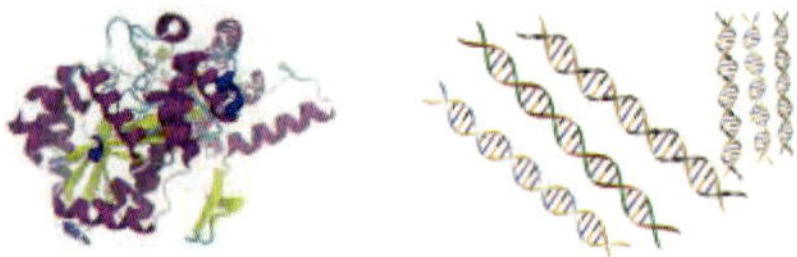

그림 2-4. 바이오마커(좌-단백질, 우-DNA)

체내 이상 징후를 알아낼 수 있는 물질로 DNA/단백질/RNA/대사물질.. 생체물질이 지표가 될 수 있는 바이오마커는 신체의 변화를 감지할 수 있는 요소가 된다. 특히, 새로운 약물의 개발, 체외에서 질병의 조기 발견과 그 예후 관찰하는 체외분자진단기술, 개인형 맞춤 의료기술 등에 중요하게 이용될 수 있다. 국내 한 연구진은 심혈관 질환 발병 전 체내 이상 징후를 알아낼 수 있는 물질로 저렴/작은 부피/수시 검사 가능.. 여러 장점이 있는 5종 마커 분석 예측 방식 바이오마커를 채택하기도 하였다.

√ 전자 혈관

심혈관계 질환은 뇌, 심장 등의 다른 세포에 산소+영양소 운반 방해 → 심장마비 유발 → 생명에 치명적이다. 이러한 심혈관계 질병을 치료하기 위한 기술에는 어떤 것이 있을까? 생분해성 고분자 물질을 이용해 만든 electronic blood vessels 전자 혈관이 있는데, 이는 인체에 부작용 없이 질병을 해결해 줄 수 있도록 개발되었다. 전자 혈관은 일종의 인공혈관으로 혈관 기능을 대신해주는 인공장기며, 기존 혈관에서 일어나는 혈관 부작용으로 유발된 염증 반응을 해결할 수 있다. 현재 전자 혈관은 동물을 이용한 임상실험에서 성공하였고, 사람에게 적용하기 위해 내장 배터리 시스템을 사용할 방안을 찾고 있다고 한다. 이러한 전자 혈관은 치료용 대체는 물론, 인공지능과 손잡고 건강모니터링시스템으로도 활용 가능할 것으로 본다.

√ 바이오프린팅

전자 혈관뿐 아니라, bio-printing 바이오프린팅을 이용한 인공혈관도 기존의 것을 대체할 수 있다. 바이오프린팅이란, 생체물질을 재료로 하여 3D 프린팅을 통해 인공장기를 개발하는 기술을 말한다. 바이오프린팅 기술은 자신의 세포 배양 → 인쇄 → 장기 기증 시 문제점 해결 가능 → 부작용/2차 감염↓ 가능성이 있다. 더 나아가 맞춤형 장기 제작도 할 수 있어 가히 의료 산업에 혁명적이라 할 수 있다. 바이오프린팅은 다공성 구조는 물론 정밀한 내외부 구조의 신속한 제작도 가능하다고 한다.

바이오프린팅으로 제작된 생체가 정상 기능을 수행하는 데에는 인쇄 적합성/세포 적합성/생분해성/세포 성장+분화 조절 특성.. 여러 조건을 모두 갖춘 바이오잉크가 필요하다. 현재 활용되는 종류에는 수화젤/마이크로 캐리어/세포 제거된 세포외기질.. 여러 유형의 바이오잉크가 있다. 대표적으로 수화젤은 생체적합성이 우수하고 인체 조직과 유사한 구조로 되어 바이오잉크로써 상품화가 이루어졌다. 가장 보편적인 바이오프린팅 기법은 압출 기반 바이오프린팅으로 주요 원리는 바이오잉크를 압력이나 기계적인 힘을 가해 연속적인 가닥으로 축적하는 것이다. 최대 수백 마이크로 해상도를 가진 구조를 만드는 데 사용할 수 있다고 알려져 있다.

인체 지킴이 혈액의 골든타임

일상생활에서 흔히 접하던 인체 구성성분인 혈액은 순환계의 주춧돌로 평소 생각보다 더 많은 역할로 우리를 지키고 있다. 혈액의 공급이 원활하지 못하면 생명 활동에 치명적이고, 물질 수송과 대사 과정, 항상성 유지 및 면역 반응, 그리고 조직이나 기관 보수 등에서 큰 영향을 받는다. 혈액은 몇 분간이라도 공급되지 못하면 치명적이고, 심하면 뇌사에 이르는 위협적인 상황에 도달할 수 있음을 알게 하는 대표적 장기 중 하나이다.

다세포 생물은 체내 생명 활동에 필요한 물질을 공급받기 위해 끊임없는 물질의 순환이 필요하다. 순환계는 이런 활동을 돕기 위해 생물의 체내에 존재하는 활동 체제를 말한다. 만약 순환계에 속하는 기관 중 하나라도 기능을 제대로 하지 못하면 인체는 유지될 수 없을 정도로 순환은 생명 활동에 중요하다. 인체의 순환계는 각 기관에 영양분, O_2, 에너지 등을 공급하고, 생명 활동으로 생기는 CO_2, 노폐물 등을 다른 곳으로 전달 → 체외로 배출케 하는 혈액/림프액.. 체액의 흐름을 담당하는 시스템이다. 혈액의 순환은 심장의 운동으로 이루어지고, 순환 중인 혈액은 O_2 운반/영양분 공급/노폐물 제거/체온 유지/호르몬 수송.. 아주 많은 역할을 한다.

지금까지 본 장에서는 혈액 및 대표적 관련 질환과 함께 인공 혈액, 전자 혈관, 바이오마커, 바이오프린팅 등과 같은 미래형 치료기술들을 살펴보았다. 이들 기술이 혁신적이기는 하지만, 아직은 생체활성 분야의 연구가 더 필요할 것으로 보인다. 특히, 이 기술들이 발전해간다면, 향후엔 단순히 치료에만 국한되는 것이 아닌, 연구적으로도 큰 반향을 일으킬 수 있을 것으로 보인다. 인간의 평균수명이 높아져 의료에 관한 관심이 점점 높아지고 있는 만큼, 이 기술들을 활용한 산업은 미래에도 계속 가치를 끌어낼 수 있는 고부가가치 산업이다.

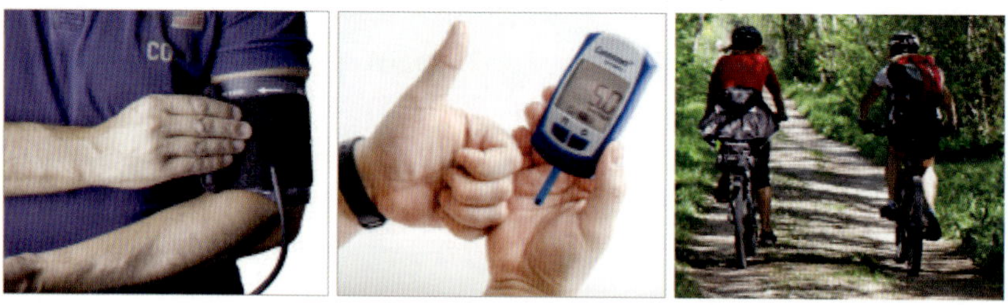

그림 2-5. 혈액의 골든타임을 지키는 건강 생활법

1장 끝부분에 면역의 골든타임 유지에 무엇보다도 중요한 요소 중의 하나로 자신의 혈압/혈당/맥박/콜레스테롤/백혈구.. 혈관 수치를 언급한 바 있다. 적절한 혈관 수치는 혈액 건강에 있어 바로미터 지표라 할 수 있고 인체를 지켜주는 혈액 건강의 골든타임에도 절대적인 영향을 미치는 요소이다. 과학기술의 빠른 발전으로 심혈관계 질환의 사망률은 점점 낮아지는 추세고, 병의 치료에서 예방 부분까지도 빛을 발하고 있다. 예로, 혈액을 통한 질병 진단기술을 보면 전보다 초 극미량의 혈액으로 단시간에 더 많은 진단을 할 수 있도록 발전하고 있다. 특히, 이런 기술들은 질병의 조기진단을 가능케 해 우리의 건강 및 기대수명을 길게 해줄 수 있을 것으로 전망된다.

유해 물질이 몸으로 들어오면 몸의 면역계는 즉각 대응하므로 그 유입에 대한 해결책을 찾기 위해 제일 처음 하는 것도 몸 상태를 빠르게 알아낼 수 있는 혈액 검사! 혈액은 면역계의 주체로 '몸 안의 얼굴'이라고 할 수 있기 때문이다. 혈액 건강을 위해서는 평소 혈구 세포인 적혈구, 백혈구, 혈소판이 정상 수치를 유지할 수 있도록 해로운 요소에 노출되지 않고, 주기적인 혈액 검사를 받는 것이 권고된다. 주기적인 혈액 검사로부터 암이나 예상치 못한 질병을 알아내거나 예방할 수 있어 선호되는 진단검사다. 앞에서 언급하였듯이 4분 이내에 조처하는 골든타임도 매우 중요하지만, 평소 자신의 혈관 수치를 정확히 파악하고 항상성 유지에 신경 쓰는 길이 곧 인체 지킴이 혈액의 골든타임이라는 것을 기억해야 할 것이다.

골든타임 지난 심장

심장 박동에 귀 기울이기

심장을 대신한다?

인공심장

- 3세대 artificial heart 인공심장
- 오가노이드, 미니 심장
- 바이오프린팅
- 디지털 심장

심장 관련 신기술

New Technology 미래기술

심장의 골든타임

3장 생명을 구하는 골든타임: 심장 The power of the heartbeat!

3장 / 생명을 구하는 골든타임 : 심장 The power of the heartbeat!

: 골든타임 지닌 심장

√ 심장 박동에 귀 기울이기

심장은 순환계의 혈관을 통해 혈액을 순환시키는 주먹 크기 근육 기관으로 내보낸 혈액은 폐로 CO_2 운반하면서 O_2 와 영양분은 전신에 공급한다. 심장은 성인 인체에 있는 ~80,000㎞↑ 혈관으로 한시도 쉬지 않고 혈액을 순환하여 생명현상 유지에 결정적인 역할을 한다. 심장은 2개의 작은 관상 동맥으로 영양분을 공급받으며 내막, 중막, 외막으로 이루어져 있고, 심장에서 혈액을 내보내는 작용은 펌프와 거의 같다. 즉, 심방이 확대되어 정맥에서 혈액을 빨아들인다. 심방의 수축/심실의 확대 → 혈액 → 심실로 가고, 이어서 심실 수축 → 혈액 → 동맥으로 내보내는데, 이때 심방은 확대 → 다시 정맥으로부터 혈액을 빨아들인다. 심장은 태생기에 활동을 개시해서 죽을 때까지 이 운동을 계속한다.

심장은 인체 내부의 혈액을 순환시키는 원동력으로 순환계의 중추 기관이다. 주기적인 수축과 이완으로 혈액을 온몸에 공급하는 심장은 4개의 방으로 나뉘어 있다. 2개의 심방은 심장으로 들어오는 혈액을 모아 심실로 보내는 기능을 하고, 두 심방은 하는 일이 비슷하고 그 모양도 거의 같다. 2개의 심실은 심방으로부터 혈액을 받아 심장 밖으로 내보내는 기능을 하는데, 우심실과 좌심실은 그 구조에 있어 큰 차이를 보이고, 형성하는 압력도 매우 다르다. 심장 박동 시 두 심방이 먼저 수축하고 뒤에 두 심실이 동시에 수축해 같은 양의 혈액을 뿜어낸다. 즉, 정상적으로 규칙적인 심장 박동이 이루어지는 경우, 일정한 시간 간격을 두면서 일정한 양의 혈액을 뿜어냄으로써 혈액이 순환하여 역류하지 않게 안전한 순환계를 유지할 수 있다.

심장은 심방과 심실 이완, 심방의 수축, 심실의 수축을 거치며 온몸에 혈류를 순환시키게 된다. 특히나 동물이 죽은 후에도 수일~수 주 동안이나 박동할 수 있다. 노벨생리의학상/알렉시 카렐 실험 결과 병아리 심장을 배지에서 배양시키면 그 심장은 수개월 동안 박동 가능하며, 닭의 평균수명 20년도 뛰어넘게 살 수 있다고 한다. 이 결과에서 보듯 심장은 다른 기관은 가지고 있지 않은 고유한 특성을 보인다.

심장은 몸 중앙에서 펌프질하며 혈액을 온몸으로 이동시키는 기관으로, 주요 장기 중 맨 처음 발생하여 마지막으로 작동을 멈추는 기관이다. 사람이 태어나서 죽을 때까지 ~30억 회 수많은 박동을 하고, 박동 시 총 길이 16만 ㎞ 달하는 혈관을 따라 혈액을 순환시킨다. 심장은 심방, 심실, 판막으로 구성되어 있고, 판막으로 인해 혈액은 심방 → 심실로, 심실 → 동맥으로만 흐르게 된다.

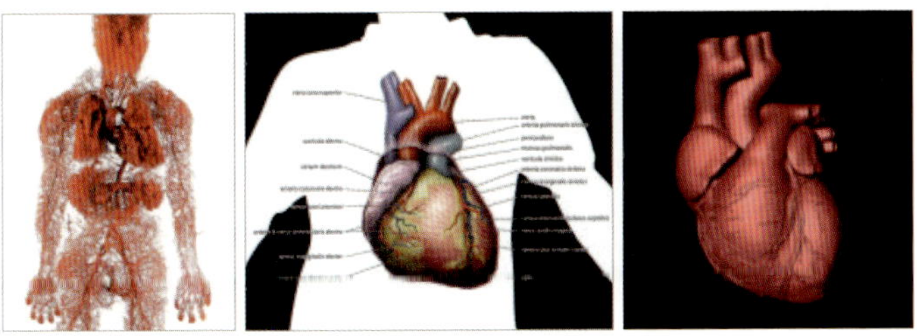

그림 3-1. 인체 내 혈관의 분포(좌)와 심장 구조(중앙/우)

- **심방** 정맥과 연결되어 심장으로 들어오는 혈액을 받아들인다. 위치에 따라 좌심방과 우심방으로 분류된다.

- **심실** 동맥과 연결되어 혈액을 내보낸다. 심방보다 두꺼운 근육을 가지며, 좌심실에서는 온몸으로 혈액을 내보내고, 우심실은 폐동맥과 연결되어 폐로 혈액을 내보낸다.

- **판막** 심방-심실, 심실-동맥 사이 위치 → 혈액 역류 방지

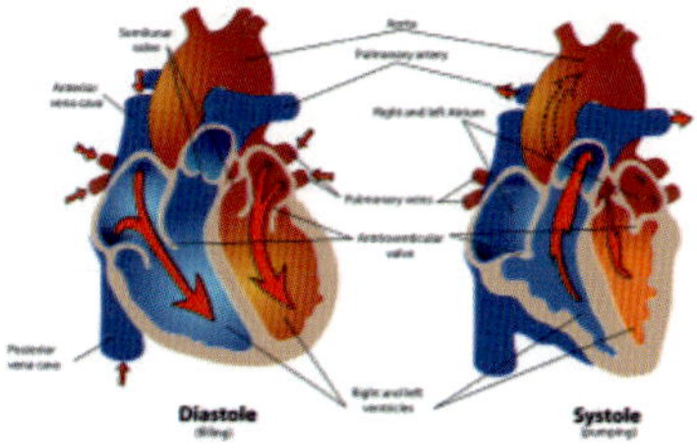

그림 3-2. 심장에서의 혈액 pumping

심장에 문제가 생기면…

Cardiovascular disease 심혈관계 질환은 심장-혈관에서 발생하는 질환으로 세계적으로 사망원인 1위를 차지할 정도로 사망률이 높으며, 최근 발병률도 증가하는 추세이다. 흡연, 잦은 음주, 운동 부족, 비만 등에 해당하면 대개 발병 우려가 크고, 문제 발생 시 고혈압, 관상동맥질환, 죽상경화증, 부정맥, 뇌졸중 등이 대표적이다.

- **고혈압** 수축기 혈압 140㎜Hg↑ 또는 확장기 혈압 90㎜Hg↑ 혈압 의미

- **관상동맥질환** 관상 동맥 이상으로 발생하며, 협심증과 심근경색이 이에 해당

- 협심증

동맥경화 → 관상 동맥 좁아짐 → 심근 심장근육에 필요한 혈액이 공급 되지 않는 상태

좁아진 혈관 → 심장에 혈액 공급 불충분 → 가슴 통증 → 심장 기능 저하

- 심근경색

콜레스테롤/플라그.. 관상 동맥 막힘으로 심근의 괴사 유발. 동맥경화로 좁아진 심장동맥 벽이 혈전으로 인해 심장근육이 괴사하며 흉통 발생

- **죽상경화증** 일명 동맥경화증, 혈관에 기름이 쌓이고 혈관 벽이 굳는 병. 혈관 내막에 콜레스테롤이 침착하고 세포 증식이 일어나 죽반 형성됨

- **부정맥** 빠르거나 느린 상태의 불규칙한 맥박 상태로 심장의 전도 체계에 이상 발생 시 일어남

- **뇌졸중** 허혈성 뇌졸중은 뇌혈관이 동맥경화나 혈전으로 인해 혈류 장애가 생기는 것이고, 출혈성 뇌졸중은 뇌혈관의 출혈로 인해 혈액 공급이 차단되는 것

: 심장을 대신한다?

√ 인공심장

뇌를 비롯한 체내 장기는 혈액 공급이 몇 분만 안 돼도 기능을 잃는다. 그렇기에 심장이 잘못되면 몸 전체에 아주 치명적인 영향을 미치므로 생명을 유지하려면 심장의 역할을 대신하거나 심장이 제 기능을 완전히 상실하지 않도록 도움을 주는 인공적인 장치, 즉 인공심장이 필요하게 된다.

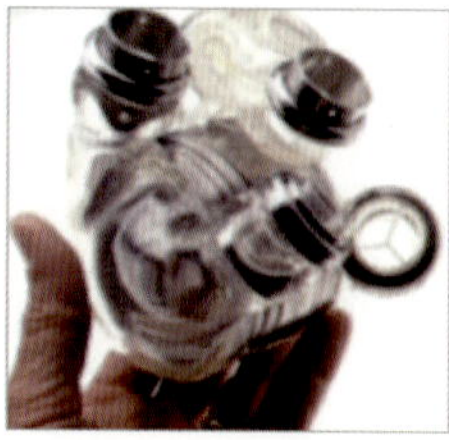

그림 3-3. 인공심장

▶ **3세대 artificial heart 인공심장**

사람 심장은 일생 4,000만 회/1년, 일생 ~30억 회 엄청난 숫자의 맥박이 뛰는데, 무려 2억ℓ 혈액을 전신에 펌프 작용으로 순환시키고 있다. 혈액을 우심실 → 폐로 보내고, 나머지는 좌심실 → 대동맥 → 온몸으로 보내는 중요한 기능을 한다. 이 작용은 완벽한 균형을 유지해야 하고, 한 치의 오차도 허용되지 않는 것은 물론 절대로 고장이 나서도 안 된다. 하지만 불규칙한 생활과 스트레스 속에 사는 요즘은 심장 압박의 원인이 곳곳에 있고, 심장에도 악영향을 주어 여러 나라에서 심장의 병은 주된 사망의 원인이 되고 있다. 그렇다면 심장병으로 고생하는 사람을 구하는 방법은 없는 것일까? 많은 연구로 신약 개발, 첨단 의료기술, 페이스메이커/인공판막.. 보조 장치 등은 일부 그 역할을 해 왔으나 절망적인 상태에서는 심장이식이나 인공심장의 도움을 받아야 한다. 이들을 살려내는 수단으로 쓰이는 인공심장은 심장의 펌프 기능을 대신해주는 장치로 현재는 인공심장 개발에 뜨거운 기대를 걸고 있다.

인공심장은 크게 심실보조장치와 완전 인공심장으로 나뉘고, 그 차이는 심장 수축 기능 담당 심실 제거 여부에 달려있다. 심실보조장치에서는 남아있는 심장 기능 정도에 따라 일부의 기능을 하나, total artificial heart 완전 인공심장은 좌심실과 우심실을 제거하고, 박동 담당의 인공 심실을 심방-대혈관 연결되어 혈액순환이 완전히 기계에 의존하게 된다. 인공심장은 심장이식을 받기 위한 연결단계로 이용되고 있다. 심실보조장치는 작동 방식과 세대별로 나누고, 후자는 다시

1세대, 2세대, 3세대로 나뉜다. 1세대는 외부 장착 인공심장, 2세대는 내부 장착 박동형 인공심장, 3세대는 2세대와 마찬가지로 신체 내부 장착 비 박동형 심실 보조장치이다. 현재 외국에서 허가된 유일한 인공심장은 신카디아/SynCardia社 임시적 Total Artificial Heart/TAH 완전 인공심장이다.

인공심장과 달리 기계적 심실보조장치는 심실보조장치 중에서 주로 좌심실 보조 장치가 사용되며, 좌심실 심첨부에서 혈액을 받아서 펌프 이용 → 대동맥으로 보내는 장치이다. 심장 기증을 기다리며 심장이식 대기 수술을 받을 때 사용된다. 좌심실 보조 장치가 적합하지 않으면 완전 인공심장이 대안이 될 수 있다. 현재 우리나라에서 2018년 10월 도입 허가받은 좌심실 보조 장치 중 하트메이트3가 우수한 결과를 보인다. 국내 시장의 변화를 예상하는 추세로 3세대 인공심장, 즉 하트메이트3는 큰 역할을 할 것으로 전망한다.

현재에도 ~25만 명 많은 사람이 진행성 심부전을 앓고 있으며, 이들 중 많은 경우 심장이식이 필요할 것이나 심부전 환자들의 수에 비해 심장이식이 가능한 경우의 수가 매우 적어 몇천 명만이 새로운 심장을 받을 수 있다. 또한, 여러 조건으로 심장이식이 어려운 중증 심부전 경우엔 좌심실 보조 장치가 유일한 대안으로 꼽히고 있다. 하트메이트3의 장치는 합병증을 최소화하고, 안정적인 구동이 가능하다고 한다. 따라서, 심장 펌프 이식에 발생하는 문제인 뇌졸중과 혈액 응고와 같은 문제를 해결하는 동시에, 임상적으로 입증된 심장 펌프를 이식받을 수 있다는 새로운 희망을 제공할 수 있다. 국내에서도 3세대 인공심장 하트메이트3 국내 도입 허가된 뒤 하트메이트3 수술을 2020년 9월부터 시작하여 성공하였다. 여러 연구와 수술을 통해 밝혀진 ~79% 높은 생존율로 심장이식과 비슷한 결과를 보이며, 특히 인공심장을 오래 사용해야 하는 환자들에게는 더욱 좋은 인공심장이다. 현재까지도 실행 중이며 앞으로는 그 횟수가 늘 예정이라고 한다.

▶ 오가노이드, 미니 심장

오가노이드는 '장기'를 뜻하는 'organ'과 '유사하다'는 의미의 접미사 '-oid'가 결합하여 만들어진 합성어로 실험실에서 인위적으로 만든 인체 장기와 비슷한 일명, 유사 장기 미니 장기이다. 오가노이드를 만들기 위해서는 각종 줄기세포를 3차원적 배양 또는 재조합해 인체 장기와 유사한 세포 집합체로 구현해야 하며, 오늘날 화젯거리 연구로 신약 개발/질병 치료/인공장기 개발.. 여러 방면에 활용된다.

오가노이드 정의에 의하면 만들어진 미니 장기는 모사코자 하는 장기의 세포로 구성, 그 장기의 특이구조, 기능재현 등이 갖추어져야 한다. 줄기세포 활용 오가노이드는 줄기세포의 생성과 재생력 활용으로 실제 장기로 만들어지는 과정이 재현되어 복잡하고 미세한 조직이 구현될 수 있는 장점이 있다. 줄기세포는 인체 치료는 물론이고, 더 나아가 줄기세포 유래 인공장기는 수많은 실험동물을 구제할 수 있다. 어떤 성분이 동물 실험에서 안전성이 증명되더라도 인체 적용 시 어떻게 작용할지 혹은 어떤 결과를 낼지는 확실치 않다. 하지만 줄기세포를 활용한 인공장기는 인체와 같은 유전자를 가진 장기이기에 실험에 활용하면 더 정확한 데이터를 얻을 수 있다. 그렇게 만들어진 것이 바로 오가노이드, 미니 심장!

미니 심장의 3D 모델의 개발은 이미 완성되었고, 현재는 미니 심장의 구조만이 아닌, 심장 박동과 같은 기능을 추가하여 의학 분야에서 사용이 가능해질 수 있도록 연구를 하고 있다. Induced pluripotent stem cell/iPSC 유도만능줄기세포로 만들어진 심장 세포는 성장 → speroid 볼 형성 → 3D 프린팅 다양한 모양/크기로 제작된다. 먼저 부정맥/심근경색.. 병 앓는 인체에서 iPSC 채취 → 게놈 편집기술 → 돌연변이 iPSC 제작 → 돌연변이 iPSC 정상적 생리학적 기능을 가지게 된다. 게놈 편집을 하지 않더라도 채취된 iPSC는 같은 방법으로 미니 심장을 생성, 심장질환의 연구에 도움을 줄 수 있다. 생성된 미니 심장은 심근/전도 조직/평활근/내피세포.. 심장 구성 세포들을 포함하고, 발달이 완료된 심장과 유사한 구조적/조직화학적/유전자 발현.. 특성을 보인다. 이 미니 심장을 활용하여 혈액의 순환과 심장/폐/간.. 여러 장기에서의 화학적, 생물학적 약물 효과를 시험하는 데 사용한다.

※ 참고 : 오가노이드 필수 조건의 3가지는 ① 모사코자 하는 장기를 구성하는 세포들 포함, ② 해당 장기의 특이구조, ③ 그 장기의 특이기능을 재현하는 것이다. 현재 인체의 심장/뇌/위/신장/폐/췌장/편도선.. 주요 장기를 비롯한 여러 장기까지 오가노이드로 제작이 가능하다.

2㎜ 초미니 심장 진짜 심장처럼 뛴다! - 2021년/오스트리아 과학아카데미 최근 해외의 연구진은 인간 줄기세포 이용으로 미니 심장을 만드는 데 성공해 Cell 국제학술지에 발표했다. 줄기세포 이용으로 뇌/간.. 다른 미니 장기를 만든 사례는 있었으나, 사람 줄기세포 이용으로 미니 심장을 만들어낸 것은 최초! 연구진은 hPSC 인간만능줄기세포 활용으로 약 2㎜ 심장 오가노이드를 만들었다. 만들어진 심장 오가노이드는 ~25일 초기 배아의 심장 형태와 비슷하나 하나의 심실만 가지고 있고, 이후 좌심실로 발달한다. 실험실에서 만들어진 미니 심장은 발표시점까지 3개월 이상 생존해 있다고 전해진다. 참고로 최초의 심장 오가노이드는 생쥐의 심장 세포로 만들어졌으나, 여러 기능적인 한계가 있었다.

줄기세포 전공 연구책임자는 이 미니 심장을 통해 아기들의 선천성 심장 결함 등에 관한 연구와 유아의 심장이 상처를 입었을 경우의 재생반응을 알아보기 위해서 진행하여 얼린 심장의 섬유모세포가 손상된 부분으로 이동해 죽은 세포를 복구함을 확인했다. 지금까지 선천성 심장 결함이나 심장의 생성 과정은 동물실험에 의존해 왔으나 이 연구로 그 대안이 되었고, 다음 과제는 심장 오가노이드-혈관 연결로 혈액을 펌프질하는 능력을 테스트해보는 것이라고 한다. 또한 심방-심실 모두 갖춘 오가노이드 생산 연구도 진행할 계획이지만 실제 완벽한 심장 오가노이드를 만드는 데는 최소 10년 이상이 걸리리라 예측하였다. 오가노이드는 개인 맞춤형 장기개발에 활용될 수 있어 큰 주목을 받는다.

오가노이드가 실제 인간이나 실험동물을 대신해 질병이나 신약 연구 등에 활용되는 시장은 이미 상당히 커져 있다. 또한, 오가노이드 자체가 치료제로 활용되기도 한다. 오가노이드는 줄기세포를 다량 보유하고 있어 손상된 조직에 이식했을 때 탁월한 재생능력을 가진다. 이러한 특성을 이용해 재생 치료제로서의 개발도 이뤄지고 있다.

▶ 바이오프린팅

심장은 문제가 생기면 생사를 오갈 수 있는 상태에 이르고 예: 스위스/하루 ~3천명 나라마다 많은 환자가 혈액순환 유지 기기를 연결한 채 심장 기증자를 기다리고 있다고 한다. 심장 기증을 요구하는 사람에 비해, 심장 기증자는 턱없이 적다. 인공심장을 사용하는 방법이 있긴 하지만 지금 사용되는 인공심장은 출혈 경향이 심하고, 여러 기관의 기능 부전이 뒤따르며 높은 폐혈관 저항이 있어 삽입 후에도 약물 치료와 혈액 응고 방지에 대한 치료를 지속해야 한다. 이에 새로운 인공심장의 개발이 필요해 실제 심장과 같이 생체 친화적으로 기능을 수행하기 위해 stem cell 줄기세포를 이용한 바이오잉크의 개발이 한창이다. 줄기세포는 발생 시기에 따라 배아줄기세포와 성체줄기세포로 구분되고, 인위적으로 만든 줄기세포에는 어떠한 조직으로든 발생이 가능한 유도만능줄기세포가 있다.

재생의학에서는 iPSC 이용하여 제작한 ghost heart 유령 심장의 개발을 추진하고 있다. 현재까지 100개 이상의 유령 심장이 제작되었으며, 이렇게 제작된 유령 심장은 인공 폐와 혈액 펌프에 연결되어 60일 정도 심장 박동 유지가 가능하다고 한다. 유령 심장은 환자의 심장이 부분적으로 손상을 입은 경우, 아예 다른 심장을 교체하는 것이 목적이 아닌 환자 심장의 상한 부분과 같은 위치를 조각으로 잘라 회복시키는 것에 있다. 이러한 유령 심장은 젤 형태로 바꿔 손상된 심장 부분에 주입할 수도 있다고 한다. 유령 심장 외에도 포항공대 줄기세포와 3D 바이오프린팅 기술을 활용하여 심혈관 질환 치료제로 바이오잉크 심장 패치가 개발 중이다. 바이오잉크 심장 패치는 줄기세포의 기능을 향상해 혈관을 재생하고, 심근경색 부위를 개선할 수 있다.

▶ 디지털 심장

애플워치를 이용한 심전도 측정과 부정맥 알림 기능으로 애플워치의 ECG 심전도 앱과 부정맥 알림 기능에 대해 2020년/식품의약품안전처 승인을 받았다. 이 기능은 사용자가 부정맥의 가장 일반적인 형태인 심방세동의 징후 감지를 돕는데, 이를 통해 심장에 어떠한 문제가 있는지 혹은 어떤 질환인지 파악할 수 있도록 한다. 심전도의 경우, 애플워치에 손가락 터치 → 순환 시작→ 전기신호 → 심장 → 신호 측정 → 30초 후 심장 리듬 심방세동/정상박동/낮거나 높은 심박수/판독불가.. 판독으로 이어진다. 모든 측정기록과 분류 정보는 스마트폰에 저장되며, 저장된 PDF 파일은 의료진과 공유된다.

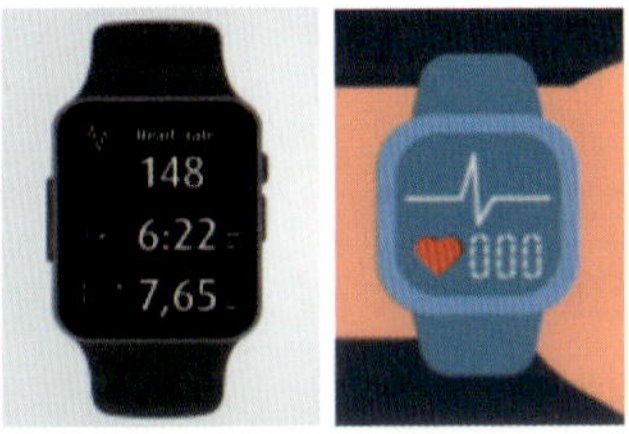

그림 3-4. 앱으로 심전도 측정

: 심장 관련 신기술

√ New Technology 미래기술

1 오가노이드, 미니 심장

우리나라 사망률 1위 암에 이어 2위는 심장질환으로 통계청 2019년 조사에 의하면 인구 10만 명 당 사망률은 158.2명 암, 60.4명 심장질환, 45.1명 폐렴, 42명 뇌혈관 질환 순으로 나왔다. 매년 세계에서 ~1,800만 명 많은 사람이 심혈관계 질환으로 사망하고, 가장 흔한 선천성 결함도 심장 관련한 문제가 가장 많은 것으로 알려져 있다. 심장 이상으로 치료를 하기 위해서는 심장의 생리학적 모델이 이른 시일 내에 개발되어야 한다고 전문가들은 지적한다.

최근 유럽의 2021년/오스트리아/과학아카데미 분자생명공학연구소 IMBA 연구소가 개발한 self-organizing heart organoids 자가-조직화 심장 오가노이드가 심장 손상이나 선천성 심장질환의 효과적인 모델로 작동해, 심장병 치료와 재생에 획기적인 도움을 줄 것으로 보인다. 연구팀은 이 'cardioids 카디오이드'가 심혈관 질환 및 심장 기형 연구에 혁명을 일으킬 것으로 보고 있다. 카디오이드는 'cardi- 심장'과 'organoid 오가노이드'를 합친 합성어다. 이 연구는 생명과학 Cell 전문학술지에 발표됐다.

3개의 모든 심장 계통을 포함하고 있는 자가-조직화 심장 오가노이드로 인간 심실의 계통 구조를 재현한 자가-조직화 심장 오가노이드 확립 후 카디오이드는 중요한 이정표가 될 것이라고 연구에서는 IMBA/Sasha Mendjan 박사팀 강조했다. 인체 분화발달에서 심실은 중배엽 배아 층에서 발생하는데, 연구자들은 실험실에서 생체 안과 같은 중배엽 신호 조건을 만들어 다능성 줄기세포를 유도해 냈고 놀랍게도 박동하는 심실 같은 구조의 자가-조직화가 형성됐다고 전한다. 이렇게 만들어진 심실 오가노이드는 단순하고 견고하며 확장 가능한 모델로서, 다른 많은 오가노이드 모델들처럼 세포외기질을 별도로 추가할 필요가 없다는 설명이다.

연구팀은 또 심장마비 즉 심근경색을 모방하는 기술인 cryoinjury 동결 상해가 카디오이드에 미치는 영향 평가를 통해 실험실 연구에서는 처음으로 이 상해가 카디오이드에서도 생체에서와같이 세포외기질 단백질의 축적을 촉발한다는 사실을 발견했다. 이 단백질 축적은 재생과 섬유성 심장질환 모두에서 초기 특징을 나타낸다. 자가-조직화 오가노이드 분야는 지난 10년 동안 생의학 연구에 일대 혁명을 가져왔음에도 불구하고 심장은 그 발달과 손상 반응 과정을 재연할 수 있는 생리학적 모델이 빠진 마지막 내부 장기였다. 연구진은 카디오이드는 인간의 선천성 심장 결함을 해결할 수 있는 놀라운 잠재력을 지니고 있으며, 카디오이드 시스템은 생리학적 기능을 지니고 크기를 확장할 수 있어 신약개발과 재생의학에 엄청난 가능성을 열어준다고 평가했다.

2 심장 패치 개발

심장 패치는 심장질환으로 손상된 세포와 조직에 직접적으로 작용하는 치료법을 말한다. 지금까지 개발된 심장 패치는 부실한 부분이 있으며 가격도 비싸고 준비기간도 길어 실제 적용에 한계가 있었다. 또한 살아있는 세포를 이용하기 때문에 종양 형성/부정맥.. 질환을 부를 수 있다는 위험도 있다. 이런 문제들을 해결하고 심장 유래 치유 인자를 환자의 손상 부위에 직접적으로 전달하는 인공심장 패치를 2020년/NCSC 미국에서 개발하였다.

냉동보관이 가능한 이 심장 패치는 생쥐 실험에서 손상된 부분을 치료하는 개선 효과가 입증되었고 돼지를 모델로 한 예비 연구에서도 비슷한 효과가 확인되었다. 돼지의 심장은 인간의 심장과 유사하여 상용화될 수 있는 기대도 커지고 있다. 연구에서는 생체 세포 사용에서 일어나는 문제들을 잠정적으로 해결하는 인공심장 패치를 개발하였으며, 돼지의 심장조직에서 분리된 세포를 바탕으로 합성 심장 간질 세포를 이식하였다. 간질 세포는 상처 복구 인자를 함유하게 조작된 생분해성 중합체인 고분자 물질로 만들었다. 이렇게 만들어진 심장 패치는 생체 세포를 사용치 않았고 세포가 분비하는 치료 인자들을 함유하였다. 이 패치는 생쥐를 모델로 한 실험에서 3주 후 50% 심장 기능↑/30% 상처↓ 좋은 효과를 보였다. 결론적으로 생체 세포를 쓰지 않고도 냉동 상태에서 최소 1개월 안전하게 보관할 수 있고, 면역 거부 반응도 없는 패치를 개발한 것이다.

우리나라에서도 2020년/가톨릭대 서울성모병원+포스텍+홍콩시립대 국내·외 공동연구팀이 심근경색 부위 혈관과 심장 근육을 재생시키는 바이오잉크 심장 패치를 개발해냈다. 심혈관이 막히면 심근의 심각한 손상을 초래하고, 손상 이후에는 재생능력이 떨어져 본래 기능을 상실하면서 심부전에 빠지고 결국 사망까지 이르게 된다. 심장재생 분야는 전 세계적으로 성체줄기세포 연구가 꾸준히 이뤄지고 있으나, 성체줄기세포를 이용한 치료법은 효과가 미흡한 실정이다. 이는 손상된 심장의 척박한 미세한 경과 계속 박동하는 장기의 특성 때문에 줄기세포의 잔존효과가 매우 떨어져 본래의 재생기능을 충분히 발휘하지 못하기 때문이다. 이런 줄기세포 치료의 한계를 극복하기 위해 위 연구팀은 기능 강화 엔지니어링 줄기세포를 이용해 성체줄기세포 기능을 극대화할 수 있는 In vivo priming 생체 내 자극 전략을 수립하고, 심근경색 부위 혈관과 심근을 재생시키는 패치형 심근경색 치료제 개발에 성공했다.

또한, 심장 유래 세포외기질 바이오잉크에 세포 봉입 → 3D 심장 패치를 만들었다. 심근경색 동물모델에 제작한 3D 심장 패치를 이식해 심기능 호전 여부를 확인한 결과, 골수 유래 중간엽 줄기세포/HGF 발현 엔지니어링 중간엽 줄기세포의 혼합세포군에서 심근경색 대조군 및 단독 세포 패치군에 비해 좌심실의 기능이 향상됐다. 또한 심근경색 후 유발되는 섬유화를 감소시키고 모세혈관 밀도를 증가시켜 adverse remodeling 재형성 방지 효과도 나타났다. 골수 유래 중간엽 줄기세포와 HGF 발현 엔지니어링 줄기세포 혼합한 3D 심장 패치는 임상 적용 가능성 있는 새로운 복합 세포 융합 플랫폼으로, 기존 줄기세포 치료의 한계를 극복한 점에서 의의가 크다고 밝히고 있다. 기존의 치료법으로 완치 불가능한 중증허혈성 심장병에 새로운 치료 기회가 열릴 것이라 내다보고 있다.

3 심혈관 질환 바이오마커 자동분석기기

피 한 방울로 심장의 마비 가능성 단시간에 진단 - 피 한 방울로 심장마비 가능성을 15분 내 진단할 수 있는 심혈관 질환 바이오마커 자동분석기기를 개발했다. 2020년/한국전자통신연구원/ETRI 국내 연구팀이 피 한 방울로 심혈관 질환 발생 가능성을 신속하게 진단할 수 있는 기술을 개발한 것이다. 혈액 소량에서 동맥경화/고지혈증/심장마비.. 심혈관 질환에서 농도가 높아지는 단백질 바이오마커 5종 측정 기술로 바이오칩 표면의 고밀도 항체가 혈액 내 바이오마커를 특정 파장의 빛으로 인지해 검출한다. 혈전 위험을 나타내는 단백질 표지인 di-dimer 디-다이머 수치가 높게 나타나면 심혈관 질환으로 발전할 가능성이 크다고 볼 수 있다. 항체가 항원에 반응할 때 내는 미약한 광신호를 확인하기 쉽도록 신호 증폭 기술 등이 적용됐다. 특히 자동 분석 기기에 혈액 검사 전처리를 위한 원심분리 기능 및 3분 이내 1㎖ 혈액 전처리가 가능하고 혈액 채취부터 진단까지 15분 이내에 끝낼 수 있다. 연구팀은 기술 상용화를 위해 바이오센서, 의료진단기기 업체 등에 기술이전을 추진 중이며, 3년 이내 상용화를 목표로 하고 있다.

4 3-D 프린팅으로 만드는 심장 판막

최근 2020년/미네소타대 등 미국의 연구진들은 심장에서 제일 가까이 위치한 대동맥 뿌리와 그 속에서 혈액이 역류하는 것을 막아주는 판막 모형을 3D 프린팅하는 기술을 개발하였다. 컴퓨터단층촬영 CT 스캔 기술과 3D 프린팅 기술을 융합한 기술이며, 환자의 대동맥 뿌리를 실제와 상당하게 유사한 모형으로 출력하였다. 이러한 모형은 의사가 경피적대동맥판막삽입술 대동맥 수술에서 유용하게 쓰이며, 심장판막증 있는 환자가 받게 된다. 이 수술은 기존 판막 자리에 인공 판막을 삽입하는 시술로 시술 이전에 3D 프린팅 대동맥 뿌리 모델로 판막 모양을 구상하여 환자에게 적합한 인공 판막을 정교하게 만들 수 있어 시술의 위험 요인을 감소시킬 수 있다고 한다.

5 AI 접목의 맞춤형 인공심장 판막

최근 2019년/아이오와주립대 미국의 연구진들은 딥러닝을 활용하여 환자에 딱 맞는 판막 모양을 결정할 수 있는 연구 내용을 발표하였다. 심장 판막 대체술은 대동맥 판막 질환이 있는 환자들이 정상적 혈류를 회복시켜줄 수 있으나 이는 인공 판막이 적절히 맞아야 가능하다. 기존의 인공 판막의 단점은 고정된 크기로 제조된다는 것이다. 향후 인공 판막을 제작하는 회사들은 AI 시스템 활용 → 각 환자에게 최적화된 인공 대동맥 판막을 제조해줄 수 있다. 심장의 좌심실은 산소가 가득한 피를 인체 모든 부위에 공급한다. 피 내보냄 대동맥 판막은 3개 판으로 구성된 얇은 조직 구조를 가지는데, 이들 판은 심장 좌심실로 피의 역류를 막기 위해 심장이 피를 내보낼 때 안정되게 개폐되어야 한다. AI는 MRI와 CT로 환자 대동맥 직경 등 주요 수치 확인 후 인공 판막 기능을 최적화하는 판막 기하구조를 예측 가능케 한다. 원래 심장 판막 설계 작업에는 많은 시간이 걸리나 딥러닝 모델을 사용하면 매 시뮬레이션의 결과를 1초 이내에 얻을 수 있다고 한다. 인공판막은 기계와 조직 두 종류로 제공되는데, 기계는 내구성이 있지만, 판막 개폐가 빨라 혈액세포에 손상을 줄 수 있으면 환자가 주기적으로 혈액 희석제를 복용해야만 한다. AI 이용 판막은 인간 심장 판막과 비슷한 재료를 사용하기 때문에 환자가 다른 약을 먹을 필요가 없다고 알려져 있다. 추후 내구성을 높여 특정 환자에게 적합한 판막을 설계할 예정이라고 밝히고 있다.

: 심장의 골든타임

심장 박동에 귀 기울이기 - 순환계 질환에 속하는 심혈관계 질환의 경우, 우리나라 통계청과 WHO 세계보건기구의 사망원인 사망률 분석에서 각각 1위를 차지할 정도로 사망률이 높다. 사망원인 1위로 꼽히는 만큼, 만약 심혈관계 질

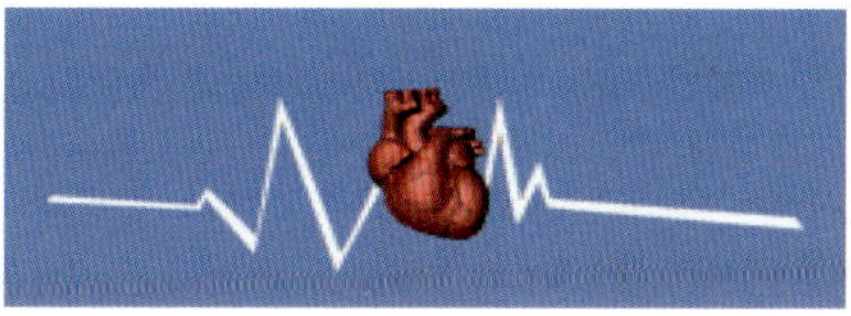

그림 3-5. 건강한 심장 박동

환으로 인한 사고가 발생하면 골든타임을 지키는 것이 중요하다. 골든타임이란 사고 발생 시 인명을 구할 수 있는 시간을 말하는데, 심혈관계 질환으로 인한 사고는 이 시간 내에 제대로 대처하지 못하면 목숨을 잃게 되고, 그렇지 않다고 하더라도 몸에 치명적인 타격을 입는 경우가 많다. 이러한 심혈관계 질환은 처음부터 예방하는 것이 중요한데 최근에는 현대인의 생활 습관으로 인해 발생률이 점점 더 높아지고 있다. 그러나 다행히 과학기술의 빠른 발전으로 심혈관계 질환의 사망률은 점점 낮아지는 추세고, 병의 치료에서 예방 부분까지도 빛을 발하고 있다.

심장 및 심혈관계 질환에 대해 알아보며 현대인의 생활 습관이 얼마나 인체에 영향을 주는 부분이 많은지 크게 느꼈고, 의료기술이 얼마나 빠르게 변화하는지도 잘 알게 되었다. 위에서 설명한 주제 및 내용은 이 시간에도 발전하고 새로운 기술이 등장하고 있을 것이다. 가히 우리의 상상을 뛰어넘을 정도로 엄청나게 확장되고 있다. 하지만 여기서 가장 중요한 것은 인간이 만든 첨단의 새로운 기술들은 100% 완벽하다고 할 수 없다는 것을 기억해야 한다. 실험 결과에서는 완벽하다고 하더라도 임상의 인체 적용 시 의료적 측면에서는 허점이 어느 시점에서 나타날지 모르므로 아무리 첨단의 신기술이더라도 의존보다는 문제 발생을 처음부터 예방하는 것이 우선적이어야 할 것이다. 건강한 음식을 먹고 금주, 금연하며 신체 활동량을 높여 정상 체중을 유지하는 사람은 그렇지 않은 사람에 비해 심혈관계 질환이 발생할 확률이 ~86% 매우 낮다. 치료하는 최첨단의 의료기술도 중요하지만, 그 이전에 발생을 막는 것이 더 중요하다는 의미!

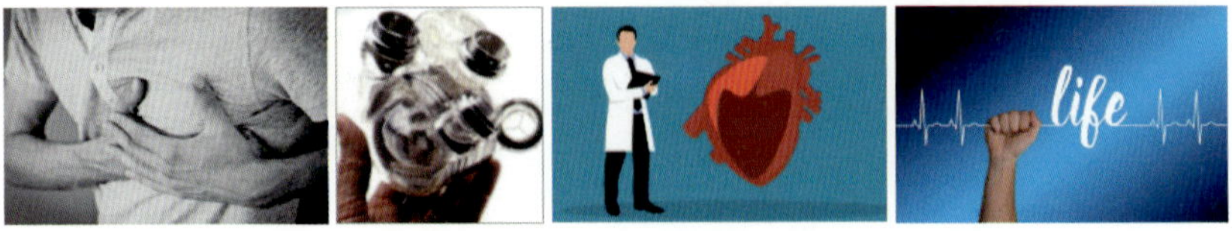

그림 3-6. 심장 문제 발생(좌), 대처방안(중앙), 심장의 골든타임 유지하기(우)

특히 인체 생명현상 유지에 매우 중요한 O_2를 매우 효과적이고 신속하게 우리 몸속에 순환시켜야 하는데 펌프 역할의 심장, 이 심장에 귀를 기울이고 존중해야 한다. 심장이 잠시라도 멈추면 뇌에 O_2 공급이 되지 않아 뇌 기능이 정지하거나 손상이 일어나고, 그 이후에 다시 심장을 뛰게 하여도 O_2 공급이 오랜 시간 원활하지 못했다면 제 기능을 하기 힘들다. 심장의 작동이 멈추면 흔히 뇌의 기능이 멈추는 'brain death 뇌사'가 오듯이 'heart attack 심장마비'라는 또 다른 심각한 상태에 이른다. O_2 공급에 문제가 생기지 않도록 귀중한 심장의 '골든타임 4분'을 위해 우리는 산소 운반을 위해 혈액을 빠르게 몸속에서 순환시켜야 한다.

긴급상황 시 혈액순환을 위해 cardiopulmonary resuscitation/심폐소생술 CPR, automated external defibrillator AED 등과 같은 신속한 응급 처치를 신속하게 활용할 순 없을 때도 있다. 주위에 도와줄 사람이 없거나 CPR을 할 줄 모르거나 주변에 AED가 없는 경우엔 안타까운 일이 벌어진다. CPR/AED 실시 골든타임을 벌었더라도 구급차 출동 → 전문적인 심폐소생술 → 인체 회생의 확률은 그리 높지 않을 수 있다. 혹시라도 사전에 심혈관 질환 관련 진단받은 사람들은 증상이 발현되지 않도록 미리 차단 및 예방하는 것이 최고의 골든타임 유지 방법이다.

간 살펴보기

간에 대해 얼마나 알고 있나요?

◦ 간의 위치와 구조

◦ 간의 기능

간 때문이야!

침묵을 깨고 이상 증상으로

간 관련 연구기술

줄기세포와 간

인공 간/미니 간

간 오가노이드

마이크로바이옴

골든타임이 침묵 지키려는 미래의 간에게

간 건강을 위한 생활수칙 지키기

4장

침묵의 장기, 간

워커홀릭이라고..?

4장 / 침묵의 장기, 간 워커홀릭이라고..?

: 간 살펴보기

√ 간에 대해 얼마나 알고 있나요?

간은 우리 몸속 가장 큰 장기로서 건강을 유지하는데, 많은 역할을 하고 있다. 이런 간이 잘 작동하지 않으면 몸 전체에 좋지 않은 영향을 줄 수 있다고 한다. 간은 인체의 공장이라고 불릴 만큼 굉장히 중요한 장기이다. 하지만 '침묵의 장기'라는 별명이 있을 정도로 이상이 있어도 우리가 증상을 쉽게 알아차리지 못한다. 지금부터 몸을 살펴보면서 간이 이러한 별명을 가지는 이유를 알아보자.

▶ **간의 위치 및 구조** - 복부 오른쪽 위, 횡격막 아래 위치한 몸에서 가장 크고 복잡한 소화/해독/살균작용/호르몬대사.. 다양한 기능을 수행하는 중요 적갈색/표면 매끈 장기 중의 하나이다. 간은 우엽/좌엽/네모엽/꼬리엽 4개 엽으로 되어 있고, 간동맥과 간문맥으로부터 혈액을 공급받는데, 간동맥에서 O_2 함량 높은 동맥혈을 공급받고, 간문맥으로부터는 위와 장에서 얻은 영양 풍부한 정맥혈을 공급받는다. 무게~1.2kg 크기도 크고 단위 시간에 흐르는 혈액량도 많아 분당 간동맥~400㎖/분, 간문맥~1,200㎖/분 약 1,500㎖ 혈액이 통과한다.

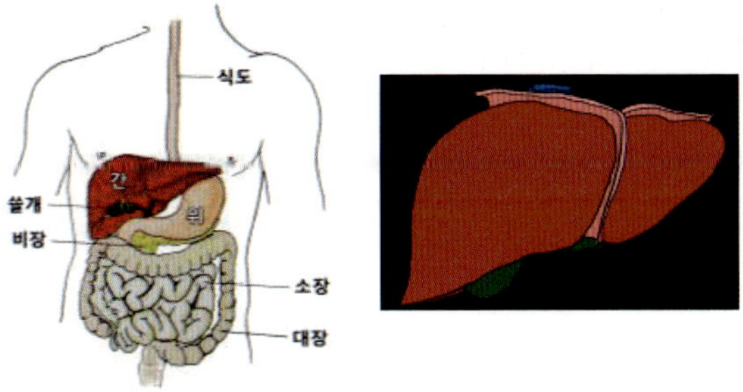

그림 4-1. 몸속 장기들(좌), 간의 좌엽 vs. 우엽(우)

▶ **간의 기능** - 섭취한 음식물들을 여러 조직에서 필요한 영양소 형태로 변화시키고, 조직에서 이용 후 남은 노폐물들을 다시 간으로 운반 처리하는 대사기능을 한다. 독소를 분해하고 담즙을 만들어내는 강력한 해독기관이다. 이외에도 효소 생성, 분해된 지방과 단백질 저장, 노폐물 제거, 담즙/콜레스테롤 생성, 열 공급원 기능을 해내는 거대한 화학공장에 해당한다. 또한, 에너지원으로 사용되는 탄수화물이 포도당의 혈중 농도를 적절하게 유지해 주는 중심적인 역할을 한다. 음식을 섭취하지 않는 시간에는 저장된 탄수화물 글리코겐 분해 혹은 아미노산으로부터 포도당을 새로 만들어 온몸에 계속 공급하는 연료 공장의 역할을 담당한다. 이 밖에도 탄수화물, 단백질, 지방 대사는 물론 비타민과 무기질 대사에도 큰 역할을 한다. ***wow~*** 간은 정말 많은 일을 하는 복잡한 장기! 그 대사기능을 다시 살펴보면 아래와 같이 길어진다.

- **탄수화물 대사** ››› 포도당, 아미노산, 유산 등을 글리코겐 형태로 저장. 이 글리코겐은 필요할 때, 포도당 전환 → 혈당 유지 → 생체 필요 에너지 발생으로 이어진다.
- **단백질 대사** ››› 단백질 대사를 통해 알부민과 혈액 응고 관여 인자를 생성. 장 흡수 탄수화물/단백질/지방/비타민.. 영양소 보관기능과 지방 소화 담당할 담즙산 생성 → 담도 → 십이지장 → 분비 → 음식물과 함께 작용하도록 한다.
- **지방 대사** ››› 탄수화물 과다섭취 시, 지방으로 전환 → 저장했다 탄수화물 부족 시, 분해

→ 에너지원으로 사용

- **담즙 생성 및 배출** ››› 하루 1ℓ 담즙 생성 → 담낭에 저장 → 소장으로 배출
- **합성 기능** ››› 인체 기능에 필요한 물질 합성 → 혈중으로 배출함. 혈액 응고에 필요 혈장단백질, 인체 부종에 관여 알부민 등 인체에서 필요한 영양소 합성 → 저장 → 사용하도록 기본적인 신체 기능 유지
- **비타민과 무기질 대사** ››› V. A/D/B12 비타민 저장 및 철/구리/아연.. 무기물 저장
- **호르몬 대사** ››› 몸속 수많은 호르몬 분해 기능 → 호르몬 수급의 전반적인 감시 역할 수행. 호르몬은 간에서 대사되기 때문에 간 기능 문제 → 호르몬 불균형이 발생할 수 있다.
- **해독기능** ››› 유해 물질들 체내 침입 시 → 파괴 → 몸 보호, 그리고 독소 해독 가능함
- **살균작용** ››› 백혈구 살균작용에 중요 보조 역할 보체 단백질 합성 → 살균작용 도움. 간 기능 저하 시 각종 감염 위험성↑ 이유. 간에 있는 대식세포의 일종/Kupffer cell 쿠퍼 세포가 혈액 내 이물질 처리 역할
- **해독작용** ››› 몸에서 생성 혹은 약물.. 외부 유입 수많은 물질 중 체외로 배출되지 못하는 물질은 간의 해독작용 → 소변/쓸개즙.. 배설된다. 암모니아 → 요소 → 소변으로 배출하며, 무해 물질들 → 수용성으로 전환 → 소변을 통해 배출한다.
- **약물과 알코올 대사** ››› 각종 약물과 알코올은 간에서 대사되어 분해된다.
- **혈액의 저장고** ››› 인체 순환 전체 혈액의 ~13% 정도 보유

: 간 때문이야!

√ 침묵을 깨고 이상 증상으로

간이 침묵을 깨고 우리에게 이상 신호를 나타낸다면 그것은 이미 간에 부담이 되는 무언가가 벌어졌다는 이야기! 몸의 이상 증상이 **"간 때문이야"**라고 할 수 있는 대표적인 증상으로는 지방간, 급성간염, 만성 B형간염, 간경화 등이 있다. 암의 경우를 제외하면 생활 속에서 가장 흔히 듣는 증상 가운데 하나가 지

방간이라 할 수 있다. 간은 물론 인체에 큰 부담을 주어 항상성 유지에 크고 작은 문제를 일으키는 이들에 대해 자세히 알아보도록 하자.

1 지방간

정상적인 간에는 지방이 5% 정도 있는데, 만약 간에 지방이 침착된 정도가 간 무게의 5%↑ 경우에는 지방간에 해당한다. 지방 중에서 특히 트리글리세라이드 중성지방이 간세포에 축적되며, 음식물 등을 통해 섭취한 지방질을 원활하게 처리하지 못하면서 발생한다.

- 원인 : 지방간의 4대 원인은 과도한 음주, 복부 비만, 당뇨병, 고지혈증이다. 지방간은 그 원인에 따라서 알코올성 지방간과 비알코올성 지방간으로 분류된다. 비알코올성 지방간은 하루에 ~40g 4잔↓ 음주를 하는 사람에게 생기는 지방간을 말한다. 이는 대부분 과체중, 복부 비만, 당뇨병, 고지혈증 등의 위험 요인과 관련 있다. 드물게 피임약/여성호르몬/스테로이드.. 여러 약제를 오래 복용하거나 급격한 체중 감소에도 발생할 수 있다.

- 증상 : 지방간 자체는 대부분 증상이 없고, 건강검진에서 ALT/AST 간 수치 이상이 확인되거나, 복부 초음파 검사상 지방간으로 판정받으며 인지하는 경우가 흔하다. 간 질환의 피로/무기력/허약/식욕부진.. 일반적 증상이 나타날 수 있다.

- 진단 : 간을 나빠지게 할 수 있는 다른 원인이 없는지 확인하기 위하여 혈액을 통한 간 기능 검사와 초음파 검사를 시행한다. CT, MRI 검사가 필요할 수 있다. 간혹 확진되지 않을 때에는 드물게 간 생검 조직검사를 시행한다.

- 치료 : 원인이 술이면 절주, 비만이면 체중 감소! 체중의 10%를 3~6개월 서서히 줄인다. 너무 갑작스러운 체중 감량은 오히려 지방간을 악화시킬 수 있다.

▷ **식이요법** ››› 식사를 거르지 말고 세 끼를 챙겨 먹되 한 끼 분량을 조금씩 줄인다. 야식/과식을 피하고 균형 잡힌 식사를 한다. 기름진 음식보다는 삶은 음식을, 당분 함유 음료수보다는 물/차 등을 마시는 것이 좋다. 음식물은 천천히 먹도록 하고, 간식/과식을 되도록 피한다. 과식했다면, 평소보다 운동량↑ → 에너지를 더 소비하도록!

▷ **운동요법** ›››운동은 지방간 치료에 도움이 되고, 뼈와 근육을 건강하게 만들어 주며 혈압/혈당↓, 혈중 콜레스테롤↓, 정신적인 스트레스↓. 운동은 각자의 상황과 체력에 맞춰서 꾸준하게 진행하고, 빠르게 걷기/자전거 타기/조깅/수영/등산/에어로빅댄스.. 유산소 운동을 시행한다. 유산소 운동은 주 3회↑, 1회 운동 시 30분↑, 규칙적인 운동이 더 좋다.

▷ **당뇨 있는 경우** ›››혈당 조절을 위해 적절한 식이요법/운동 필요하고, 의사 처방에 따른 약물 치료 병행토록 한다.

▷ **약물 복용 원인** ›››의사와 상의 후, 약물 복용 중단이나 타 약물로 대체해야 한다.

- 주의 : 건강한 생활 습관, 균형 잡힌 식사, 규칙적인 운동, 적절한 체중 유지, 흡연/과도한 음주를 하지 않는 것이 지방간을 예방하고 치료하는 방법이다. 간 보호제로 알려진 약제는 간 손상을 악화시킬 수 있어 식품이나 약물 복용 전 의사와 충분히 상의하는 것이 좋다.

2 급성간염

급성 바이러스성 간염은 A형/B형/C형/D형/E형/G형 간염 바이러스 및 단핵구증, 거대세포 바이러스와 같은 바이러스가 원인이 되어 간 조직에 염증을 일으키는 질환이다. 급성간염은 6개월 이내에 치료되며 환자의 90%↑ 정상적으로 회복된다.

- 원인 : 급성 바이러스 간염은 원인 바이러스에 감염되어 발병한다. 원인 바이러스의 종류에는 A~E형, G형 간염 바이러스, 거대세포 바이러스 등이 있다. B형/C형/D형 혈액이나 성적 접촉으로 전염되거나 A형/E형 입을 통해 감염된다.

- 증상 : 흔한 증상은 미열, 감기·몸살, 피곤함, 권태감, 울렁거림, 식욕부진 등이다. 두통/관절통/근육통.. 통증이나 복부 불쾌감이 동반되거나 때론 눈 흰자위 노랗게 변함 황달이 나타나기도 한다.

- 진단 : 혈액 검사를 통해 각각의 바이러스 상태에 대한 검사와 간 기능 검사를 시행한다. 간과 복부 장기의 상태를 살펴보기 위해 초음파를 시행한다.

- 치료 : 90%↑ 대부분 특별한 치료 없이 자연 회복되므로 충분한 휴식과 손상된 간 조직의 회복을 위해 단백질 풍부한 균형 잡힌 식사를 권장한다. 한약재/민간요법 포함 어떤 약제든 간염을 악화시킬 수 있고, 꼭 필요한 경우 반드시 담당의와 미리 상의하는 것이 좋다. 완전 회복 시까지 금주, 술은 마시면 안 된다.

- 경과 : 급성 바이러스 간염의 90% 이상은 정상적으로 회복된다. 극히 ~1% 일부 심각한 경우, 사망률 높은 급성의 간부전으로 진행하면 간 이식이 필요하기도 하다. B, C, D형 급성간염을 앓는 경우, 간혹 만성 간염으로 진행할 수 있기에 치료 후에도 정기적인 검사를 시행해야 한다.

- 주의 : 일반적으로 식욕 감소와 구역, 구토를 동반하므로 입에 맞는 음식을 균형 있게 소량씩 자주 섭취하는 것이 좋다. 증상을 악화시킬 수 있는 술/불필요한 약제/과로/무리한 운동.. 요인들은 삼가야 한다. 약 복용 시엔 반드시 의사와 상의 → 간 독성 없는 약물로 제한하여야 한다. 회복기에 있더라도 재발/합병증 발생이 있어 3~6개월 이후에도 정기적으로 진찰과 검사를 받는 것이 좋다.

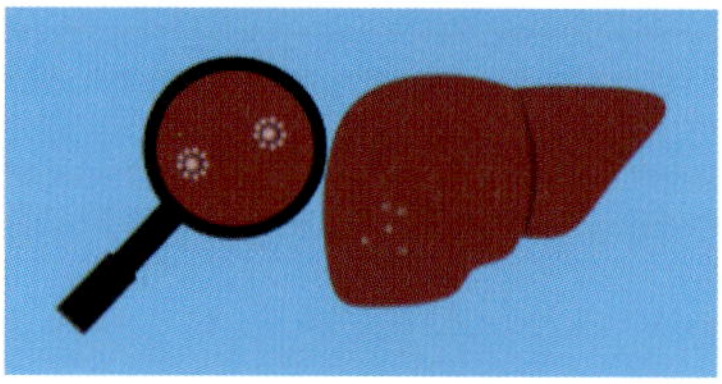

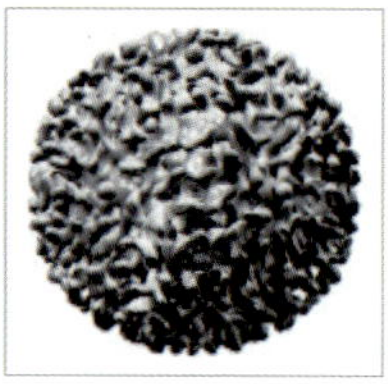

그림 4-2. 간의 이상(좌-간염, 우-B형 간염 바이러스)

3 만성 B형 간염

Hepatitis B virus/HBV B형 바이러스 감염이 6개월↑ 지속되면서 간에 만성 염증 괴사가 발생하는 질환을 의미한다.

- 원인 : B형 간염 바이러스에 의해 생기며, 간과 혈액 속에 많고, 주로 혈액을 통해 감염된다. 바이러스에 오염된 면도날/주삿바늘/침/칫솔.. 물건 등을 같이 사용하는 경우나 성관계 등을 통해서 감염될 수 있다. 예전에는 B형 간염 모체 → 태아 수직 감염이 주된 경로이기도 하였다.

- 증상 : 대부분 증상이 없고, 일부에선 간염이 악화하며 식욕이 없어지거나 메스꺼움/구토/발열/관절통.. 다른 증상이 나타날 수 있다. 심하면, 황달과 짙은 소변, 신체 가려움증이 동반될 수 있다.

- 진단 : 혈액 검사에서 B형 간염 HBsAg 표면 항원이 6개월↑ 양성으로 나오는 것을 기준으로 진단하며, e항원 양성 간염과 e항원 음성 간염으로 나뉜다. 간 기능 수치는 지속적 혹은 간헐적으로 상승할 수 있다.

- 치료 : 95%↑ 대부분 고전적인 치료로 호전된다. 안정을 취하고 단백질이 풍부한 식사를 하며 금주해야 한다. 만성 B형 간염의 활성도는 환자마다, 시기마다 달라 AST/ALT 수치, HBV DNA 수치/e항원 상태.. 주기적 점검 및 정기적 간 조직검사를 한다. 최근, 바이러스 증식 억제 효과가 매우 좋고 장기간 사용해도 내성이 거의 생기지 않는 약제들이 개발되어 필요하면 약제로 치료하는 것이 좋다.

- 경과 : 만성 B형 간염 → 간경변증으로 진행되는 경우는 2~10%/년 정도. 만성 B형 간염 → 간암으로의 진행은 간경변증 없을 땐 매년 1%↓, 간경변증 시엔 2~3% 정도이다. 정기검사와 치료가 필요하다.

- 주의 : B형 간염 예방을 위해서는 백신 접종을 해야 하며, 백신 투여 후 체내에 항체가 생겼는지 확인한다. 항체 보유치 않은 경우, B형 간염 혈액에 오염된 주삿바늘에 찔리거나 바이러스에 노출되면 24시간 이내 면역글로불린 주사+백신 접종을 해야 한다. B형 간염 산모에게서 태어난 신생아 감염 예방을 위해 출생 즉시 신생아에게 면역글로불린 주사와 함께 백신을 접종해야 한다.

4 간경화 간경변

간경화는 전문용어 '간경변증'의 일반화된 명칭. 간세포 손상 간염 장기간 지속 → 간 흉터 쌓임 간 섬유화증 → 간 섬유화증 간 전반에서 진행 → 간경변증이 된다. 섬유화가 과도하게 되면 간으로 혈액이 잘 유입되지 않아 간 문맥압↑ → 문맥 고혈압 복수/정맥류.. 합병증이 생긴다. 정상 기능의 간세포 수↓ → 단백질 합성/해독작용.. 간 기능 장애 → 합병증 발생하고, 간암 발병률도 많이 증가한다.

- 원인 : 우리나라 발병 간경변증의 원인으로는 만성 B형 간염이 ~70% 정도 가장 많고, 알코올성 간염, 만성 C형 간염이 그다음이다. 그 외에도 지방간염, 자가 면역성 간염, 유전적 질환도 간경변을 유발할 수 있다. 하지만 원인불명도 있고, 알코올은 그 자체로도 간경변증을 일으킬 수 있으며, 다른 원인에 의한 만성 간 질환을 빠르게 악화시킨다.

- 증상 : 초기엔 대부분 증상이 없으나, 많이 진행한 이후부터 증상이 나타난다. 대부분 합병증 형태로 나타나며, 식욕부진/소화불량/복부 불쾌감.. 비특이적 증상이 있을 수 있다. 복수, 복부 팽만감, 하지 부종, 숨 차는 현상 등이 발생하기도 한다. 말기 간부전 상태가 되면 혼수상태가 발생할 수 있다.

- 진단 : ▷ **임상 검사**
  - 간 효소치↑ - 경화가 진행되면 오히려 떨어진다.
  - 응고 검사 이상이 흔히 발견됨
  - 알부민 수치↓
  - 빈혈/혈소판 감소증 - 자주 관찰됨
  - 빌리루빈 황달 지수↑

  ▷ **복수 천자**
  - 복수가 처음 발생하거나 갑자기 악화하면 분석을 위해 진단적 복수 천자를 시행한다. 대량 복수 → 심한 불편감 → 대량 치료적 복수 빼는 법 복수 천자 시행

▷ **초음파 검사**

- 복수 발견 후, 간과 담관의 해부학적 이상을 감별한다.

▷ **CT 검사**

- 간과 비장의 형태, 간경화 특징, 문맥 고혈압 등을 잘 관찰할 수 있다.
- 간경변증의 합병증 정맥류 형성 등을 확인한다.

- 치료 : 간경변증 치료는 크게 원인 치료와 간 섬유화 역전화 치료로 구분함. 간 섬유화 치료는 아직 임상에 실용화되지 않아서, 주로 간경변증 원인을 치료한다. 간경변증의 가장 중요한 원인인 만성 B형 간염과 C형 간염에 대해 큰 효과 있는 약제들이 개발돼 있어 초기에 잘 치료하면 악화를 막을 수 있다. No alcohol 금주는 매우 중요!

- 경과 : ▷ 소화기 출혈 - 소화기 출혈의 가장 흔한 원인은 위-식도 정맥류이나 약 20%에서는 위염/위십이지장 궤양/위암.. 다른 원인에 의해 발생
  ▷ 복수 - 문맥 고혈압으로 인한 신장의 염분 저류 등으로 일어남
  ▷ 황달 - 원인은 간 기능 저하
  ▷ 간성 뇌증 - 간의 대사성 기능↓와 문맥 고혈압 기인
  ▷ 간신 증후군 - 신장-병리 소견 無 간경변증 기인 신부전 발생

- 주의 : 간은 모든 음식과 약물을 일차적으로 대사하고 해독하는 장기! 하지만 가장 흔하고 심각하게 나타나는 약제에 의한 독성을 주의해야 한다. 특히, 민간에서 '간에 좋다'고 알려진 생약제/민간요법 생활요법 등은 거의 과학적으로 입증되지 않아 섭취하면 오히려 병든 간 → 독성 간염으로 발전하게 할 수 있다. 이로 인해 간 기능이 급격히 악화 또는 급성 간 기능 상실로 사망하기도 한다. 간경변증이 있으면 간에 좋은 것을 먹겠다는 생각보다는 음식 이외의 약은 가능하면 먹지 않아야 한다. 간

질환 시 알코올 섭취 금지! 간경변이 간암으로 발전할 위험성이 커 6개월마다 정기적으로 간암 표지자 검사와 초음파/CT 촬영 영상 검사를 시행해야 한다.

간 관련 연구기술

√ 줄기세포와 간

Stem cell 줄기세포는 미분화 상태의 세포로 자가복제 능력이 있어 인체를 구성하는 ~210 種類 수많은 세포나 조직으로 분화할 수 있는 만능의 세포를 의미한다. 분화전능의 이러한 줄기세포가 지닌 것으로 알려진 self-renewal 자가복제 능력, differentiation 분화 능력, homing effect 호밍효과의 세 가지 특성 중 특히 여기서 눈여겨볼 것은 두 번째의 분화 능력이다. 이것은 줄기세포가 몸에서 필요할 때 구조와 기능이 전문화 특수화 되는 것으로 미분화 줄기세포 상태 → 필요한 다른 세포/조직으로 변화하는 능력이다. 바로 이런 특징을 이용해 손상된 간 치료에 활용하는 연구가 전 세계적으로 한창 진행되고 있다. 예로,

(1) 나노입자 탑재 중배엽 줄기세포 이용 → 간 손상 치료 기술 개발

최근, 국내 2021년/광주과학기술원/단국대 연구에서 생체에 적합한 나노입자를 탑재한 중배엽 줄기세포를 이용해 허혈성 간 손상을 억제하는 기술을 개발했다고 ACS Applied Materials & Interfaces 국제학술지에서 밝혔다. 연구팀은 활성산소종에 의해 손상된 조직에서 생존이 힘든 Mesenchymal stem cells/MSCs 중배엽 줄기세포에 프러시안블루/PB 나노입자 탑재로 생존율을 높이고 치료 효과 인자의 방출도 향상하는 데 성공했다. PB는 UFDA 미국 식품의약국에서 약물로 승인된 바 있는 생체에 적합한 나노입자로 MRI 자기공명촬영 조영제 및 광열치료제로도 활용되고 있다. 연구팀은 간 이상 증상을 가진 쥐에 이를 적용했을 때 간 조직의 괴사를

줄이고 기능도 빨리 회복시킬 수 있음도 입증했다. 연구 참여교수는 이 연구 성과가 중간엽 줄기세포 외에도 다양한 세포의 생존 및 치료성능 향상에 적용할 수 있고, 다양한 장기 및 조직의 재생에 적용할 수 있어 조직재생용 세포 치료제의 효과를 전체적으로 향상할 중요한 가능성을 제시한다고 말하고 있다.

(2) 동물성 '유도 간 줄기세포' 제작 기술 개발

국내에서 동물의 체세포 이용 → 동물실험 대체할 수 있는 '유도 간 줄기세포' 제작 기술을 2021년/농촌진흥청 개발해 Bio Med Central-Stem Cell Research & Therapy 국제학술지에 게재하였다. 유도 간 줄기세포는 체세포를 간세포로 직접 교차 분화시켜 만든 것으로, 이를 활용해 해독작용과 약물대사 등의 기능을 재현할 수 있다. 간은 인체에서 약물 분해, 물질대사 기능을 담당하는 특성이 있어 신약개발이나 식품 개발과정에서 실험동물을 대상으로 간 독성을 평가하고 있다. 연구진은 ♀♂ 실험 쥐 체세포 → 유도 간 줄기세포 제작하였고, 체외에서도 성공적으로 증식하며 주요 기능이 유지되는 것을 확인했다. 특히 간 기능 개선에서 ♀ 유래 유도 간 줄기세포 〉 ♂ 유래 줄기세포보다 더 효과적인 것으로 나타났고, 이는 유전적인 요인에 의한 것으로 확인됐다. 사람도 성별에 따라 여성과 남성의 간 크기, 기능 대사, 약물 분해 능력이 다른 것으로 보고된 바 있다.

연구에서 개발한 유도 간 줄기세포를 성별 맞춤형 신약 개발의 독성 시험에 사용할 경우, 동물실험을 줄이는 데 이바지할 것으로 기대된다. 연구는 신약 개발 시, 성별에 따른 약물 감수성의 차이를 고려해야 함을 보여주었으며, 유도 간 줄기세포를 활용하는 대체 시험법 개발 가능성을 높인 것이라 평가되고 있다. 해당 기관에서는 또한, 돼지 체세포 → 유도 간 줄기세포 생산 기술 확보 → 산업재산권 등록을 완료하였고, 이를 동물 대체 시험에 활용할 수 있도록 할 방침이라고 전해진다.

√ 인공 간/미니 간

(1) 생체모방 바이오 인공 간 개발

국내 2021년/한양대+부산대 공동연구팀이 간의 생체 구조를 모방해 생체 기능 유사도가 높은 '생체모방 바이오 인공 간'을 개발했다. 환자의 간 조직에서 간세포를 추출, 체외에서 증식이 가능한 간 전구·줄기세포를 제작했다. 이어 전기를 방사하는 섬유 패치에 배양해 '생체모방 바이오 인공 간 제작' 연구를 진행한 결과, 제작한 간의 기능이 기존 2차원 배양 방법보다 10배↑ 증가해 생체 내 간세포와 비슷한 특징을 보이는 것이 확인되었다. 연구 결과는 생체재료 및 조직공학 분야 Biomaterials 전문학술지에 실렸다. 또 간 손상 동물에 이식했을 때 생존율 200%↑ 개선되는 결과를 얻었다. 이는 향후 간 이식의 유망한 대체 방법으로 이어질 수 있을 것으로 기대된다.

우리나라는 간경변/급성 간부전/간암.. 간과 연관된 질병의 사망률은 높은 편으로 특히 40대 성인 남성의 경우 사망률이 가장 높다. 간 질환의 근본적 치료법은 간 이식이지만 공여자 부족/면역 거부반응.. 제약이 존재한다. 국내외에서 간 이식의 대체 방법으로 바이오 인공 간 제작 연구가 진행 중이다. 그러나 현재까지 1세대 바이오 인공 간의 세포 공급원으로는 돼지의 1차 간세포나 인간 간암 세포가 사용되고 있는데, 이들 세포 공급원은 바이오 인공 간에서 빠르게 변형되며 간 기능을 잃는다. 또 간은 조직학적 특징상 간세포와 혈관내피세포 등이 일렬로 쌓여있는 구조로 이뤄져, 간의 구조적 특징을 모방하는 연구는 현재까지 어려움이 있었다. 연구진은 본 결과를 바탕으로 실제 임상적으로 간 이식을 대체할 수 있는 인공 간 개발이 가능해져 간 이식의 유망한 대체 방법으로 이어질 수 있을 것이라 했고, 저분자 화합물 유래 간 전구·줄기세포 → 환자 맞춤형 인공 간 개발 → 공여자 부족/이식 거부 반응 문제 해결의 길을 열 수 있을 것으로 전망했다. 본 연구는 의학-공학의 융복합 기술로 생체와 구조적/기능적 특징을 모방할 수 있었고, 향후 인공 간 개발의 초석이 될 것이라고 말하고 있다.

(2) 3-D 바이오프린팅 '인공 간' 동물 이식실험 성공

T&R BIOFAB 티앤알바이오팹은 한국산업기술대+건국대 공동연구팀과 함께 치료 목적으로 간세포 및 혈관을 한 번에 프린팅해 체내 이식 효율을 높일 수 있는 3D 바이오프린팅 제작 기술 개발 후 세계적으로 유명한 2021년/Advanced Materials 전문 학술지에 발표했다. 개발된 기술은 체내 이식용 세포를 조직에 효율적으로 생착시키기 위해 혈관내피세포로 감싸주는 기술로, 간에서 관찰되는 소엽 구조를 3D 프린팅으로 구현한 것이다. 이번 연구를 통해 간 관련 세포를 혈관내피세포로 감싸면 혈관이 함께 형성돼, 프린팅된 세포 응집체가 체내에서 오랜 기간 유지될 뿐 아니라 간 관련 단백질 및 효소 분비 등 기능 또한 향상돼 인체의 간에 한층 더 근접함을 확인했다. 특히 동물실험을 통해 응집체를 이식해본 결과, 주변 혈관들이 응집체와 연결돼 세포 이식체 생착에 도움이 되는 것을 확인했다고 밝혔다. 3D 바이오프린터 이용으로 균일한 모양의 세포 응집체를 빠르게 생산할 수 있어 대량 생산에 의한 상업화도 쉬울 것으로 기대한다.

(3) 미니 간

사람의 피부세포로 만든 '미니' 간 → 쥐 이식에 성공한 사례가 알려져서 주목을 이끌었다. 2020년/피츠버그대학/McGowan Institute for Regenerative Medicine 미국의 연구팀은 인체 피부세포 역분화 → 유도만능줄기세포 → 미니 간 제조 후 쥐에 이식했음을 세계에 메디컬 익스프레스/MedicalXpress 알렸다. 유도만능줄기세포에서 분화시킨 여러 형태의 간세포로 만들어진 이 미니 간은 사람의 간과 똑같이 담즙산과 요소를 분비했다. 연구팀은 먼저 쥐 5마리를 이식될 미니 간에 대한 거부반응을 견뎌낼 수 있도록 만든 후 간세포들이 모두 제거된 쥐의 간에 인간의 미니 간을 이식했다. 이식 4일 후 이식된 미니 간이 제 기능을 수행하고 있는지 살펴본 결과, 이식된 미니 간의 내부와 주변에 대한 혈류에 문제가 발생하기는 했지만 미니 간은 제 기능을 수행하고 있었다. 특히, 쥐 혈액에는 사람 간에서 만들어진 단백질들이 들어있었다고 한다. 이는 이식에 사용되는 대체 장기를 시험관에서 만들어 낼 수 있다는 가능성을 보여준 것이라고 연구팀은 평가했다.

√ 간 오가노이드

국내 한국생명공학연구원 연구진이 오가노이드 기술로 사람의 간과 유사한 모델 구현에 성공해 간 연구에서 세계적으로 저명한 2019년/Journal of Hepatology 전문지에 발표했다. 실제 사람의 간에서 떼어낸 조직세포와 비교될 정도로 인체 간을 빼닮은 유사 장기를 개발한 것이다. 오가노이드는 배아줄기세포가 인간 개체로 발전하는 과정을 시험관에서 모사해 제작하는 미니 장기유사체이다. 이번 간 모델은 미성숙 단계에 머물렀던 기존 오가노이드 미니 장기와 달리 체외에서 5개월 이상 증식이 가능하고, 동결 보존 이후에도 약물에 반응해 활용 효율이 높다. 간 모델은 사람을 질병에서 벗어나게 해주는 신약 개발을 위해 필수적인 요소다. 약물의 인체 투여 임상시험에서 중요하게 확인하는 기준이 바로 '간 독성'이기 때문이다.

간 독성 평가를 위해선 사람마다 보이는 반응을 직접 관찰하는 것이 가장 좋으나, 실제 사람의 간 조직을 충분히 구하기는 어렵다. 간에서 직접 분리한 1차 배양 간세포를 사용한다고 해도 체외에서 전혀 증식하지 않는 일도 있어 그 사용에는 한계가 존재한다. 이외 다른 방법인 세포 기반 실험은 조직의 복합성과 생체 반응이 실제 사람의 간 조직과 차이가 있다는 단점이 있다. 이런 이유로 현재 신약 개발과정에서는 동물을 대상으로 한 비임상 시험에서 먼저 약물의 유효성과 안전성을 확인한다. 그러나 동물은 사람과 종이 다른 만큼 약물 반응 결과치에 차이가 나서 새로운 실험모델이 요구되는 상황이다.

연구팀은 이 새로운 실험모델로 유도만능줄기세포를 이용한 3차원 입체 형태의 간 모델을 제시했다. 이 간 모델은 간의 글리코겐 합성/효소 활성/담즙 분비.. 주요 기능 및 외부 투여 약물 분해 기능도 우수한 것으로 나타났다. 특히 간세포를 분리 제작한 오가노이드와 비교했을 때 알부민 분비, 세포 호흡의 기능 등이 뛰어났다고 한다. 연구팀은 앞서 세포실험에서 독성이 없어 시장에 출시됐으나 실제 사람 복용 시 약물 부작용을 일으킨 당뇨약/항생제.. 약으로 이 오가노이드를 평가한 결과, 오가노이드에서는 인체 허용량 이하의 농도에서도 독성이 검출됐다. 이를 활용하면 맞춤형 간 모델 제작 → 약물 반응 예측 → 부작용 검증이나 인위적으로 손상된 간 오가노이드의 재생기능 추적 관찰도 가능해질 것으로 보인다. 실용화까지는 아직 과제가 남아 시간이 걸릴 것이나 이와 같은 인체 유사도 높은 간 모델 활용 → 신약 개발 효율성↑ → 제약 산업에 이바지할 것으로 기대된다.

√ 마이크로바이옴

국내 대학의 2020년/한림대 의료원 연구소 연구소가 장내 *Lactobacillus/Pediococcus* 세균 이용 마이크로바이옴으로 지방간의 진행을 억제하는 연구 결과를 Gut Microbes 국제학술지에 발표한 바 있고, 정부로부터도 9년간/63억 원 큰 규모의 연구비를 지원받는 등 마이크로바이옴 연구에 박차를 가하고 있다. 해당 연구는 다양한 소화기질환을 다루고 있으며, 지방간/간경화.. 간 질환의 진단과 근본적인 치료제 개발을 목표로 연구에 집중하고 있다. 연구가 성공적으로 진행되면 간 질환 진단이 쉽고 빨라지며, 마이크로바이옴을 통해 근본적인 간 질환 치료제의 개발과 상용화가 가능해질 것으로 전망한다. Microbiome 마이크로바이옴은 미생물 의미의 'microbe 마이크로'와 생태계를 뜻하는 'biome 바이옴'을 합친 용어로 장내 미생물을 통틀어 일컫는다. 마이크로바이옴을 통해 우리 몸에 있는 균이 생성되는 원리, 질병 발생 과정 등을 분석할 수 있어 최근에는 신약 개발 및 불치병 치료법 연구에 폭넓게 활용되고 있다.

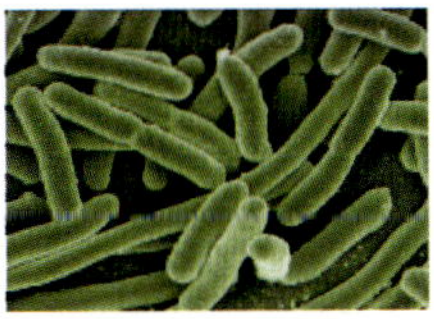

그림 4-3. 대장균

참고로 AI 인공지능과 손잡은 간 연구도 크게 주목을 받고 있는데, 간 질병 진단의 정확도를 ~20% 높인 머신러닝 연구가 관심을 받고 있다. 더는 AI라는 말이 낯설지 않을 정도로 일상 속에서 우리는 이미 AI 기술의 혜택을 누리고 있다. AI 핵심기술이라 할 수 있는 머신러닝 분야도 의학 부문에 이를 접목해 질병 진단기술을 발전시키는 등 그 활용도를 높이고 있다. 머신러닝은 가히 21C 과학혁명이라고까지 하며, 오늘날은 AI 없이는 산업의 발전을 논할 수 없는 시대가 되고 있다. 그중에서도 특히, 의료 관련 분야는 AI와 접목되어 크나큰 진전을 보인다. 국내외 교수들이 공동으로 연구하여 간 관련 AASLD 학회에서 발표한 '머신러닝을 이용한 간 질병 분류' 논문은 학계의 큰 주목을 받았다. 머신러닝으로 간 질환 진단 등을 한다는 것으로 머신러닝과 의학의 접목 가능성은 한계가 없는 듯 보인다.

: 골든타임이 침묵 지키려는 미래의 간에게

√ 간 건강을 위한 생활수칙 지키기

Korean Association for the Study of the Liver 대한간학회는 매년 10월 20일을 '간의 날'로 정해 사람들에게 간 질환에 대한 올바른 정보의 제공과 이해를 도와주고 있다. 이는 간 질환이 있는 사람이 그만큼 많다는 것을 뜻하고, 간에 관한 관심이 커짐은 물론, 관련 기술이 해를 거듭할수록 점점 더 발전하고 그 중요성이 강조되는 실정이다. 특히, 최근 몇 년 동안 코로나19 팬데믹으로 인해 실내에 머무르는 시간이 늘어나면서 혼술족이 늘어나면서 알코올 중독으로 인한 알코올성 간 질환 환자들도 계속 생기고 있어 시대의 흐름에 맞는 치료방안과 해결책이 필요하다.

침묵을 지키고 힘들어도 미래를 위해 열심히 일하는 간과 그 건강을 위해 각자의 몸에 세팅된 골든타임이 지금 서로에게 그리고 우리에게 말하고 있다. 다음의 기본적인 수칙을 잘 지켜 **"간의 행복을 위하여!"** 하는 말이 나오게 하고 싶다고…. 간 건강의 골든타임이란 간에 부담을 주는 행동을 하지 않고 간세포/조직이 앞 목록에 언급한 수십 개의 본연의 일을 조용히 하는 일이다. 간 건강의 골든타임을 지키는 가장 기본적인, 모두가 다 아는 그리고 일상에서 누구나 쉽게 할 수 있는 아래 세 가지를 제안하고자 한다.

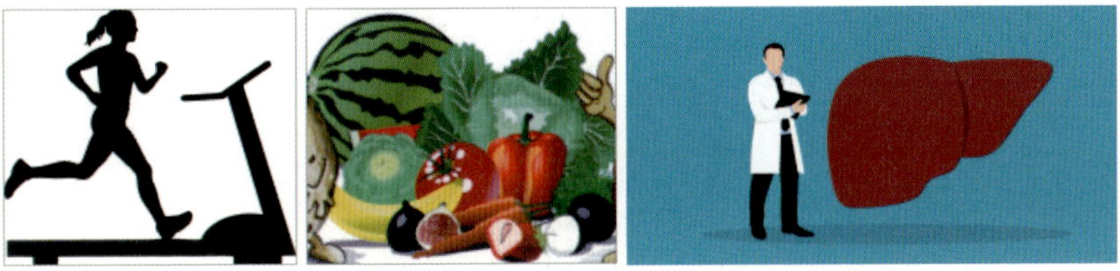

그림 4-4. 간 건강의 골든타임 지키기

① 운동을 꾸준히 습관화한다. 통계에 따르면 최근 비만, 당뇨, 고지혈증, 대사증후군을 원인으로 하는 비 알콜성 지방간 환자가 매년 증가한다. 비 알콜성 지방간 환자는 2017년/~51,000명 상당히 많은 편이지만, 현재 마땅한 치료제가 없어 예방이 무엇보다도 중요하게 생각된다. 하루 10분, 약간 숨이 찰 정도 운동만으로도 지방간 회복률이 40%↑라는 연구 결과가 있어 매일 최소 10분은 자전거 타기/수영/빠르게 걷기.. 유산소 운동을 꾸준히 하면 지방간을 예방할 수 있다. 이와 함께 ② & ③ 병행하면 최고의 방법이 된다.

② 간 건강을 위해 단백질이나 비타민을 많이 먹어 주는 게 좋다. 단, 지방이 많은 음식을 섭취하거나 과식을 하는 것은 지방간을 유발할 수 있어 주의해야 한다. 약물이나 농축된 액 등을 섭취할 때 조심해야 하는데, 간이 해독할 수 있는 능력보다 더 많은 물질을 해독해야 하면 무리가 가기 때문이다. 항생제/진통제..

약을 장기간 먹거나 농축액을 먹으면 갑자기 간 수치가 올라가는 경우가 생기므로 조심해야 한다.

③ 가장 중요한 것! 간에 휴식 시간을 주는 것이다. 특히 폭음은 간 건강에 매우 나쁜 습관으로 간이 하루에 해독할 수 있는 양을 넘어서면 간 기능 회복이 더뎌지기 때문이다. 무엇보다 기저질환이 있다면 정기적인 간 초음파 검사를 통해 간 건강을 챙기는 게 좋다. 기저질환이 없더라도 정기검진을 통해 간 건강을 살핀다면 간 건강 지키는 것은 초기에 질환 발견 시 치료 예후도 좋고 치료 비용도 줄일 수 있어 미리미리 정기검진을 통해 능동적으로 대비하는 게 좋다. 건강을 준비한다는 것은 나이 든 사람들이 더 신경 써야 하는 의학적 이슈가 아니다! 우리 모두 젊어서부터 간이 건강해지도록 유념하며 노력해 이후의 삶과 행복을 유지하는 길을 미리미리 준비하였으면 하는 바람이다.

폐에 대한 상식 펴보기

우리가 알고 있는 폐

◦ 폐의 위치와 구조

◦ 폐의 기능

폐의 협업이 잘못되면

상생이 불협화음으로

◦ 다양한 폐 질환

코로나19와 폐

생활 속 폐 건강

흡연과 폐

미세먼지와 폐

요리와 폐

폐 관련 신기술

폐 건강의 골든타임

5장 폐가 보내는 옐로카드 경고

5장 / 폐가 보내는 옐로카드 경고

: 폐에 대한 상식 펴보기

√ 우리가 알고 있는 폐

인류는 2020년부터 지금까지 코로나19 감염병 병원체 코로나바이러스로 큰 고통을 받고 있다. 코로나19는 2019년 말경 처음 보고된 뒤 전 세계로 퍼져나간 대표적 호흡기 감염질환이다. 호흡기 건강에 더 주목하기 시작한 코로나 팬데믹 전에도 신경을 많이 쓴 호흡 기관이 폐로 잠시도 멈출 수 없는 가장 주목을 받는 기관 중 하나! 암 발병에서도 높은 순위에 있는 것도 폐암이고, 최근 들어 자주 접하는 미세먼지, 황사 등 공기의 질 관련 주제는 하루도 빠지지 않고 매체에서 언급한다. 폐에 관한 관심은 그 어느 때보다도 높아 전문가들이 쓰는 폐 관련 있는 용어들도 일반인들이 비교적 쉽게 이해하는 수준에 와 있다. 이에 폐가 우리 몸에서 어떤 역할을 하는지, 유입된 미세먼지/병원체.. 이물질들이 어떻게 폐와 인체에 악영향을 주는지, 폐 건강과 관련된 미래 유망기술은 무엇이 있는지, 그리고 폐 건강의 골든타임은 어떻게 찾고 유지할 수 있는지 등등을 알아보도록 하자.

▶ **폐의 위치 및 구조** - 갈비뼈로 보호를 받는 가슴 속에는 폐와 심장이 큰

부분을 차지하는데 약간 왼쪽으로 가슴의 앞쪽에 있는 심장에 비해 나머지의 많은 부분을 폐가 차지한다. 폐는 스펀지처럼 탄력이 있으며, 심장을 중심으로 좌·우에 각각 1개씩 있다. 비대칭적인 구조로 오른쪽은 왼쪽보다 다소 넓고 짧게 발달해 부피는 오른쪽이 55%, 왼쪽이 45%로 오른쪽 폐가 10% 정도 크다. 이는 다시 오른쪽 3엽-우상엽/우중엽/우하엽 3부분, 왼쪽 2엽-좌상엽/좌하엽 2부분으로 나뉘고, 수많은 폐포로 이루어져 있으며, 가슴막 얇은 막에 둘러싸여 있다. 폐는 근육으로 구성되어 있지 않기 때문에 스스로 운동하지 못하고, 주위의 갈비뼈와 가슴과 배를 가로로 분리하는 근육질성 막 횡격막 움직임에 의해 팽창과 수축하면서 공기를 받아들이고 내보낸다. 횡격막 수축 → 폐 속 공기 → 체외로 나가고, 이완시 → 외부 공기 → 체내로 들어온다. 한 번에 호흡하는 공기의 양은 0.5~1ℓ, 하루 ~1만ℓ 호흡한다. 폐 안으로 들어온 공기 중 산소는 폐포를 둘러싸는 혈관에서 이산화탄소와 교환된다.

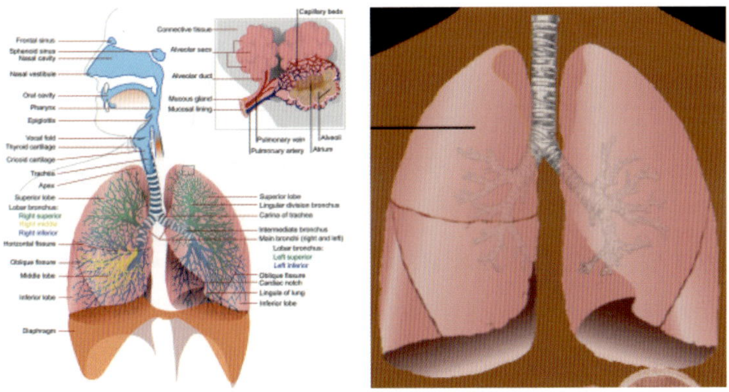

그림 5-1. 폐의 구조(좌-폐와 폐포, 우-비대칭적인 폐)

폐포는 호흡으로 가스 교환이 이루어지는 기관으로 0.1~0.2㎜/3~5억 개 아주 작은 둥근 주머니로 기관지 말단에 포도송이처럼 붙어 있다. 태아의 폐는 임신 32주 이후 성인과 비슷하게 성장하지만, 폐포는 출생 후 2년 동안에 대부분 만들어진다. 이를 모두 펴면 피부 면적의 50배 정도! 폐포 상피조직은 2가지로 나뉘는데, 폐포막을 이루고 있는 1형 세포는 주로 가스 교환을 위해 편평한 모양을 갖추고, 장방형의 2형 세포는 표면활성제를 생성하여 폐포의 표면장력을 조절한다. 폐포엔 수많은 모세혈관이 분포되어 있어 이산화탄소를 실은 혈액 속 적혈구가 산소로 교환하여 다시 온몸으로 운반해가는 정화 장치의 역할을 한다.

▶ **폐의 기능** - 호흡의 중추적 기관! 뇌와 심장 못지않게 생명현상 유지에 핵심적이며, 대표적으로는

1 호흡작용 : 혈액을 통해 공기 중 O_2 ⇄ 혈액 중 CO_2 배출시키는 gas exchange 가스 교환을 한다. 특히, 작은 혈관들이 폐포를 둘러싸서 이 두 기체의 교환이 잘 일어날 수 있도록 한다.

2 체온 조절작용 : 호흡으로 열을 발산시켜 체온을 조절한다.

3 산-염기 평형 : 인체 내 pH 조절하여 평형을 유지하는 기능도 있다.

폐포에서의 가스 교환은 기체의 구성성분 기체의 압력/partial pressure 분압차에 따른 확산으로 진행되고, 보통 15~18회/분 호흡, 회당 공기는 약 500㎖. 기관지에서 공기의 흐름이 좋지 않거나 폐포에서 가스 교환이 제대로 이루어지지 않으면 호흡의 곤란을 느끼고 심하면 생명이 위태롭게 된다. 확산 과정을 살펴보면, 폐포 내 공기 O_2 분압은 ~104㎜Hg, 폐포-모세혈관 속 O_2 분압은 불과 ~40㎜Hg → 공기 속 O_2가 모세혈관 속으로 확산하게 된다. CO_2 경우, 폐포 내 CO_2 분압은 40㎜Hg, 모세혈관 속 CO_2 분압은 46㎜Hg → 모세혈관 속 CO_2가 폐포 내 공기로 확산한다.

폐 운동으로 O_2 들락-CO_2 날락 반복 현상이 지속되는데, 혈액의 적혈구가 폐에서 O_2 받아 모든 세포에 운반하고, 혈장은 곳곳의 모든 세포에서 CO_2 받아 폐로 운반한다. 모든 세포는 운반된 O_2 이용 → 포도당.. 영양소 산화 → 에너지 만들 때 CO_2 발생시킨다. 바로 이 에너지를 이용하여 모든 세포는 생명 활동을

수행하는 것이어서 호흡의 궁극적인 목표는 세포들에 의한 에너지 생성이라 할 수 있다.

: 폐의 협업이 잘못되면

√ 상생이 불협화음으로

인체를 구성하는 호흡계-순환계-면역계 등의 기관계가 오케스트라의 협업 체제를 이루면 균형, 항상성, 건강 등이 따라와 몸은 안정적인 상태로 유지된다. 하지만, 어떤 이유로든 문제가 생겨 폐 기능에 이상이 오면 다양한 폐 질환의 징후들이 나타난다. 평화롭던 상생의 체제는 이내 불협화음을 내면서 인체를 고통으로 들어가게 한다. 아래에서는 흔히 폐 질환의 예로 대표적인 만성폐쇄성폐질환, 폐렴, 폐결핵, 폐섬유증, 폐암 등에 대해 알아보고 관련 예방책을 살펴보기로 하겠다.

▶ 다양한 폐 질환

1 만성폐쇄성폐질환 Chronic Obstructive Pulmonary Disease/COPD

흡연하던 사람이 어느 시점부터 대개 서서히 숨차는 증상이 나타나는 폐 질환으로, 나이가 많고 장기간 담배를 피운 사람에게 발생할 확률이 높다. 서서히 진행되나 숨 차는 증상은 평상시보다 빨리 걸을 때, 비탈길 오를 때 심하다. 초기엔 기침이나 가벼운 호흡곤란이 오나 진행되면서 호흡곤란이 심해지고, 말기에 이르면 심장 기능도 떨어진다.

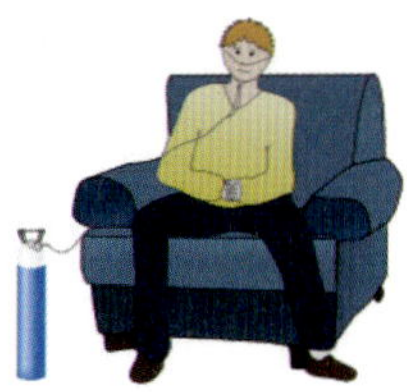

그림 5-2. COPD 환자

- 원인 : 가장 중요한 발병 원인은 흡연! 간접흡연, 임신 중 흡연도 관련 있으

며, 고령, 미세먼지, 대기오염, 과거 호흡기 감염력 등도 영향을 준다.

- 증상 : 임상적으로는 만성적인 기침, 가래, 호흡곤란 등이 특징적이고, 폐렴 등 호흡기 감염이 발생하면 증상이 갑자기 악화하기도 한다. 미미한 증상에서는 일상이 힘들지 않을 수 있으나 중증으로 진행하면 기침/가래 ↑, 어느 때나 숨이 차게 된다. 증상을 살펴보면,
  - 감기/폐렴 회복에 수 주일 오래 걸릴 수 있음
  - 직장 근무나 집안일 수행이 힘들어짐
  - 계단 오르기, 걷기 등이 어려워짐
  - 쉽게 피곤해짐 등

- 진단 : 신체 증상과 진찰, 가슴 X-ray, 폐 기능 검사 등을 종합해 진단한다. 특징적으로 과다 팽창 술통형 흉곽이 나타나며, 흡수가 빠르고 얕으며 호기 시간이 길어지고 보조 호흡근을 사용한 호흡을 한다. 폐 기능 검사로 폐 용적/폐 확산능 폐활량 측정 → 천식과 만성폐쇄성 폐 질환 여부와 정도를 확인한다.

- 치료 : 약물요법, 재활치료, 금연, 산소요법, 외과적 치료 등이 알려져 있다. 일부를 살펴보면

① 약물요법

▷ 흡입제 >>> 가장 중요한 치료법은 적절한 흡입제 사용! 증상을 신속하게 완화하는 것과 지속적 사용으로 효과를 보는 것으로 구분된다. 흡입제는 운동 능력↑, 증상과 삶의 질 개선하므로 권장된다.

▷ 약물 사용 >>> 흡입제 사용에 효과 없거나 흡입제 사용이 어려운 경우, 먹는 약을 사용한다. 주사제는 응급상황의 극심한 천식, 만성의 경우에서 사용한다.

② **재활치료** >>> 호흡 개선용 재활치료에는 운동이 매우 중요하다. 가능한 강도 있게 힘든 정도의 걷기/조깅으로 운동량을 조금씩 늘리면 좋다.

③ **금연** >>> 모든 치료법보다 금연이 더 효과적이기 때문에 금연은 필수! 이는 폐 기능의 정상 회복이 아닌 악화 예방이 목적이다.

2 폐렴

세균/바이러스.. 병원체에 의해 폐 조직에 염증이 발생하는 감염성 질환으로 발열, 기침, 가래 등의 증상이 나타난다.

- 원인 : 주로 세균, 바이러스, 곰팡이 등에 의하나 항생제 사용으로 많은 경우 완치되고 있다. 하지만 폐렴 원인균의 항생제 내성도 점차 강해지고 있어 폐렴은 전보다 더 치료하기 어려워졌다.

- 증상 : 기침, 가래, 호흡곤란 등이 흔히 발열, 오한과 같이 나타나며, 가래가 탁해진다. 가벼운 경우, 증상이 없을 수 있고, 피로감/두통/설사.. 비특이적인 증상이 생기는 예도 있다.

- 진단 : 폐렴의 증상/징후, 세균 배양 검사를 통해 진단할 수 있으나 증상에는 개인차가 있다. 이외 다른 혈액/혈청/객담/가슴 X-ray.. 검사를 진단에 사용하기도 한다.

- 치료 : 항생제 사용해 치료하며, 증상에 따라 입원 치료를 할 수 있다.

- 경과 : 치료치 않고 병이 진행되면 패혈증/쇼크.. 심각해질 수 있고, 합병증이 동반되기도 한다.

3 폐결핵

결핵균이 들어있는 호흡기 분비물에 의해 퍼지는 전염병으로, 환자와 접촉하면서 많이 발생한다. 체내로 결핵균이 침투해도 면역력 저항력이 강하면 결핵에 걸리지 않기도 한다. 결핵균은 대부분 폐/신장/뇌/신경/뼈.. 조직/장기에서 발병하는데, 결핵균 → 폐 감염 → 폐결핵이 되고, 보통 '결핵'이라고 하면 이를 지칭한다.

- 원인 : 주로 사람 간에 공기를 통해 전파된다. 결핵에 걸린 사람의 기침, 재채기로 균 함유 분비물 입자들이 공기에 있다가 주변 사람들을 전염시킨다. 특히, 이들의 호흡 → 코 → 기관지 → 폐/폐포 → 세균 증식 → 감염의 과정으로 진행된다.

- 증상 : 체내 침투 결핵균 → 서서히 증식 → 인체 영양분 소모케 함 → 조직/장기 파괴해간다. 많은 경우, 체중↓, 무력감/피로, 미열/식은땀 등의 증상을 보이나 균이 침범한 장기에 따라 증상이 다르게 나타난다. 증상의 다른 예를 들어보기로 하자.
  - 폐결핵 → 기침, 객담 등
  - 신장 결핵 → 혈뇨, 배뇨 곤란, 빈뇨 등
  - 결핵성 뇌막염 → 두통, 구토 등
  - 척추 결핵 → 허리 통증 등

- 진단 : 가슴 X-ray, 객담의 도말/배양 검사 통한 결핵균 검출 후 진단한다. 최근, 기존의 검사방법보다 더 정확한 결핵 유전자를 활용한 진단 방법이 개발되었다.

- 치료 : 약물 치료와 외과적 치료로 구분하는데, 전자는 항생제인 항결핵제를 사용한다. 항결핵제 사용 시엔 약에 대한 내성 방지를 위해 병합

화학요법을 사용한다. 결핵을 완치하려면 다음의 네 가지 원칙을 모두 지켜야 한다. 이를 준수하며 표준적인 치료로 6~9개월 동안 진행한다.

- 적절한 약 처방
- 규칙적인 약 복용
- 충분한 용량 복용
- 일정 기간 투약

- 경과 : 약물 치료로 위장관 장애/간/시력↓/피부발진/발열/통증/출혈.. 부작용이 생길 수 있다. 또한 약물에 따라 부작용이 다를 수 있다.

- 주의 : 결핵 치료가 실패하는 제일 큰 원인은 치료약 복용의 조기 중단, 불규칙한 치료 등이므로 처방에 따른 철저한 약 복용이 필수이다. 임의로 투약 중지나 변경 → 결핵균의 약 내성↑ → 폐결핵 치료에 더 해로운 영향을 준다.

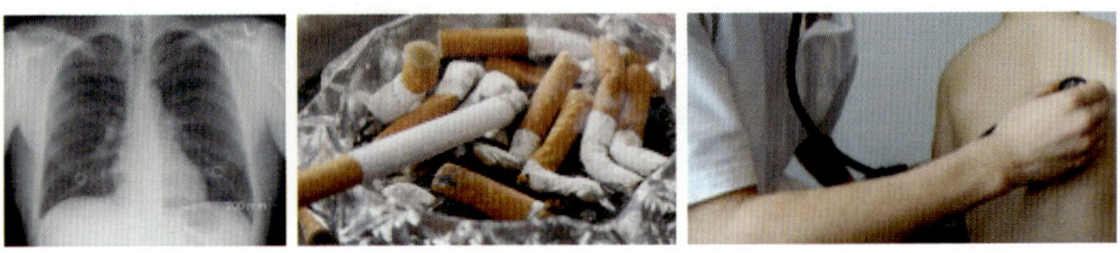

그림 5-3. 폐결핵 X-ray(좌), 폐 건강 위협하는 담배(중앙), 폐 기능 1차 검사(우)

4 폐섬유증

특발성 폐섬유화증은 폐 구성 조직/폐포 간질벽 두꺼워짐 폐실질의 섬유화가 점점 진행되는 간질성 폐렴의 일종으로 병 진단받은 후 몇 년 이내 사망할 위험성이 높고 예후가 좋지 않다.

- 원인 : 원인불명! 환경/직업/유전/방사선 노출.. 여러 원인이 지목되고 있으나, 근본 치료는 어려운 것으로 알려져 있다.

- 증상 : 병이 진행될수록 폐 간질의 염증과 섬유화로 마른기침과 호흡곤란이 더 심해진다. 저산소증도 올 수 있고, 손가락 끝이 변형도 나타날 수 있다.

- 진단 : 병 진행 시 가슴 X-ray 검사에서 이상 소견 확인된다. 폐 기능 검사 → 병의 진행 정도/속도 확인이 가능하고, 필요에 따라 고해상도 흉부 CT/기관지 내시경 검사/폐 조직검사.. 정밀검사를 시행한다.

- 치료 : 병의 진행 속도를 지연시키는 항섬유화 효능 有 약물을 사용한다. 치료제 개발을 위해 많은 임상 연구가 진행되지만, 아직 100% 치료 가능한 약은 없다고….

- 경과 : 완치는 없지만, 병의 경중/진행 상황/원인.. 증상에 따라 약물 치료로 호전되거나 호흡 부전이 서서히 개선되기도 한다. 하지만 심해지면 사망에 이르고, 정상인과 비교해 폐암 발병 확률↑ 경향이 보고되고 있다.

- 주의 : 가장 중요한 것은 금연! 그리고 폐에 해로운 환경을 피하고 폐렴/독감.. 폐 질환에 걸리지 않도록 조심해야 한다.

: 코로나19와 폐

2020년부터 전 세계를 뒤흔들고 있는 corona virus disease 19/COVID-19 코로나바이러스는 인체의 호흡계/심혈관계/소화계/신경계.. 주요 기관에 코로나19 감염병을 일으켜 심각한 폐 손상을 부르는 경우가 많다. 미국/컬럼비아대 의대 보고에 따르면 질병의 치명적인 증상은 SARS-CoV-2 바이러스가 호흡계에 침투해 폐 염증, 폐포 파괴와 재생력 훼손, 급속한 폐 섬유화 등을 일으킨다는 것이다. 바이러스는 감염자의 침방울이 호흡기나 눈/코/입.. 안면의 점막으로 유입될 때 전파되고, 감염되면 2~14일 잠복기 이후 여러 발열/기침/호흡곤란.. 호흡기계 기능 이상과 폐렴이 주된 증상으로 나타난다. 최근에는 위의 이상 증상이 크게 나타나지 않는 무증상 감염의 경우가 높은 빈도로 나오고 있다. 전 세계는 지금 코로나19 정복을 위해 전력을 다하고 있고, 의료 과학계는 주축이 되어 문제 해결에 앞장서고 있다. 바이러스 관련 내용은 6장에서 다시 자세히 다루므로 아래에서는 코로나19와 관련 규명된 국외 연구의 사례를 간단히 소개해보고자 한다.

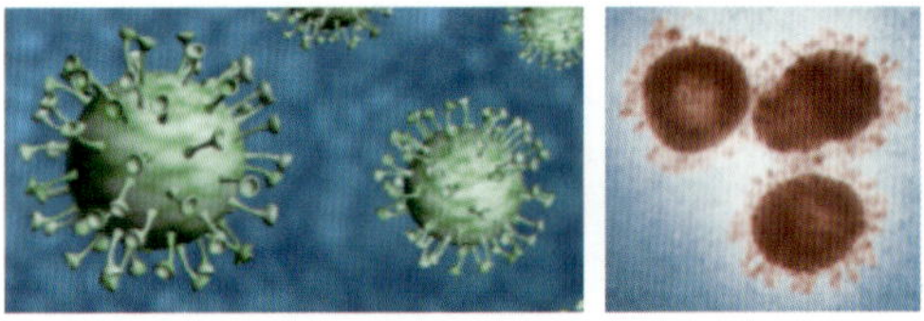

그림 5-4. 코로나19 바이러스

저명한 Nature 국제학술지에 실린 위의 미국 대학의 코로나19 관련 연구는 코로나19 사망 환자의 폐에서 보통 감염 시 병원체 제거 및 염증 강도 조절 역할의 대식세포가 폭발적으로 증가해 통제 불가능한 염증의 악순환을 일으켰다고 한다. 이후 염증은 점점 더욱 심해져 결국 폐 조직이 손상돼 회복 불능의 상태에 이르렀고, 폭증한 대식세포는 염증성 사이토카인을 엄청나게 분비해 소위 말하는 'cytokine storm 사이토카인 폭풍'을 일으켜 몸이 회생할 수 없는 상태에 이르게 하였다. 연구에서는 또한, 심각한 코로나19 감염된 폐에선 병리적으로 이상 현상 유발하는 fibroblast cells 섬유모세포를 많이 발견했고, 이들 세포가 폐 상처의 세포·조직들을 채우면 폐섬유증 → 심한 호흡곤란 등으로 이어지는 과정도 밝혀냈다.

또 다른 미국의 노스웨스턴대 의과대학 연구팀은 코로나 폐렴이 확산 패턴과 속도가 통제할 수 있는 일반 폐렴보다 다르게 진행되어 빠른 속도로 넓게 퍼지지는 않지만, 인체의 면역 반응을 폐 전반의 감염으로 확산토록 한다는 사실을 알아냈다. 폐의 수액에서 추출한 면역세포 유형과 발현도 등을 분석한 결과, 산소호흡기 의존 코로나19 폐렴에서는 일반 폐렴의 경우보다 면역 작용을 하는 대식세포와 T세포가 오히려 염증을 일으킨다는 것을 네이처 학술지 밝혔다. 코로나19 폐렴은 확산 속도는 느리지만 폐 조직이 손상된 뒤 이들 면역세포 → 돌변 → 고열/저혈압.. 이상 증상 유발 & 신장/심장/뇌.. 타 기관 손상이 뒤따르기 때문에 문제가 심각해지는 것이다. 연구팀은 대식세포와 T세포의 염증 반응 억제 및 손상된 폐 조직의 복구를 위해 코로나19 폐렴에 쓸 수 있는 약 개발에 힘쓰고, 이에 대한 실험 치료제의 임상시험을 시작할 예정이라고 한다.

생활 속 폐 건강

√ 흡연과 폐

유해 물질에 장기간 노출로 폐 기능이 저하되는 대표적 질환은 퇴행성 질환/COPD 만성폐쇄성폐질환으로 주원인은 흡연! 나이가 들면 발병하기 쉽다고 국민건강보험공단 관련 기관의 경고가 계속된다. 이 질환은 기도가 좁아지면서 폐 기능이 떨어지는 호흡기 질환으로 만성적 기침/가래/호흡곤란.. 여러 증상이 동반되고 심해지면 회복이 어렵고 삶의 질이 급격히 떨어져 미리 발견하고 관리해야 한다. 봄철 황사와 미세먼지가 이 질환을 악화시키는 것으로 분석되었고, 예방에는 금연과 먼지/연기/가스.. 위해 요인에 지속 노출을 피해야 한다고 조언한다. 우리나라 사람들에게 있어서의 흡연, 폐 질환, 폐암과의 관계를 분석한 2016년 조사에서 결핵, 만성폐쇄성폐질환, 폐암 발생의 위험률이 모두 높게 나왔고, 이와 관련해서는 많은 연구가 진행되어 유의미한 통계 결과가 계속 발표되고 있다. 더 길게 이야기할 필요도 없이 폐 건강을 위해선 흡연을 멈춰야 하는 이유이다.

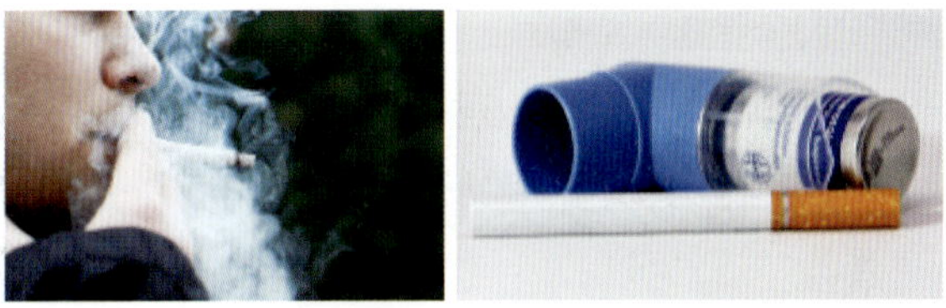

그림 5-5. 흡연(좌)과 폐 질환에 사용되는 호흡 돕는 흡입기(우)

√ 미세먼지와 폐

공기 중에 떠다니다가 호흡을 통해 기관지/폐.. 내부로 침투해 건강에 악영향을 주는 미세먼지는 particulate matters를 의미하는 PM으로 표기한다. 이들은 입자 크기에 따라 PM2.5와 PM10으로 구분되는데, PM10은 직경이 10㎜/1,000보다 작은 먼지, PM2.5는 25㎜/1,000의 더 작은 먼지로 사람 직경 ~60㎛ 머리카락보다 1/20~1/30 훨씬 작다. 세계보건기구는 미세먼지를 1급 발암 물질로 지정하고 있으며, 미세먼지 발생에 가장 큰 영향을 끼치는 것으로 자동차/건설기계.. 엔진의 배출가스, 석탄 화력발전소, 타이어 분진, 공장 굴뚝 연기를 비롯해 생활 속에서도 방출된다. 예로 찜질방이나 직화구이 등에서도 미세먼지가 발생한다. 우리나라의 미세먼지는 중국.. 국외와 국내 요인에 의해서 발생하며, 연구조사에 의하면 국내의 환경이 더 영향을 미치는 것으로 중국 30~40%/국내 50~70% 나타나고 있다.

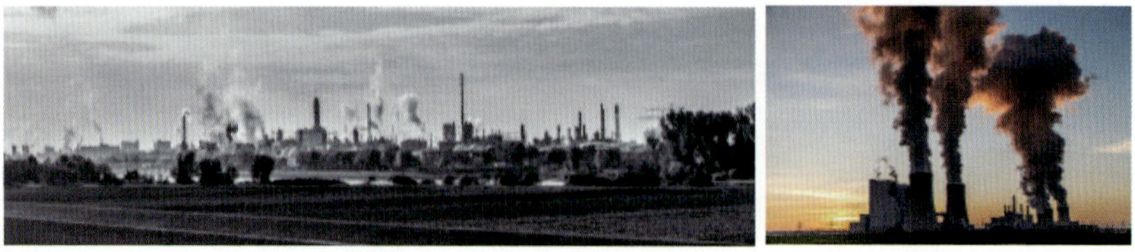

그림 5-6. 매연 내뿜는 산업단지 내 공기오염(좌-공업단지, 우-화력발전소)

미세먼지가 인체에 미치는 영향에는 어떠한 것들이 있을까? 미세먼지는 천식/호흡기 질환/심혈관 질환.. 여러 질환 유발에 원인이 될 수 있음은 물론 다음과 같은 부분에도 영향을 준다. 이를 열거해 살펴보면,

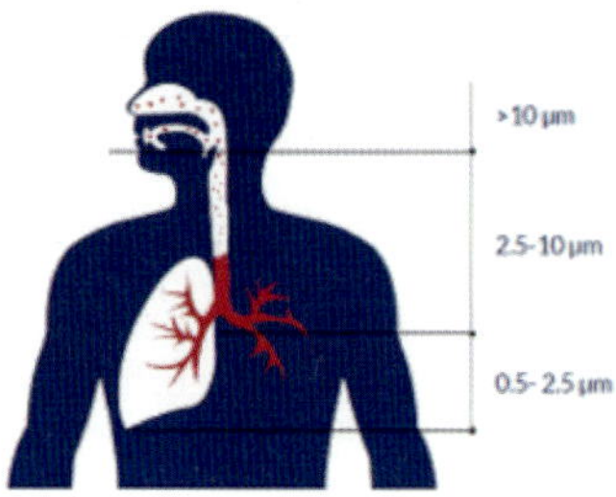

그림 5-7. 미세먼지 호흡기 도달 수준
출처 : 이승복, 2019. BRic View 동향리포트, 2019-T26

① 폐 질환 - 호흡기에 영향을 주는 대표 질환으로 천식, 만성폐쇄성폐질환, 폐렴 등이 있고, 실제 WHO 권고 기준보다 낮은 농도에서도 폐 질환에 걸릴 수 있다는 연구 결과가 발표되고 있다.

② 심혈관 질환 - WHO 보고서 심장병 사망의 25%, 뇌졸중 사망의 24%가 대기오염과 연관되어 있고, 이를 뒷받침하는 다양한 연구 결과가 있다. 1㎛ 수준의

작은 초미세먼지들은 호흡기 방어기전 통과 → 체내 흡수 → 다양한 장기에서의 염증 반응 → 기능 장애를 유발할 수 있다고 한다.

③ 내분비계 질환 - 미세먼지의 다양한 작용 중 하나가 내분비계의 교란이다. 중국/상하이 푸단대학 연구 필터 되지 않은 오염된 공기에 노출된 실험군에서 코티졸/코티존/에피네프린.. 스트레스 호르몬이 더 높게 검출되었다. 아미노산/지질/지방산/혈당.. 대사물질↑, 혈압↑, 인슐린 반응↓, 성호르몬 조절에도 영향을 줄 수 있다는 보고가 있다.

④ 신경 정신성 질환 - 뇌.. 중추신경계에 영향을 주어 다양한 신경정신질환의 위험도↑ 경향이 있음이 알려져 있다. 놀랍게도, 대기 중 미세먼지 농도증가 시, 알츠하이머 발병 위험도/파킨슨병/루게릭병 악화/우울증과 조현병/자살 위험도 등과도 상관성이 있다고 한다. 많은 연구에서 유입된 미세먼지가 체내 염증 반응을 일으키고 이에 따라 신경세포 및 신경계에 문제를 생기게 한다고 보고 있다. 한 동물연구에서는 실제 미세먼지에 노출된 쥐들의 뇌 속에 염증을 유발하는 세포들이 대조군보다 ~30% 많음을 발표하기도 하였다.

⑤ 피부질환 - 인체 최외층의 방어벽인 피부에도 직접 영향을 미치는 것으로 되어 있다. 모낭 안까지 미세먼지가 유입되고, 아토피피부염, 당뇨병, 노약자 등은 미세먼지 노출에 더 취약함이 잘 알려져 있다. 실험에서는 특히 손상된 피부의 경우, 진피층으로 침투해 염증 유발이 일어난다는 것도 밝혀졌다.

⑥ 어린아이/태아에 치명적 - WHO '대기오염과 어린이 건강'보고서 세계적으로 5세 미만 어린이 사망원인 중 2위가 대기오염에 의한 '급성 하기도 감염'이라고 한다. 어린이는 호흡량이 상대적으로 어른보다 많고 또 성장, 발달하는 과정에서 계속 더 오래 노출되므로 그 피해는 어른보다 훨씬 큰 편이다. 그밖에 주의력결핍 과잉행동장애 ADHD도 더 생기며, 임신 중 태아에게도 영향을 끼침이 알

려져 있다. 특히 초미세먼지는 산모의 폐 → 모체 내 → 태반 → 태아에 도달할 수 있어 이후에도 조산/저체중아 출산 위험.. 문제가 될 수 있다.

질병관리본부에 따르면, 미세먼지는 여러 경로로 폐포를 손상해 다양한 호흡기 질환을 유발하거나 악화시키는 것으로 요인으로 분류되어 있다. 특히 초미세먼지는 폐포까지 도달해 호흡 조절기능을 못 하게 하고 외부 이물질을 걸러내는 섬모질까지 파괴해 면역력↓ 상태가 되게 한다. 그 과정에서 비정상적으로 체내 활성산소↑ → 폐 조직 염증 반응 악화 → 폐렴을 일으킬 수 있고, 기능이 저하된 폐에 계속 미세먼지가 유입되면 폐암으로 발전할 수 있다.

그렇다면 유해 미세먼지를 막고 대처할 방법과 기술에는 어떠한 것이 있는지를 생각해 볼 시점이다. 먼저 미세먼지의 원인으로 앞에서 잠깐 언급한 자동차 타이어 마찰로 인한 미세먼지의 발생을 막기 위한 기술을 위시하여 아래와 같은 ①~⑥ 기술들이 있다. 이들은 개발 단계에 있는 것에서부터 실용화 과정에 성공한 사례에 이르기까지 다양하며, 새롭게 소개되고 있다.

① 타이어 콜렉티브 기술 - 개발 단계. 타이어 근처에 집진기 부착 → 주행 중에 발생하는 오염물질 섞인 공기 흡수 → 필터 → 먼지를 걸러내는 형태이다. 과정에 필요한 에너지는 자동차에서 주행 중 만들어지는 전기를 이용해 작동한다.

② 공기정화 벤치 - 현재 이용 중. 외벽에는 공기정화 식물과 이끼류를 배치한다. 이들이 호흡작용을 하면서 공기 중 미세먼지 제거하고, 하단 벤치 부분의 실외용 공기정화기로 미세먼지 수준이 나쁘면 공기를 자동 정화해서 깨끗한 공기를 내보낸다. 벤치 측면에 있는 스마트관리시스템은 공기정화의 양을 측정하고 수치를 표시해 직접 확인이 가능하다.

③ 인공미세먼지 발생기술 - 개발 중. 미세먼지 유해성 검증을 위해 인공적으로 미세먼지를 만들어 그 유해성과 예방법을 연구하고 있다. 다양한 성분을 제어하는 인공미세먼지 발생기 인공미세먼지 제공 장치를 만들어 결과를 비교하고 있다. 미세먼지는 계절, 시간, 지역 등에 따라 특징이 달라지고 포집하기 어려운데 이 기기를 통해 만들어내 더 쉽게 많은 양을 포집하여 미세먼지에 대한 유해성과 예방법을 연구하는 것이다.

④ 에어 맵 코리아 - 현재 활용 중. 미세먼지 지수는 건강에 신경 쓰는 현대인들의 큰 관심사로 미세먼지로부터 우리를 보호해주는 물품이 인기를 끌고 있다. 이점에 ICT 정보통신기술산업도 미세먼지를 주목해 예방과 대응에 초점을 두고 'Air Map Korea 에어 맵 코리아'라는 애플리케이션을 출시했다. 예방은 미세먼지 수치 알림으로 정확한 미세먼지 측정이 중요한 요소이다. '에어 맵 코리아'는 IoT 사물인터넷과 빅데이터 기술을 통해 미세먼지 절감 목적의 KT 애플리케이션으로 국내 미세먼지 수치를 정확히 알려주는 모바일 서비스! 공기 질을 10분 단위 측정해서 실시간으로 미세먼지 수치를 알려준다. SKT 기업도 IoT 활용한 미세먼지 관리 서비스를 출시했는데, 학교에 미세먼지 측정기 설치 → 수치 측정 → 교사/학부모.. 수치 알림서비스를 제공한다. 수치가 높으면 야외 활동을 자제하라는 알람 메시지를 보낸다.

⑤ 마스크 - 개발 완료. 미세먼지 차단을 위해 실생활에서 가장 많이 쓰이는 것은 마스크! 호흡의 유입 시작과 방출 끝인 입과 코를 막아 인체로 들어오는 미세먼지를 상당 부분 통제할 수 있다. kf80/kf94 미세먼지 차단용 마스크는 촘촘한 섬유, 무작위로 얽혀있는 필터를 사용하므로 작은 먼지도 걸러낼 수 있다. 최근에는 원심력 이용으로 마스크용 * 나노섬유 필터를 대량생산할 수 있는 기술을 개발하였는데, 해당 필터는 침방울/비말의 완전 차단이 가능하다고 한다.

★ **나노섬유**(nanofiber): 직경 100㎚↓ 1~100nm 초극세실로 이루어진 섬유. 나노기술이 주목받으면서 여러 용도에서 관심이 집중되고 있다. 나노섬유는 큰 표면적과 크기에서 유래한 물리적이나 광학적 특성 등의 새로운 특성도 주목을 받고 있다. 나노섬유 기술은 바이오/의료/에너지/공업.. 다양한 분야의 발전에 중요한 역할을 할 것으로 기대한다.

참고: 1㎚=10억분의 1m

⑥ 미세먼지 방어막 - 개발 완료. 정전기 방법으로 미세먼지를 막는 방어막이 개발되었는데, 이는 전자를 가진 하전입자, 전기를 띤 입자를 물방울에 실어 대기 중에 뿌리는 방식이다. 물방울 속에 든 전자는 물이 증발하거나 쪼개질 때 대기 중으로 방출되고, 이들 전자를 공기 중 미세먼지에 달라붙게 만드는 것이다. 현재 30m 반경까지 많은 에너지 소모 없이도 미세먼지 방어막을 쳐놓을 수 있게 개발되어 있으나 아직은 상용화되어 있지 않다. 안정성 확인+실증 시험 후 상용화되면 사람들이 많은 주거지나 쇼핑센터 등에서 사용하여 미세먼지로부터 보호할 수 있게 된다.

미세먼지에 관한 연구는 그 어느 때보다도 활발하고 또 다양한 방향에서 접근되고 있다. 근간이 되는 연구는 인체에 미치는 영향을 밝히는 것으로 미세먼지의 종류에 따라서 다양한 질환 및 형질에 대해서 진행되고 있다. 연관 질환 중 가장 중요한 질환이 암 관련 연구로 직접 미세먼지에 노출되는 폐암은 물론 유방암과의 연관성도 밝혀지고 있으며, 이외 다양한 암 종류 연구가 이루어지고 있다. 2013년부터 WHO 국제 암 연구소는 대기오염과 미세먼지를 발암 근거가 있는 1급 발암 물질로 분류하고 있다. 이 밖에도 자가면역질환이 미세먼지와 연관되어 있다는 최근 보고가 있다.

몸에 유입된 미세먼지가 어떻게 작용하는지를 밝히는 연구도 활발하게 진행 중이며, 염증 반응을 일으키는 것이 하나의 대표적인 설명이다. 한 국내 연구진은 미세먼지가 인체에 얼마나/어디에 있는지 방사성동위원소를 이용해 영상화하는 시도를 진행 중이다. 이렇듯 다양한 접근을 통해 미세먼지 노출로 인한 질환 발병 기전을 규명하려는 노력이 계속되고 있고, 최근 발전하고 있는 정밀 의료의 개념도 미세먼지에 접목되고 있다. 똑같은 미세먼지에도 기저질환별로 또 유전적 감수성에 따라서도 영향이 달라 나이/성별/기저질환/임신 여부.. 개인별 특성에 따른 연구 진행 후 유전체에 따른 미세먼지 종류, 크기별 감수성 등을 파악하는 연구가 진행될 것이라 한다.

또한, 우리나라 미세먼지에 관한 연구와 같은 폐 관련 연구나 미래 유망기술은 2021년 한국생명공학연구원 국가 생명공학정책연구센터에서 발표한 '2021년 10대 바이오 미래 유망기술'을 눈여겨볼 필요가 있다. 자세히 살펴보면 Platform Bio 플랫폼 바이오 분야에서 3개, Red Bio 레드 바이오 분야에서 3개, Green Bio 그린 바이오 분야에서 2개, White Bio 화이트 바이오 분야에서 2개가 선정되었다. 이 가운데 폐와 연관 있어 보이는 기술은 플랫폼 생명과학과 관련된 플랫폼 바이오, 의약품 및 보건의료와 관련된 레드 바이오 분야의 6개 기술이다. 먼저 플랫폼 바이오에서의 기술은 마이크로바이옴이 생산하는 다양한 물질을 확보하는 생물 유래 화학 다양성 확보기술, 개인 맞춤형 체외면역시스템, 인공지능 기반 단백질 모델링이다. 레드 바이오에서의 기술은 합성면역, 단일세포 교정기술, 나노 백신/나노 항체로 유전적으로 면역 회로합성으로 면역세포의 활성을 높이거나 면역물질 생성을 조절하는 기술이다. 자세한 것은 선정 발표된 10개 주제와 내용을 조사하여 읽고 참고하면 도움이 될 것이다.

√ 요리와 폐

예전에는 저자도 폐암 위험에 노출된 적이 전혀 없는 비흡연 여성이 폐암에 많이 걸리는 이유에 의아해하는 사람 중의 하나였지만 미세먼지가 사회문제로 부상하면서 생각을 바꾸는 계기가 되었음을 말하고 싶다. 우리나라에서 성인 남녀가 같이 1위를 차지하는 질환 분야가 있는데, 그것은 바로 폐암 관련 사망률이다. 국가암정보센터 통계에 따르면 2020년 국내 암 사망률 1위는 남녀 모두 18,673명 폐암으로 2위 10,565명 간암보다 월등히 많은 수치! 폐를 위협하는 미세먼지를 비롯한 유해 물질이 일상 속 주변 곳곳에 도사리고 있다는 점을 떠올리면 수긍할 수 있게 된다. 그래도 흡연과 무관한 여성에서 폐암이 왜 사망률이 1위를 차지하는 이유는 무엇일까 여전히 궁금한 점이다.

사람들이 의심하기 시작한 대상은 요리 시 나오는 연기! 혹자는 음식 연기라고 하는데 이를 지목하고 있다. 단서로는 여성 폐암의 ~70% 대다수인 선조직 구성 세포 유래 악성 종양/adenocarcinoma/腺癌 선암이 흡연과 관련 없고, 주방에서 보내는 시간이 여성이 훨씬 많다는 점이다. 여기에 주방 종사자들이 천식/폐기종.. 호흡기 질환으로 사망하는 경우가 많다는 증거도 한몫한다. 국제암연구소도 이를 잠재적 인체 발암 물질로 이미 규정한 바 있다.

음식 연기가 발암물질이라…? 이제는 믿어야 할 것 같아 주방을 다시 보니 말 그대로 주방에서는 다양한 유해 물질에 노출이 쉽게 된다. 연료 배출 유해 가스, 조리 시 음식 연기, 튀김, 직화구이 등 모두 그 대상이다. 기름에 튀기거나 불에 구우면 재료 성분들 → 열분해 → 미세 입자의 에어로졸 화 → 공기로 나가는데, 이 중에는 호흡기 자극 물질 및 암 유발의 독성 물질이 들어있다. 기름 연기 속 발암물질들 → 유해 활성산소↑ → 유전자 손상 → 암 발생위험을 높이기 때문이다. 기름 연기는 폐 조직의 면역 기능↓ → 바이러스 감염 위험을 높이기도 한다. 대표적인 알데하이드계 물질로 폼알데하이드, 아세트알데하이드,

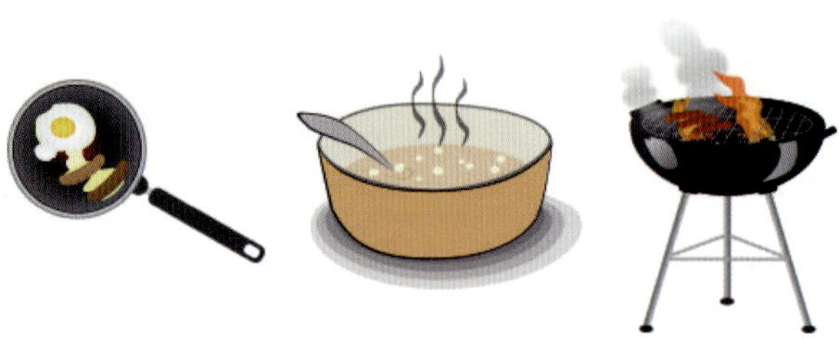

그림 5-8. 요리 시 음식 연기

아크롤레인 등이다. 폼알데하이드와 아크롤레인은 기도 자극 → 발암물질로 작용하고, 특히 아크롤레인은 담배 함유 발암물질들보다 독성이 더 강한 것이다. 무색의 휘발성 액체인 아크롤레인은 담배와 식용유 등에서 발견되고, 발암물질로 작용한다는 연구 결과가 있으며, 특히, 식용유 180℃↑ 고온 가열 시 많이 발생한다. 튀김 음식의 산패 과정에서도 발생하므로 공기 중에 기름진 음식을 오랫동안 놔두면 해로운 음식이 된다.

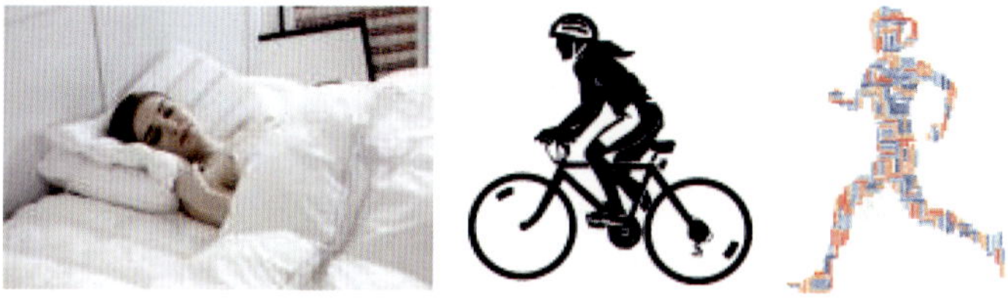

그림 5-9. 폐 건강을 지키는 올바른 생활 습관들

음식 연기의 피해를 줄이는 가장 바람직한 방법은 창문을 열고 조리하고 반드시 환기 시설을 작동시키는 것이다. 어린이가 있는 경우, 환기에 더욱 신경 쓰고 조심해야 한다. 조리 후에도 환기 시설 작동 및 창문 열어 두기는 계속하여 공기 중 잔류 에어로졸이나 유해 물질이 최대한 방출되도록 해야 한다. 물론 쉽지 않은 것은 알지만 이 기회에 음식을 만드는 패턴을 구이/튀김 → 삶기/찌기로 바꾸는 것도 좋을 듯싶다. 고온에서 긴 시간 요리, 오래된 기름 사용, 튀긴 음식 놔두었다 먹기 등은 건강을 위해 지양해야 할 점들이다. 그리고 요리할 때 마스크 착용하기, 적당한 운동으로 면역력 높이기 등이 폐암 예방에 도움이 된다는 조언에 귀를 기울여 실천하는 것도 바람직하다. 구태여 말하지 않아도 모두 잘 알고 있는 다음의 말을 어느 전문가가 하였지만 그래도 적어보기로 하겠다. **"만성폐쇄성폐질환 등으로 폐 기능이 저하된 경우에서 폐암 발병이 높아진다는 연구 결과가 있으므로 적절한 유산소 운동과 올바른 생활 습관을 통해 폐 건강을 지키는 것이 폐암에 걸릴 확률을 낮추는 데 도움이 될 것"**이라는…

⁚ 폐 관련 신기술

코로나바이러스 확산으로 폐를 주축으로 하는 호흡기 질환 연구는 전 세계에 걸쳐 이루어지고 있다. 물론 우리나라에서도 선진 각국 못지않게 활발하게 연구해 얻은 좋은 결과를 유명한 학술지에 발표하고 있다. 국내·외적으로 진행되고 있는 폐 관련 신기술 연구 사례 등을 간단히 알아보자.

▶ 국내 연구

1 배양된 폐포 세포 유래 3D 미니 장기로 코로나19 감염 기전 규명

2020년/기초과학연구원 국내 공동연구팀이 사람의 폐포 세포를 배양기술로 키워 코로나19 바이러스를 감염시킨 후 그 기전과 치료제 개발에 적용이 가능한 기술을 개발하였다. 개발된 3D 미니 장기기술을 활용해 코로나19 바이러스가 인간의 폐 세포를 파괴하는 과정을 정밀하게 규명하는 데 성공한 것이다. 지속 배양이 가능한 3차원 인간 폐포 모델을 이용하면 실험실에서 사람의 폐 세포를 이용하는 것처럼 코로나19 바이러스 등 각종 호흡기 바이러스의 질병 기전을 연구할 수 있기 때문이다. 연구 결과에서 밝혀진 사실은 하나의 폐 세포 감염에는 바이러스 입자 하나만으로도 충분하고, 일부 세포에선 감염 후 6시간 경과 전에도 바이러스 증식이 매우 활발하게 일어날 수 있다는 것. 반면, 인체 폐포의 면역 반응은 바이러스 증식이 활발해진 2~3일 후에야 본격적으로 나타났음이 확인되었다. 이때 면역 반응이 충분하지 못한 세포는 증식한 많은 바이러스 입자들에 의해 사멸되었다. 개발된 3차원 인간 폐포 모델은 더 나아가 약물 스크리닝 등 치료법 개발에도 직접 응용될 수 있다고 한다.

2 3D 프린팅으로 실험용 인공 폐 개발

폐포는 얇은 상피 세포층으로 이뤄지고 주변 얇은 모세혈관으로 둘러싸여 속이 빈 포도송이 형태를 띤다. 폐포를 보호하는 폐포막은 상피층-기저막-내피

모세혈관층으로 된 3층 구조로 두께가 매우 얇다. 이렇게 얇으나 복잡한 층 구조를 지닌 폐포의 정확한 모사에는 어려움이 많아 실험용 인공 폐 만들기는 정말 해결해야 할 난제 중의 하나였다. 하지만 끈질긴 연구로 인공 폐 모델을 3차원 프린팅으로 만드는 데 성공했음이 국내의 2021년/포스텍 한 연구팀에 의해서 밝혀졌다. 연구에서 3D 폐 모델 제작에 사용한 drop-on-demand 방식은 고정밀의 Inkjet bioprinting 바이오프린팅으로 여러 종류의 인체 폐포 세포주를 포함한 결과물이 만들어진 것이다. 연구진이 뿌듯해 한 점은 바이오프린팅으로 3층 구조를 가진 아주 얇은 10㎛ 두께 폐포 벽을 모사 재현한 세계 최초 성공한 사례라는 것! 이 3D 인공 조직은 대량 생산과 품질 관리를 할 수 있어 코로나19 등 전염성 호흡기 바이러스에 대응할 수 있는 치료 약물 및 백신 유효성 평가용 초기 플랫폼으로 활용할 수 있을 것으로 전망했다.

3 AI 이용으로 폐렴 진단과 중증 상태 분석

국내 산학연 공동 연구진이 코로나19 폐렴 조기진단에 활용 가능한 AI 인공지능 기반의 폐 영상 분석 솔루션으로 폐렴 분석 알고리즘의 정확도와 중증도 분석이 가능하다는 연구 결과를 PLOS ONE 국제학술지에 2021년 발표했다. 연구는 AI 앙상블 모델 활용으로 폐렴 분석모델 성능: 수치 1.0에 근접할수록 높은 성능 의미 AUC 0.983을 나타내 폐렴 진단에서의 높은 정확도를 증명하였다. 또한, 폐렴 환자의 CT 추적 데이터 이용한 X-ray에서도 폐렴의 진행 상태를 AI 확률값으로 추정할 수 있다는 새로운 사실을 증명하였다. 해당 기술은 여러 나라에 수출되고 있고, 특히 2019년 얼마 전에는 외국의 클린턴 재단/CHAI 진행 공개입찰 경쟁에서 글로벌 의료 AI 기업을 제치고 당당하게 1위를 차지하는 쾌거를 이루었다. 미국/일본/중국/쿠웨이트/인도네시아.. 세계 시장에서 사용되고 있을 만큼 기술력과 넓은 해외시장 진출의 가능성을 열고 있다.

4 만성 호흡기질환용 모듈형 호흡기 건강관리시스템 개발

2021년/한국기계연구원 국내 처음으로 만성 호흡기 질환을 효율적으로 관리할 수 있게 하는 시스템이 소개되었다. 천식, 만성 폐쇄성 폐 질환 등 다양한 만성 호흡기 질환을 장비 하나로 스스로 진단, 경과 관리 가능한 모듈형 호흡기 건강관리시스템을 개발했다고 밝혔다. 모듈형으로 이뤄져 있는 이 시스템은 다양한 만성 호흡기 질환을 효과적으로 진단하고 치료, 재활 관리할 수 있다. 또 모바일 앱 애플리케이션으로 진단-치료-재활 이력을 손쉽게 관리할 수 있다. 치료 모듈은 광 치료 등을 하고, 재활 치료 모듈은 호흡기 근 재활훈련도 가능하며, 호기 진단 모듈은 천식과 만성 폐쇄성 폐 질환 등 호흡기 질환 상태 모니터링에 꼭 필요한 요건 등을 동시에 측정할 수 있다고 한다. 현재 상용화된 천식 진단 의료기기는 호기의 FeNO 산화질소만을 측정할 수 있다. 이 연구는 여러 가지 데이터를 활용한 보정 알고리즘으로 시스템의 정확도를 높임은 물론, 수집한 데이터를 근간으로 효율적인 치료 및 재활훈련 가이드도 제시받을 수 있도록 개발하였다.

5 AI 인공지능으로 폐렴과 고혈압 진단

정부가 AI 기술을 활용해 유방암/대장암/전립선암/심장질환/심뇌혈관질환/치매/뇌전증/소아희귀유전질환 8대 질환을 진단하고 치료를 지원하는 AI 의료 SW 소프트웨어 '닥터앤서 1.0' 개발을 2020년 마쳤다. 정부는 닥터앤서 1.0을 2024년까지 간암, 우울증 등 12개 중증질환을 추가한 '닥터앤서 2.0'으로 진화하는 방향으로 개발을 잇는다는 계획이다. 닥터앤서 1.0은 진료데이터, 의료영상 등 다양한 의료 데이터를 연계·분석해 개발한 AI 의료 소프트웨어이다. 닥터앤서 1.0은 우리나라 의료현장에서 국민의 건강 수명과 밀접한 관계가 있는 8대 질환의 진단과 치료를 지원하는 21개 AI SW로 구성돼 있다. 이는 임상 검증과정에서 질병의 진단정확도 개선, 진단 시간 단축 등 의학적 성과를 거두면서 인공지능 의료 서비스의 새 지평을 열었다는 평가를 받

고 있다. 닥터앤서 2.0은 폐렴, 간 질환, 피부질환 등 1차 병원 주요질환을 포함, 우울증, 전립선 증식증, 당뇨, 고혈압, 뇌경색, 폐암, 간암, 위암, 갑상선암 등의 진단 및 치료를 목표로 한다.

▶ 해외 연구

1 코로나19 비밀을 풀어낼 미니 폐 개발

미국 듀크대학 연구진은 2020년 최근에 미니 폐 폐 오르가노이드 모델을 개발해 코로나19 바이러스가 폐포를 손상해 감염자를 사망하게 만드는 폐렴/급성 호흡곤란 원인 규명에 사용할 수 있게 되었다. 이 미니 폐는 바이러스가 공격하는 폐의 가장 깊은 부분을 복구하는 줄기세포/AT2 상피 2형 폐포 세포에서 자란다. 연구진은 1개 폐 세포 → 수천 개 세포 증식 → 폐 오르가노이드 만들어 폐포를 모방한 살아 있는 폐 모델을 개발해 코로나19 바이러스와 폐 세포 간의 전쟁을 분자 규모로 관찰할 수 있게 하였다. 폐 오가노이드는 순수한 미니 폐 유사체로 다른 세포가 전혀 없는 순수한 인간의 유기체를 만들어내는 데 성공했다. 이것으로 수백 개 실험의 동시 실행할 수 있어 신약 후보 물질 검사 또는 폐 세포 생성 감염 대응 물질 자기방어 화학물질을 확인할 수 있게 된다. 이 미니 폐는 모든 호흡기 바이러스를 연구할 수 있는 다용도 모델 시스템이라 밝혔고, 미니 폐의 발달과 코로나19 바이러스 감염에 관한 연구의 일부 결과는 줄기세포 전문 Stem Cell 국제학술지에 발표되었다.

※ 참고: 미니 폐로 코로나19 감염을 연구하기 위해 위 연구팀은 노스캐롤라이나대학 연구진과 협력해 그 대학의 최첨단 생물 안전시설 활용해 폐 오르가노이드에 코로나바이러스를 감염시킨 후 폐 세포에서 생성되는 유전자 활동과 화학적 신호를 관찰한 것. 그 결과 연구진은 이 바이러스가 ACE2 세포 표면에 들어가 감염을 일으킨다는 사실을 확인했다. 이때 폐 오르가노이드는 인터페론에 의해 매개되는 염증 반응을 일으키는 것으로 나타났다. 또한 연구진은 미니 폐가 바이러스에 반

응하여 만들어내는 면역 분자의 사이토카인 폭풍을 목격할 수 있었다고 밝혔다.

2 미니 폐로 변종 바이러스 연구

위 연구와 공동 작업을 한 미국의 2020년/노스캐롤라이나대학 또 다른 연구진은 배양균을 정제하지 않은 세포를 사용해서 폐 오르가노이드를 만들어낸 것은 이 분야의 획기적인 발전이라며 개발된 미니 폐를 앞서 공개하였다. 순수한 형태의 AT2 세포를 배양하고 성장하는 방법을 알아낼 수 있는 실험으로 연구를 통해 코로나19 감염 샘플처럼 세포들이 인터페론을 생성하고 자기 파괴적인 세포사멸을 경험한다는 사실도 발견했다. 세포자살에 대한 신호는 때때로 감염되지 않은 이웃 폐 세포에서도 촉발되었는데, 이처럼 세포는 바이러스 퇴치를 위해 전력을 다하는 것으로 확인됐다. 또 다른 실험에서는 감염되기 전에 저용량의 인터페론으로 처리된 미니 폐는 바이러스 복제를 늦출 수 있다는 사실을 발견했으나 감염 전 인터페론 활동 억제 → 바이러스 복제↑ 결과를 보였다.

3 피 한 방울로 폐암 진단 가능한 AI 기술

미국의 존스홉킨스의과대학/2021년 연구진이 개발한 소량의 혈액만으로 폐암을 ~94% 정확하게 찾아낼 수 있는 AI 기술이 주목을 받고 있다. 이 기술은 암의 진단에서 혈액 검사로 비정상적인 패턴을 보인다는 암세포 특징에 착안하여 이들 특유의 DNA 패턴을 기계학습/machine learning 머신러닝으로 학습해 폐암을 찾아내는 방식이다. 연구에서 명명된 머신러닝 폐암 진단 AI DELFI는 전체 암 발생 건의 94% 감지에 성공하였다. 정확도는 암의 진행 정도에 따라 조금씩 달라 1~2기 초기 암은 91%, 3~4기 말기 폐암은 96% 정확도로 찾아냈다. 폐암의 조기 발견, 소세포성 vs. 비소세포성 암 구별, 진단 비용에 대한 효과적인 측면 등에서 상당한 의의가 있는 폐암 진단 AI 기술검증의 결과는 Nature Communications 국제학술지에 게재됐다.

: 폐 건강의 골든타임

폐는 인체에서 원동력을 주는 중요한 기관으로 더욱 건강하게 관리해야 한다. 하지만 오늘날 우리는 미세먼지, 바이러스 같은 요인에 노출되어 폐 건강을 악화시킬 수 있는 환경 속에서 살고 있다. 예방하는 차원으로 금연하거나 흡연 장소를 피하는 행동은 건강을 위해 자신의 의지로 할 수 있는 것들이지만, 공기 중에 퍼져있는 미세먼지나 병원체 등 유해 물질은 우리 힘으로만은 막아낼 수 없다. 하지만 일상에서 우리가 지킬 수 있는 수칙들, 예로 건강한 식단, 유산소 운동, 면역력 유지 및 강화, 미세먼지 수치↑ 시 외출 자제, 실내공기 청정 등은 의지만 있다면 쉽게 할 수 있다.

모두가 잘 알겠지만, 폐 건강을 지켜주는 음식들을 잘 섭취하는 것도 도움이 된다. 그 예를 들어보자.

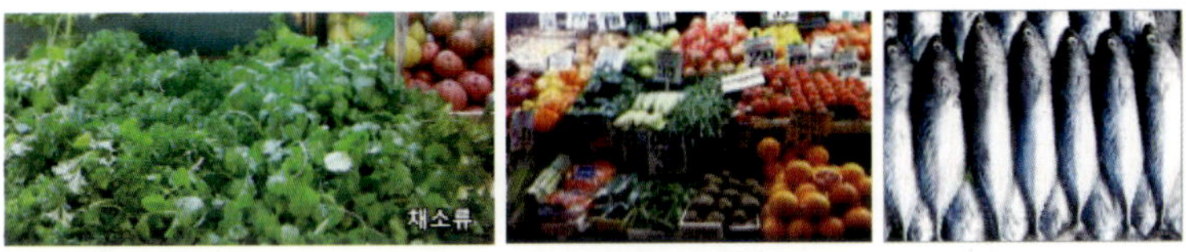

그림 5-10. 폐 건강을 지켜주는 음식

- **도라지** 풍부한 사포닌 → 기관지 점액 분비↑ → 세균의 침입 억제/미세먼지 흡입에 의한 세포 손상 방지/기침과 가래 완화에 도움
- **생강** 진저롤 성분 → 항염증, 항박테리아 효과 → 기관지/폐에서의 세균의 감염 위험성↓, 쇼가올 성분 → 콜레라.. 살균효과, 염증↓
- **토마토** 라이코펜 성분 → 미세먼지/흡연 기인 체내 유해산소↓ → 폐 손상 억제 기름에 볶으면 라이코펜 체내 흡수율↑ → 폐 기능 강화에 도움
- **브로콜리** 유황 화합물 설포라판 → 대식세포 기능↑ → 세균 수↓ 역할

함유 비타민C/베타카로틴.. 항산화물질 → 세포의 면역력 ↑

- **등푸른생선** 오메가3 지방산 → 염증 완화 효과 → 각종 오염물질 쌓이기 쉬운 폐 건강을 지켜준다. 오메가3 지방산은 만성 폐 질환 예방에 도움을 주는 것으로 보고돼 있고, 특히, 고등어 內 다량의 비타민D → 면역세포의 생산 → 인체 면역계 강화 도움

폐 건강을 위해 미세먼지와 함께 요리와의 관계에 대해서도 알아보기를 잘한 것 같다. 평소 몸 건강에서 폐의 정상적 작동이 중요하다거나 미세먼지가 심각하니 호흡기 보호를 잘해야 한다는 말이 중요하다는 것은 잘 알고 있었다. 하지만 아는 정도로만 생각하고 생활하는 정도로는 안 될 것 같다는 생각이 점점 더 밀려온다. 유해 물질이 곳곳에 널려 있는 오늘날의 환경은 정작 폐의 몸속 역할이나 미세먼지의 영향을 넘어 더 적극적으로 호흡기 건강에 큰 관심을 가져야 하는 시점이다. 그 이유는…? 두말할 것도 없이 바이러스와의 전쟁을 벌이고 있다고 해도 과언이 아닌 코로나19 팬데믹으로 폐의 건강과 자신의 면역력이 얼마나 중요한지를 새삼 느끼면서 하루하루를 조심스럽게 보내기 때문이다.

평소 몸의 폐활량, 폐를 포함한 호흡근의 정상 작동의 여부 등은 본인만이 잘 아는 컨디션들로 호흡이 편안한지를 알게 해주는 지수가 된다. **yes~!** 폐에도 당연히 골든타임이 있어 자신의 건강에 문제가 발생하지 않게 지켜주는 항상성과 균형 유지의 요건들이 있다. 능동적인 자세로 더 적극적으로 그 조건들을 찾아서 지키는데 게을리해서는 안 될 것이다. 귀찮아서 혹은 바빠서 미루었던 폐 건강을 위한 생활수칙, 지금부터라도 실행에 옮기고 지키는 것이 가장 빠른 길이 되지 않을까 싶다. 그리고 급변하는 첨단의 과학 및 의료기술은 우리가 생각하는 이상으로 더 앞서가 폐 기능의 이상을 초래하는 난치병에 가까운 질환들도 치료할 수 있는 단계로 바짝 다가가고 있다. 위 언급된 바이오 미래 유망기술에서와같이 바이오기술은 AI, 빅데이터 등을 만나 기술적 수준이 가파르게 상승하며 새로운 길을 가고 있다. 더 많은 NT/IT/ICT.. 공학 기술과의 접목으로 활

발한 연구가 계속되어 현재 폐 관련 치료하기 어려운 난치병/불치병/희귀병.. 질병도 치료할 수 있고, 그 원인이 되기도 하는 환경문제도 해결할 수 있는 시점이 성큼 다가오면 얼마나 좋을까 상상해본다.

바이러스의 정체

바이러스, 무엇이 문제인가?

- 바이러스의 정체
- 바이러스와 면역시스템의 싸움
- 바이러스 치료제

바이러스와의 전쟁

인수공통감염병

- 조류독감
- 코로나바이러스

신약 개발

mRNA 백신

백신 개발-연구 동향

- 코로나바이러스 백신

mRNA 백신 개발 & 파맥신

- 최신의 백신 개발에서
- 에이즈의 경우
- 편두통 치료제 경우
- 코로나19 경우

질병 예방의 골든타임

6장 인류를 위협하는 질병: 바이러스와의 전쟁

6장 / 인류를 위협하는 질병: 바이러스와의 전쟁

: 바이러스의 정체

√ 바이러스, 무엇이 문제인가?

인류는 100년 이상 바이러스성 질병과 전쟁을 하고 있고, 전문가들은 우리가 전염병의 시대에 살고 있다고 말한다. 질병 발생의 주요 원인으로 인구↑/도시화/오염물질↑/생태계 파괴 등이 지목된 지는 꽤 오래되었다. 여기에 자원개발로 생태계 서식처에서 내몰린 야생의 동물들이 인간의 공간으로 들어와 접촉이 늘며 인체가 새로운 병원체에 노출되고 있음이 지적되곤 한다. 그동안 우리를 괴롭힌 바이러스성 질병으로 가장 유행한 에이즈를 선두로 스페인독감/아시아 독감/홍콩 독감/신종 인플루엔자 독감 종류와 에볼라 등등이 포함되어 있다. 그렇다, 전염성이 강한 바이러스가 문제가 되는 것이다. 말이 좀 그렇지만 이들을 퇴치하려면 먼저 바이러스의 특징을 알고 한판 대결을 벌여야 할 것 같다.

▶ 바이러스의 정체

인체의 질병을 일으키는 병원체로는 세균과 바이러스가 대표적이다. 1~5㎛ 크기/세포분열로 자가복제/원핵세포 세균과 달리 바이러스는 세균과 비교해 0.05~1㎛ 크기 작으며, 숙주세포를 이용해야만 증식할 수 있다. 세포의 구조를 갖춘 세균보다 바이러스는 DNA/RNA 유전물질과 극히 제한된 효소가 단백질 껍질에 싸여 있는 형태로 세포라고 할 수 없다. 바이러스는 살아있는 동물, 식물 혹은 세균의 세포를 숙주로 삼아 증식하거나 기생의 방식으로 생존한다.

바이러스의 형성과정을 살펴보면, 먼저 이들은 숙주세포에 부착해 복제에 필요한 DNA 또는 RNA를 방출하며 증식한다. 병원성인 경우, 바이러스가 침입한 숙주세포는 제 기능을 하지 못하는 감염 세포로 되어 사멸의 과정을 거친다. 세포가 사멸하는 이 시기의 숙주세포에서는 또 다른 세포를 감염시킬 수 있는 새로운 바이러스들이 배출된다. 바이러스의 종류는 크게 핵산의 사용 여부에 따라 DNA 바이러스나 RNA 바이러스로 구분된다. RNA 바이러스의 대표 주자는 에이즈 바이러스 HIV 같은 레트로바이러스가 있는데, 특히나 돌연변이가 잘 발생하는 종류 중 하나다. 일부 바이러스들은 감염 세포를 죽이지 않고 기능만 변경하고, 때론 세포분열에 대한 통제력을 잃은 일부 감염 세포 → 암세포가 되기도 한다. 예로 B형/C형 간염 바이러스.. 일부 바이러스는 만성 감염을 일으킬 수 있는데, 아주 치명적인 만성 감염 → 간경변증 → 간부전 → 간암으로 발전하기도 한다.

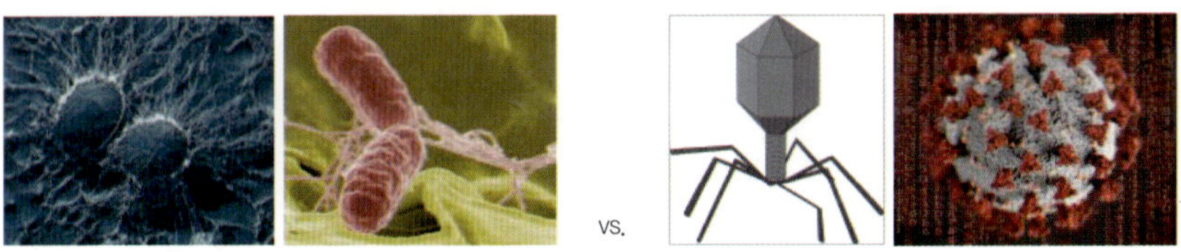

그림 6-1. 세균(좌-포도상구균, 살모넬라균) vs. 바이러스(우-박테리오파지, 코로나바이러스)

▶ 바이러스와 면역시스템의 싸움

인체 내 면역시스템은 아주 강력해 일련의 과정을 거치며 침입한 바이러스와 전투를 벌여 제거한다. 코/입/피부/눈/혈액/타액/접촉.. 여러 경로로 우리 몸에 들어온 바이러스는 감염 → 잠복 → 증상 발현 → 발병 과정을 거치며 온몸으로 퍼진다. 몸에 침투되었다고 모두 바로 감염질환이 되지는 않고 증상 없이 사라지거나 잠복기를 거쳐 증상이 발현된다. 이에 감염질환이 표출되려면 침입한 바이러스의 수와 자신의 면역력에 의해 결정된 후 어느 정도 시간이 지나야 한다. 인체 내 각종 면역세포는 이들을 이물질로 인식 → 포식 작용 → 개체를 감소시킨다. 만약 면역세포의 수보다 더 많은 바이러스가 들어오면 면역시스템은 이를 감당치 못해 그 체계가 무너지게 되고 감염질환이 발현되는 것이다. 면역력에는 개인차가 있고, 질병에 따라 강력한 병원체는 적은 수로도 예-결핵/천연두/사스.. 병을 쉽게 일으킬 수 있다. 병원균은 침투하게 되면 우리 몸에서 살아남기 위해 복제를 하며 개체를 늘리기 시작한다.

바이러스 증식으로 그 수가 일정한 수준을 넘으면 신체에는 이상 신호가 오면서 증상 발현단계로 넘어간다. 첫 증상으로는 체온↑ → 37.5℃↑ 고열 증세를 보이는데, 이는 침입한 바이러스와 싸우려고 면역물질 사이토카인을 생성하는 과정에서 체온이 높아지는 것이다. 만약 ~40℃ 고열이 계속되면 생명 위협의 상태에 이를 수 있어 신속하게 대처해야 한다. 이때 면역계는 증가한 바이러스를 체외로 내보내기 위해 가래, 배설물 배출 또는 기침을 한다. 면역력이 강하면 자연적 치유 → 면역력 점차 회복 → 소강상태로 들어간다. 항생제/항바이러스제.. 약 투여 시에는 바이러스 수↓, 면역세포↑↑ → 증상이 점점 사라지는 상태가 된다. 면역세포가 체내 병원체를 모두 제거하면 우리 몸은 '완치' 상태로 된다. 하지만 고혈압/당뇨병.. 만성질환이 있는 경우에는 잘못하면 단순한 병원체의 침투로 인해서 사망할 수도 있게 된다.

▶ 바이러스 치료제

바이러스는 열에 강하고 빠른 전염성, 높은 돌연변이 확률 등으로 퇴치에 필요한 치료제 개발이 쉽지 않은 것으로 알려져 있다. 오랜 연구 끝에 개발에 성공한 항바이러스제는 바이러스의 세포 부착을 초기에 막거나 침투한 바이러스의 유전물질 합성 억제해 증식을 막을 수 있다. 또 다른 방법으로는 리보솜 이용 → 바이러스 단백질 합성을 방해하기도 한다. 인플루엔자 치료제로 잘 알려진 타미플루는 바이러스 증식의 마지막 단계에 숙주세포에서 복제된 바이러스의 방출을 막는 약이다.

: 바이러스와의 전쟁

√ 인수공통감염병

인수공통감염병이란 동물-사람 간 전파되는 병원체에 의해 발생하는 전염병으로, 특히 동물 → 인체에 옮기는 감염병을 말한다. 인수공통감염병을 일으키는 병원체로는 세균/바이러스/곰팡이/곤충.. 다양한 생물들이 있고, 옮기는 곤충/조류/동물.. 매개체 또한 다양하다. 흔히 듣는 결핵, 인플루엔자, 일본뇌염에서부터 우리를 공포 속에 몰아넣는 탄저병, 흑사병에 이르기까지 그 종류는 무려 250여 종에 이른다. 몇 해 전 우리를 놀라게 하였던 사스나 메르스, 작금의 코로나19는 인수공통감염병 중에서도 인수공통감염 바이러스성 질병이다. 인수공통감염 바이러스성 질병에는 열거된 예뿐만 아니라 다양한 질병들이 있다. 아래에서는 사회적으로 큰 파장을 일으키고 있는 조류독감과 코로나19에 관해 간단히 알아보도록 하겠다.

▷ 매개체와 인수공통감염 질병

- 곤충에 의한 감염 - 일본뇌염, 중증열성혈소판 감소증후군 등
- 조류로 인한 감염 - 닭/오리/야생조류.. 조류독감 등
- 초식동물로 인한 감염 - 탄저병, 결핵 등
- 야생동물로 인한 감염 - 여우/너구리.. 광견병, 원창이두창 등

▶ 조류독감

'Avian Influenza/AI 조류 인플루엔자' 바이러스에 의한 급성 전염병으로 닭/오리/

칠면조.. 가금류 또는 야생조류를 통해 질병을 일으킨다. 이들 바이러스는 유전물질로 불안정한 RNA를 가지고 있어 유전자 변이가 잘 일어나는 특징이 있고, 바이러스의 병원성 정도에 따라 저병원성과 고병원성 조류 인플루엔자로 나뉜다. 고병원성이면 거의 100%에 가까운 치사율을 보일 정도로 전염성과 폐사율이 높은 법정 전염병이다. AI 바이러스의 유전자형은 유전자가 나타내는 H항원과 N항원 종류에 따라 표시되고, 어떤 항원 종류를 갖는지에 따라 감염 숙주 특이성 감염시키는 숙주가 달라진다. AI 바이러스 표면에 있는 단백질에 따라 혈구응집소 H1~H15 15종의 H형과 효소 N1~N9 9종의 N형으로 구분하며, 이 두 단백질 조합에 의해 AI는 모두 15x9 subtype 135 아형으로 구분한다. 특히, H5, H6, H9, H10 항원형은 조류와 사람의 수용체에 모두 결합이 가능하며 인체에 전파 및 감염력이 있다. H5N1형과 H7N9형은 감염 빈도와 증상의 심각도가 높은 유전자형으로 특히, H5N1은 가장 독한 고병원성으로 알려져 있다.

조류독감이 문제가 되는 이유는 바이러스에 감염된 조류가 사람을 전염시킬 수 있기 때문이다. 실제 홍콩에서는 AI에 감염된 조류와 접촉한 사람 중에서 감염된 사례와 사망까지 하는 사건들이 발생하여 인체감염도 일어나는 것으로 1997년 증명되었다. 우려하는 바는 인체가 AI에 감염되면 돌연변이로 변종 바이러스가 나타날 가능성이 커지고, 이렇게 새롭게 변이된 바이러스는 사람-사람 간 전염을 일어나게 할 수 있기 때문이라고 한다. 다행히도 아직은 사람 간 전염되는 AI 변종 바이러스는 발견되지 않았으나 혹시라도 사람-사람 간 전염이 가능한 새로운 돌연변이 바이러스가 나올 수 있음을 걱정하는 것! 오늘날 우리가 코로나19의 경우에서 잘 보고 있는 사례이다. 이것이 바로 WHO 및 각 국가가 조류독감의 발생 및 향방에 주목하는 이유이다.

※ 참고: 조류독감 바이러스 유전자형 비교

- H1N1형 - 1918년, 스페인독감 원인 병원체로 전 세계로 확산하여 1억여 명의 사상자 발생

- H5N1형 - 조류독감의 원조인 조류 인플루엔자 유형. 사람에게도 감염되는 치사율 ~58% 위험한 바이러스
- H7N9형 - 조류와 인체 모두 감염 가능한 빠른 전파력과 심각한 호흡기 증상을 나타내는 유형
- H10N3형 - 조류독감 인체감염 사례 2021년 최초 보고

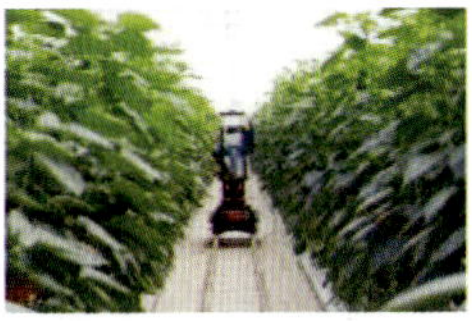

그림 6-2. 식물공장

최근 국내 연구진에 의해 조류뿐만 아니라 인간에게도 감염되는 바이러스를 예방하는 2019년/돼지열병/CSF 백신이 개발되었다. * 그린 백신 기술을 바탕으로 다양한 AI에 대한 다가백신 개발에 주목하며, 식물을 이용해 인플루엔자 바이러스에 강한 면역 반응을 유도하는 재조합 단백질 백신을 개발했다. 이 백신은 서로 다른 두 가지 조합으로 2가 백신을 제조해도 두 항원 모두 강한 면역 반응을 유도하는 것으로 나타났다.

★ **그린 백신 기술**(green vaccine technology): 항원 유전자를 삽입한 식물에서 생산하는 재조합 단백질 백신으로 '식물 백신'이라고도 불린다. 항원 단백질만 분리 사용해 부작용이나 바이러스 전파 염려는 없고, 효과는 뛰어나다는 장점이 관심을 끈다. 백신 생산에 식물공장 생산 방식 적용 → 단기간 내 백신 생산 가능 → 바이러스에 대한 신속한 대응을 할 수 있을 것으로 전망한다. 독일/일본.. 해외에서는 이미 오랜 기간 그린 백신에 관련 연구가 진행되고 있고, 우리나라도 세계적인 추세에 맞추어 농업 분야에서의 그린 백신을 유망 신기술로 육성하고 있다.

▶ 코로나바이러스

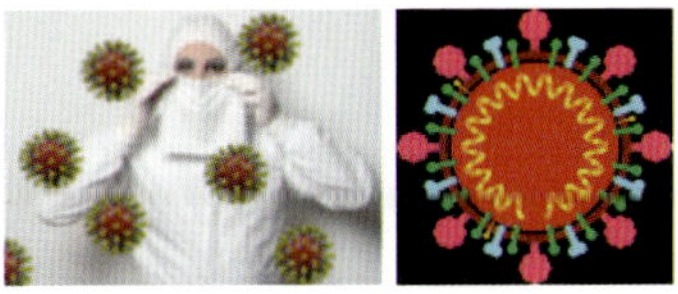

그림 6-3. 코로나19 바이러스

코로나19는 2020년 초부터 시작하여 현재까지 전 세계에 팬데믹이 선포된 법정 전염병으로 여전히 큰 영향을 미치고 있

다. 하지만 코로나19가 처음 지구상에 나타난 것은 아니다. 사실 과거에 출현해 세계를 놀라게 하였던 중증급성호흡기증후군/SARS 사스나 중동호흡기증후군/MERS 메르스 또한 코로나바이러스의 변종 이었다. 새롭게 바뀐 것처럼 위장하며 세계에 등장한 SARS-CoV-2 코로나바이러스는 RNA 바이러스로 강력한 위력으로 짧은 시간에 전 인류를 고통 속으로 몰아넣었다. 그렇다면 이들의 정체는…?

코로나19 바이러스 80~100㎚ 입자가 인체에 침입하면 2~14일 잠복기를 거쳐 발열/마른기침/인후통.. 증상을 보이기 시작한다. 이때 우리 몸에서는 유입된 바이러스를 제거하기 위해 면역 작용의 주체인 백혈구들이 이에 대응하는 pyrogen/파이로젠 발열 물질 분비 → 체온↑ → 병원체 사멸에 전력을 다한다. 면역력의 개인차에 의해 일부 감염의 경우에서는 폐렴/호흡곤란/패혈성 쇼크/혈액응고장애/다발성 장기부전.. 심각한 합병증이 나타나 위급한 상황으로 치닫는 일이 벌어진다. 주된 코로나19의 전파경로는 호흡기 비말감염이 가장 많고, 사람-사람 간에 전파가 아주 쉽게 일어난다. 감염된 사람이 기침이나 재채기할 때 또는 말할 때 방출되는 비말이 다른 사람에게 전해질 때 감염되며, 밀폐된 장소 등에 감염자가 머물렀거나 접촉물 매개에 의해서도 그 공간에 있던 사람들을 검사하면 결과가 양성으로 나오는 사례가 아주 흔하다.

전 세계 연구진의 전력투구 노력으로 백신과 치료제들이 개발되어 계속되는 변이체에 대응할 수 있는 국면을 맞이하고 있다. 그런데도 최근 2~3년 동안 여러 번 알파/베타/델타/오미크론.. 변종이 출현한 바 있어 우리를 계속 긴장 속에 살게 했고, 무증상 감염 사례도 많이 보고되고 있다. 생활 속에서 코로나19를 예방하는 일상적인 방법으로 올바른 손 씻기, 마스크 착용, 공기 환기 등의 개인 방역수칙 지키기도 강조되어 생활화하고 있고, 백신 접종과 치료제 복용 등의 전문적인 치료도 시행된다. 하지만 뭐니 뭐니 해도 가장 중요한 것은 이들에 대응하여 퇴치할 수 있는 신약의 개발이다!

: 신약 개발

질병을 예방하거나 치료하기 위한 약제 개발은 첨단의 의료과학 분야에서 ~10년↑ 장기간에 걸쳐 진행되는 어려운 프로젝트 가운데 하나이다. 연구에 드는 기간이 길고, 성공 확률도 ~0.001% 지극히 낮아 쉽게 달려드는 영역은 아니다. 통계에 따르면, 신약 개발사업은 실제 임상의 단계에 들어간다고 해도 최종적으로 성공할 확률은 ~9.6% 매우 낮은 편이다. 신약후보 물질 탐색 → 비임상 → 임상 → 허가 신청 등의 여러 단계를 거쳐야만 하지만 기존에 백신이나 치료제가 없거나 부작용이 많은 경우, 개발에 성공하면 인류 건강에 이바지할 수 있다는 점이 큰 의미를 부여한다. 이와 함께 막대한 부가가치 창출로 'high risk high return 고위험 고수익'의 대명사가 된다. 전례 없는 연구로 다른 개발 사례와 비교해 단시간 내에 백신 개발에 성공한 예가 바로 코로나19의 경우이다.

√ mRNA 백신

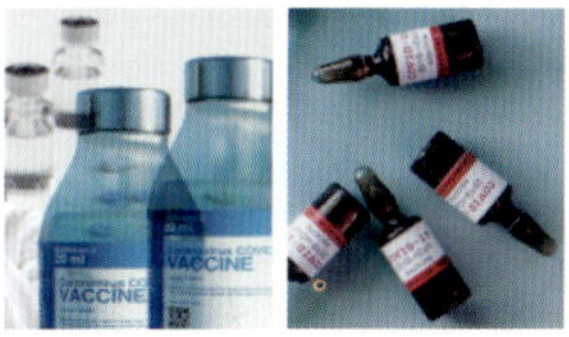

그림 6-4. 코로나19 백신

바이러스 치료 방법으로 백신 개발은 중요하나 팬데믹이 선포될 정도로 급박한 코로나19와 같은 전염병에는 백신이나 치료 가능한 약의 유무가 질병 확산 통제에 절대적인 의미를 지닌다. 백신은 잘 알다시피 병원체 감염에 앞서 동물에 특정 질병 혹은 병원체에 대한 후천적인 면역을 하게 하는 의약품이다. 백신은 주로 질병을 일으키는 병원체의 항원 인식 부위와 유사한 구조를 가지나, 병원체와 달리 약독화되어 병원성이 없는 것이 그 특징이다. 백신을 접종받으면 몸의 면역시스템이 활성화되고, 이후 재침투할 병원체에 대한 신속한 대처로 병 예방 혹은 피해의 최소화를 가져올 수 있게 한다. 현재 많은 병원체에 대한 다양한 종류의 백신이 개발되어 있고, 몇몇 사례는 아래 열거되어 있다. 특히, 주 관심사는 코로나19에 대한 짧은 기간 내 성공적으로 개발돼 우리 앞에 등장한 mRNA 백신! mRNA 백신은 모두가 주목하는 신약 개발에서의 급부상하는 핵심 주제가 되고 있다.

▶ 백신 개발 사례

- **천연두 백신** 전염병에 대해 1796년 최초로 개발된 백신. 천연두 백신 가운데 살아있는 우두바이러스를 사용한 경우, 투여 시 가벼운 감염 야기 → 천연두로부터 보호

- **소아마비 백신** 소아마비의 예방용으로 주사제 → 불활성화 폴리오바이러스 백신, 구강용 → 약화된 폴리오바이러스 백신이 있다. 전 세계 소아마비 근절에 일익을 담당

- **광견병 백신** 광견병 증상 → 100% 사망 → ∴ 예방이 최고의 해결책! 광견병 바이러스로부터 1885년 최초 광견병 백신 개발되었고, 백신은 3회 접종

- **홍역 백신** 홍역-볼거리-풍진(MMR) 혼합백신 MMR 백신 2회 예방접종으로 예방 가능. 1회 백신 투여 → 불활성화 백신 & 2회 차 → 4~6주 후 약독 생균백신은 피부밑 접종

- **인플루엔자 백신** 독감 인플루엔자는 호흡기 비말을 통해 사람-사람 간 전염. 인플루엔자 백신은 인체의 면역 반응 이용 → 감염 예방목적의 불활성화 백신. 면역력 약한 사람에 투여해도 감염증 유발 없어 안전

▶ 예방접종

누구나 살아오면서 적어도 한 번쯤 예방접종을 받은 경험이 있을 것이다. 우리가 기억하지 못하는 영·유아기 때부터 성인이 되어서까지도 우리는 질병을 예방하기 위해 vaccine 백신을 맞는다. 우리나라 아이들의 백신 접종률은 다른

나라들에 비해 96.8% 높은 편인데, 그 이유는 신생아~유아기에 * 국가필수예방접종을 쉽게 맞을 수 있기 때문이다. 또한, 매년 가을이 되면 독감.. 유행성 전염병에 대비해서 나이와 성별에 상관없이 독감 예방주사를 맞기도 한다.

★ **국가필수예방접종**: 감염병의 예방 및 관리에 관한 법률 국가가 권장하는 14종의 예방접종. 결핵, A형 간염, B형 간염, DPT 디프테리아·파상풍·백일해, 폴리오, B형 헤모필루스 인플루엔자, MMR 홍역·볼거리·풍진, 일본뇌염 등이 해당한다.

√ 백신 개발-연구 동향

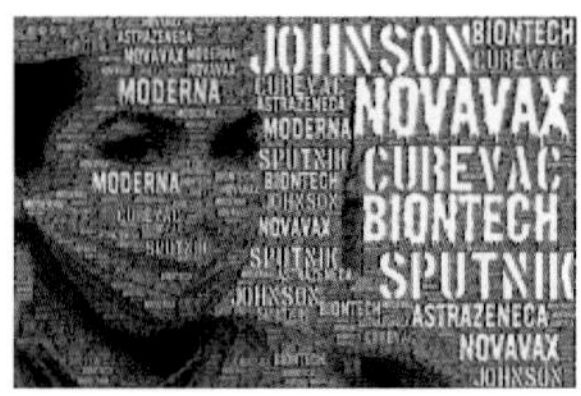

그림 6-5. 백신 개발 동향

백신은 동물을 대상으로 특정 질병 또는 병원체에 대해 후천성 면역력을 부여하는 의약품! 백신을 이용한 예방접종은 인체가 감염 전에 이미 사멸했거나 약화된 병원체를 주사해 인체의 면역계를 활성화하는 것을 의미한다. 백신은 주로 병을 일으키는 병원체의 항원인식 부위와 유사한 구조를 가지나, 이미 죽거나 약한 병원체를 사용하기 때문에 병을 일으키지는 않는다. 백신을 접종받으면 우리 몸은 후천성 면역 반응에 연관된 면역계가 활성화된다. 후천성 면역은 즉각적으로 반응하는 선천성 면역보다 반응 속도가 느리며, 과거 몸에 침입했던 병원체에 대한 정보를 기억하는 것이 특징적이다. 기억 B세포와 T세포에 의해서 재침입한 이들을 즉각 강력하게 대응할 수 있게 한다. 백신은 이러한 림프구의 기억작용을 이용해서 질병을 예방한다. 백신 접종을 통해 병원성은 없지만, 특정 병원체 항원을 주사하면 인체는 가벼운 증상이나 질병 증상 없이도 병원체에 대한 기억 림프구들을 생성할 수 있게 된다. 백신은 크게 생백신과 사백신으로 나눌 수 있다.

1 Live vaccine 생백신 : 일명 약독화 백신. 살아 있는 병원체를 독성/감염력 약화해

만든 백신으로 독성은 약화했지만, 완전히 죽은 상태가 아니므로 접종 시 발열/발진.. 가벼운 증상이 나타날 수 있다. 빠른 효과, 긴 유지 기간, 세포성 면역과 국소 면역을 모두 얻을 수 있지만, 면역력 낮은 경우엔 위험부담으로 접종이 어렵다. 병원체가 약하지만, 아직 살아있어 감염 가능성이 있기 때문이다.

2 Inactivated vaccine 사백신 : 일명 비활성화 백신. 병원체를 포르말린/자외선 처리해 사멸된 상태의 독성無/감염력無 정제한 백신이다. 감염 가능성 없어 매우 안전하고, 면역력 결핍된 경우에도 접종할 수 있으나, 체내에서 증식할 수 없기에 완전 면역이 어렵고, 지속성이 약해 1회 접종이 아닌 지속적인 여러 번의 접종을 해야 한다.

질병으로부터 인체를 지킬 수 있는 백신이 많이 개발되었고, 다양한 질병으로부터 우리 건강을 지킬 수 있도록 유용하게 쓰이고 있다. 해마다 흔히 접하는 독감 백신이 대표적인 경우! 국내 사용 대부분의 독감 백신은 불활성화 사백신으로 병원체 표면의 헤마글루타닌/뉴라미니다아제 항원을 정제하여 만드는 subunit 소단위 백신이다. 독감 바이러스는 유전자의 변이가 잘 일어나나 매년 그해에 유행할 유형을 예측해 예방접종 백신 성분에 포함토록 WHO 권장한다. 보통 백신은 접종 후 14~21일 시일 경과 후에 면역력이 생기며, 건강한 성인은 예방접종으로 독감을 70~90% 예방할 수 있다고 한다.

백신은 일부 암도 예방할 수 있는데, 그것은 바로 사람유두종 바이러스/Human Papiloma Virus, HPV 바이러스 감염으로 발생하는 자궁경부암이다. 약 150종이 알려져 있으며, 암 발생 기전과 관련 고위험과 저위험군 바이러스로 나뉜다. 특히, 지난 20여 년 이상 급속도로 발전한 mRNA 기반 기술을 바탕으로 일반 및 개인 맞춤형 mRNA 암 백신을 개발하려는 시도가 많이 증가하였다. 아래에서는 이를 이용하여 빠르게 백신 개발에 성공한 코로나바이러스의 경우를 소개해 보도록 하겠다.

▶ 코로나바이러스 백신

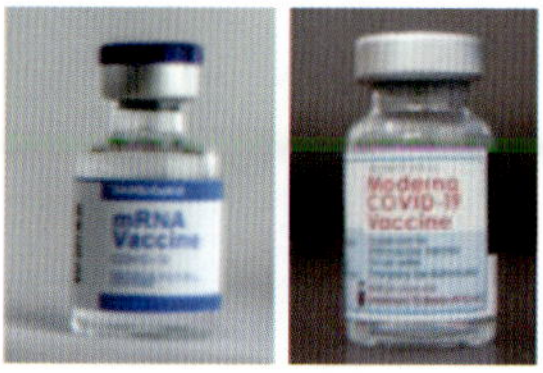

그림 6-6. mRNA 백신

코로나19는 바이러스에 의한 감염병으로 걸린 이후 조처를 하는 것이 아닌 예방주사를 통해 대비하는 방법이 최선책이다. 백신의 작용 원리는 병원체 → 인체 침입 → 세포 감염 → 질병 대응 면역세포 백혈구와 림프구 대응에 있다. 이들 면역세포에 대해선 1장과 2장 등 앞에서 설명했으나 백신 개발에 있어 면역 작용이 워낙 중요하여 재차 언급해도 무리가 없을 듯하다.

- **백혈구** 전체 혈액의 1%↓. 감염이나 외부 병원체에 대항 → 신체 보호하는 면역 기능 수행 세포. 면역에서도 주요 기능은 대식세포 이용 → 침입 병원체 소화/분해 식균 작용 수행

- **B세포** 체액성면역반응 → 외부 유입 병원체 대항 → 병원체 중화 역할. 같은 병원체 재침입 대비 → 기억세포 통해 정보 저장

- **T세포** 항원 특이성의 세포성면역 수행. 기억해둔 B세포 정보 통해 기질 생성 → 면역 반응

백신은 이들 세포가 질병의 원인이나 대상이 되는 병원체들과 싸우게 되는 것이며 미리 약한 병원체를 몸속에 넣어 B세포를 통해 기억해두고 항원이 들어왔을 때 항체를 생산해 내서 싸우게 해준다. 코로나19 백신의 종류로는 mRNA, 단백질 소단위, 벡터 백신의 3가지 유형이 있다.

1 mRNA 백신 : 병원체 유입 시 면역세포가 이들을 파괴 & 복사 → 기억세포 B세포에 저장 → 이후 동일 병원체 침투 시 → T세포 → 특이적 적응 면역 → 병원체 제거한다.

2 단백질 소단위 백신 : 바이러스 내 있는 인체 무해 protein subunit 단백질 조각 → 몸속 유입 시 → 면역시스템 반응 → T세포 항체를 만든다. 이후 코로나19 바이러스 침투 시 → 기억해둔 항체 이용 → 감염에 대비할 수 있다.

3 벡터 백신 : 코로나19 바이러스 아님! 변형 바이러스 속에 코로나19 유발물질 삽입한 바이러스 vector 벡터 제조 후 몸에 주사 → 벡터 → 체내 세포 속으로 침투 → 코로나19 대응 단백질 생성을 지시함. 이 단백질 이용 → 이후 바이러스 침입 시 → B세포/T세포에서 항체를 만들어 싸울 수 있게 해준다.

√ mRNA 백신 개발 & 파맥신

지금 여러 제약회사나 기업에서는 백신에 대해 치열한 경쟁을 하고 있다. 코로나 발생으로 인체 대상의 임상시험 횟수↑는 물론, 다양한 혼합 방식으로 신종 백신을 개발하려 노력 중이다. WHO 발표 한 걸음 더 나아가 입으로 삼키는 알약 형태와 코에 뿌리는 분무형의 백신도 개발 중이라고 한다. 특히, 코로나19 발병으로 전 세계 사람들이 코로나바이러스 치료제와 백신에 대한 관심도가 매우 높아졌다. WHO에서도 범지구적 심각한 전염병인 관계로 인해 비임상 동물실험 이후 안전성 테스트와 임상을 해야 하지만 신속한 개발을 위해 이번만 임상시험을 즉시 할 수 있도록 조처하였다.

약 1년간의 개발, 시험 끝에 출시된 것이 Pfizer Inc. 화이자, Moderna Inc. 모더나, AstraZeneca PLC 아스트라제네카 제약회사들의 백신이다. 신약을 개발하는 데는 적어도 10여 년의 개발기간이 소요되지만, 이번 사안에서는 심각한 전염병이고 그간 쌓아놓은 방대한 데이터 이용으로 mRNA 백신 등 빠른 개발을 할 수 있었다. 우리나라도 국민에게 화이자 백신, 아스트라제네카 백신, 얀센 백신 등으로 3~4차례에 걸쳐 나이에 따라 백신을 접종하고 있다. 질병 예방을 위해 몇 개월에 걸쳐 미리 백신을 접종하여 사람들의 면역 체계가 질병에 대해 대비하도록 노력 중이다. 또한 백신을 질병 예방뿐만 아니라 치료제로도 사용할 수 있는 파맥신으로 활용하고 있어 이들에 대한 정보가 필요한 실정이다. 지금부터 기존의 백신을 포함한 mRNA 백신과 치료제 겸 백신으로 활용되는 파맥신에 대하여 살펴보고자 한다.

▶ 최신의 백신 개발에서

- **화이자와 모더나**: mRNA 백신 개발. 수십 년간 연구되어온 기술로 쉽게 구할 수 있는 물질을 이용해 개발하여 매우 주목받는 실험이었고, 기존 백신 제조보다 개발 속도가 빠르다는 장점이 있었다. 일반 질병에서의 백신 사용 외 암 연구 등의 분야에서 특정 암세포의 표적 면역에도 mRNA 백신 방법을 이용할 수 있음이 알려져 있다.

- **아스트라제네카**: 바이러스 벡터 백신 기술로 백신 제조. 벡터 이용 백신의 개발은 1970년 오래전부터 이용해 온 기술로 유전자나 암 치료 등에 사용된 방법이다. 가장 무섭고 두려운 에볼라나 에이즈 치료용 약 개발에도 바이러스 벡터 기술이 쓰였다.

- 파맥신 pharmaccine

인류는 무서운 질병으로부터 인체 건강을 지키기 위해 오래전부터 백신을 개발해 왔는데, 최근에는 일부 백신을 치료제로도 사용되는 파맥신으로 새로이 탄생하게 하고 있다. 파맥신(pharmaccine)이란 제약을 뜻하는 'pharmaceutical'과 백신을 의미하는 'vaccine'의 합성어로 치료와 예방을 동시에 하는 백신을 의미한다. 파맥신의 대표적 예로 에이즈 예방약 겸 치료제인 데스코비와 편두통을 치료하고 예방하는 누르텍 ODT가 있다. 또한 현재 코로나19 바이러스의 백신과 치료제 연구에서도 파맥신으로써 활용될 수 있는 REGN-COV/MPC-COV.. 후보물질이 개발되고 임상시험에 있다. 질병을 예방하는 백신과 질병을 치료하는 치료제, 또 두 가지 모두를 수행할 수 있는 파맥신은 현재 많은 제약사에서 연구되고 있다. 에이즈, 편두통, 코로나19 치료제 등이 성공한 사례로 비교적 최근에 등장해 소개되고 있다.

▶ **에이즈의 경우**

먼저, 에이즈 치료제 겸 예방약인 'Descovy 데스코비'로 2019년/UFDA 미국식품의약국은 길리어드사이언스 제약회사가 개발한 에이즈 치료제 '데스코비'를 예방약으로도 승인했다고 발표했다. 세계 2010년 허가 → 2018년/예방목적 적응증 추가/치료~예방까지 가능 최초 에이즈 치료제-예방약인 트루바다처럼 데스코비의 주성분은 항바이러스제로 트루바다와 효능이 비슷하나 안전성에서는 데스코비가 훨씬 더 뛰어나다는 정평이다.

▶ **편두통 치료제 경우**

편두통을 치료하고 예방하는 약으로 미국의 식품의약국은 2021년/미국/제약기업/Biohaven Pharmaceutical 바이오헤이븐 제약사가 개발한 'Nurtec ODT 누르텍 구강붕해정'을 편두통 예방 치료제로 승인했다. 이번 승인을 통해 누르텍은 편두통 예방 치료제로 급성 및 예방 치료를 위한 이중 치료제로 승인된 유일한 편두통 의약품이 되었다. 특히, 통증 수용체 차단으로 편두통의 근본 원인을 치료하는 표적 작용기전을 통해 더 완전하고 유연한 치료 계획을 가능하게 해준다고 한다. 편두통 증상을 조절하여 개선하는 데에 도움을 줄 수 있으며, 단일 용량은 많은 경우 최대 48시간 동안 지속되는 빠른 통증 완화를 제공할 수 있는 것으로 알려졌다.

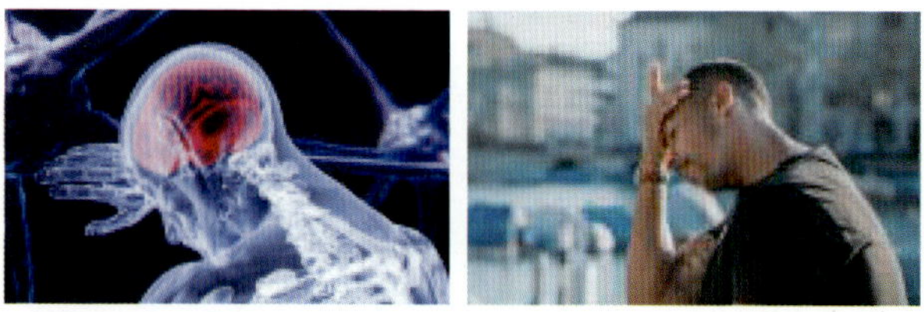

그림 6-7. 심한 편두통

▶ **코로나19 경우**

위 언급된 에이즈 예방-치료제와 편두통 예방-치료제뿐만 아니라 현재 전 세계 사람들이 관심을 가지는 코로나19에 대한 백신 겸 치료제에 대한 연구 개발이 활발히 이루어지고 있다. 2021년/약업신문 매체 기사에 따르면, 아이프라임테라퓨틱스 회사가 코로나19 예방-치료제 동물실험에 돌입하였다고 전했다. 이들이 도입한 Multi-functional Protein Conjugate against COVID-19/MPC-COV 후보물질의 구조는 protein-drug conjugate 단백질+약물의 결합체로 면역 기능과 무관하게 표적 물질 이용 → 질병 감염을 예방하고, 코로나19 바이러스 특이단백질을 통한 백신 효과를 나타낸다. 또한 초기~중증 호흡기 증상 시 → 기관지 염증↓, 원활한 O_2 공급 등의 기능을 수행하는 것으로 전해진다.

또 다른 코로나19 바이러스 백신 겸 치료제 연구로 'REGN-COV'을 들 수가 있다. 2021년/약업신문 보도 미국 FDA는 리제네론 파마슈티컬스사가 그동안 개발한 REGN-COV 코로나19 예방-치료용 이중 항체 칵테일 요법제의 긴급사용 승인했다고 한다. 저용량으로 긴급사용이 승인됨에 따라 정맥 주사제로만 투여해야 했던 'REGN-COV' 약제 → 정맥주사 부적합-치료 지연 시 피하주사제의 대체 경로로도 사용할 수 있게 되었다.

최근 분자생물학과 유전자 정보 분석 기술의 혁신인 발전으로 각종 감염질환 유발 병원체와 그 감염에 대응해 유도되는 체내 면역시스템 기전 관련 종합적인 연구가 진행되고 있다. 체내 면역을 특이적이며 효과적으로 유도하는 혁신적 접근법의 개발 연구가 활발히 진행되고 있는데, 이런 접근법으로 제조되는 mRNA 백신 기술은 코로나 팬데믹을 통해 유망한 바이오 기술로 급부상하였다. mRNA 백신은 다양한 항원 조합이 가능하여 체액성과 세포성면역 반응을 모두 유도할 수 있고, 비감염성이며 돌연변이 유발의 잠재적 위험이 적은 것으로 알려져 있다. 효율적인 생체 내 전달은 mRNA → carrier 전달 분자에 배합 → 세포질 內 빠른 흡수 및 발현 가능 → 세포 내 이입된 mRNA → 바이러스 항원으로 발현된다. 이때 고유의 번역과정을 거친 후 변형이 일어나므로 바이러스 유래 단백질 소단위 백신보다 자연적 바이러스 감염 모사 능력은 뛰어나게 된다.

mRNA는 또한, 선천성 면역 반응 활성화 → 면역보조제 기능도 가능하며, 개발-제조-투여가 쉬워 학계에서는 미래에 나타날 새로운 감염병에 쉽고 빨리 대처할 수 있는 백신 유형으로 기대한다. 신속한 대용량 제조가 가능하고, 제조 공정에서 같은 생산 설비에 있는 모든 mRNA 의약품을 생산할 수 있어 훨씬 경제적이란 점도 획기적이다. 전임상이나 임상에 진입해 있었으나 사용된 것이 없었던 많은 mRNA 백신 및 치료제가 코로나19 팬데믹에 의해 생명공학 및 제약 산업에서의 유망기술로 떠올라 있다.

질병 예방의 골든타임

최근 코로나19 바이러스 발병으로 전 세계 사람들의 백신 개발에 관한 관심이 지대해졌다. 이번 주제를 다루면서 백신의 중요성을 다시 깨달았고, 치료와 예방을 동시에 할 수 있는 파맥신으로의 연구 흐름도 흥미롭게 다가왔다. 파맥신으로 활용되는 의약품들은 치료제나 백신 둘 중 하나로 먼저 개발되고 차후 예방 효과나 치료 효과를 입증해 예방제-치료제로 승인이 되는 경우가 많다는 것을 알게 되었다. 인간에게 질병을 예방할 수 있게 도움을 주는 백신 또한 크고 작은 부작용들이 나타난다. 하루바삐 안전하고 부작용이 없는 백신들이 개발되어 안심하고 접종해서 일상이 회복되어야 할 것이다.

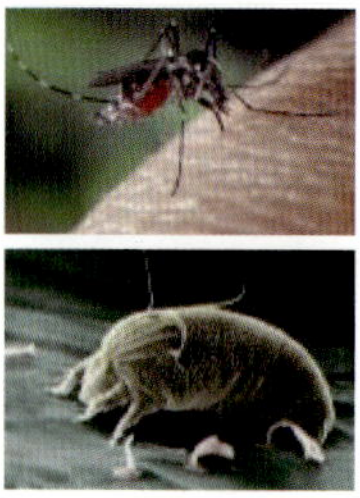

그림 6-8. 전염병 매개체
(위-모기, 아래-진드기)

의외로 인수공통감염 바이러스성 질병에 대한 백신이 생각보다 많이 개발되지 않았다는 점, 심지어 마땅한 치료제도 없다는 것은 놀라운 점이다. 이에 백신과 치료제가 없는 질병 예방에는 스스로가 자신을 감염 매개체로부터 지키는 것이 가장 최선의 예방법이라는 것은 예전과 다를 바 없다. 또한 대수롭지 않게 생각하던 모기나 진드기에 대해서 각별한 주의가 필요한데, 그 이유는 이들이 심각한 전염병의 매개체가 될 수 있기 때문이다. 이들이 많은 곳에 외출한다면, 물리지 않도록 기피제를 사용하거나 피부 노출이 없는 옷을 입어야 할 것이다. 하루빨리 인수공통감염병을 치료하고 예방할 수 있는 의약품이 연구 및 개발되기를 바란다.

최근 범지구적인 큰 피해로 인류를 위협하고 있는 코로나19에서 또 다른 전염병이 도래할 것이라는 예측들이 돌고 있어 백신, 파맥신 개발의 중요성을 그 어느 때보다는 실감하는 계기가 되고 있다. 이와 함께 질병 예방의 골든타임으로 생활 속에서 확인해두면 좋을 점이 있어 말해보고자 한다. 결핵, 간염, DPT 등등 14종 국가필수예방접종 관련 기록이 담긴 예방주사 접종 카드를 소지하는지, 혹 너무 오래전이라 보관되어 있지 않다면 어른들에게 물어보고 확인해 놓는 것도 좋을 것이다. 그리고 매년 가을 환절기부터 시행하는 독감 예방주사의 접종도 자신의 몸 상태에 따라 선택하는 일도 건강을 지키는 하나의 방법이 될 수 있다. 이외에 나이, 감염 병력, 병원체 노출 정도, 환경 등을 고려하여 백신의 접종 여부를 결정하는 마음가짐도 자신의 건강을 지키는 골든타임에 중요한 요소가 되지 않을까 생각해본다.

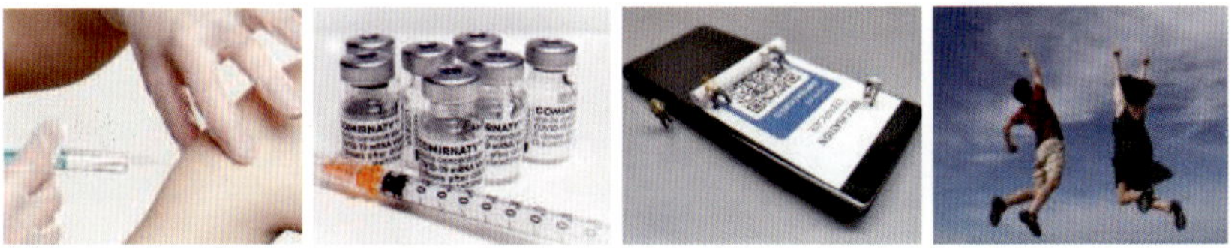

그림 6-9. 건강을 지키는 골든타임의 중요한 요소들

환경호르몬 죽음의 덫이라고?

환경호르몬의 정체

환경호르몬 & 인체 건강

생활 속 환경호르몬

다이옥신 이야기

환경호르몬 대첩

Right now! 내일이면 늦으리

환경호르몬과의 21세기형 결자해지

친환경 플라스틱

AI 인공지능 접목하기

첨단의 수중 로봇 기술

미생물 이용하기

이외 : 컬러 센서와 세라믹볼 이용하기

바디버든↓ 골든타임

환경호르몬에 대한 인체의 경고

7장 바디버든 줄이기: 환경호르몬 죽음의 덫!

7장 / 바디버든 줄이기: 환경호르몬 죽음의 덫!

: 환경호르몬 죽음의 덫이라고?

√ 환경호르몬의 정체

환경호르몬이라는 이름은 이들의 화학적 구조가 생체 호르몬과 비슷해 몸속에서 마치 천연 호르몬처럼 작용하는 경우가 많아 붙여졌다고 할 수 있다. 학자에 따라서는 약물성, 자연성, 환경성 환경호르몬의 3영역으로 나누기도 하나, 작용 패턴을 둘로 구분하는 이론에 따르면, 먼저 가짜 호르몬이 진짜인 것처럼 행동 → 몸속 세포 물질과 결합 → 비정상적인 생리작용 초래하는 'mimic 모방'과 가짜 호르몬이 진짜가 작용하는 역할을 완전히 뺏는 'blocking 봉쇄'가 있다. 대부분의 환경호르몬은 이 두 방식을 모두 하는 일종의 교란 물질이다.

전문용어로는 '외인성 endocrine disrupting chemicals 내분비 교란 화학물질' 또는 '내분비계 endocrine disrupters 교란 물질'로 동물이나 인체 내에 들어가서 내분비계의 정상 기능을 방해하거나 혼란케 하는 화학물질을 뜻한다. 이들은 생태계 교란 및 인간의 생식기능↓, 기형, 성장장애, 암 등을 유발하는 물질로 지목되며, 20세기 말부터 지속적인 세계적 반향을 일으키고 있다. 생태계는 한번 파괴되면 다시 되돌릴 수 없고, 생물 종에 위협이 될 수 있다는 경각심을 일으켜 해결해야 하는 환경문제로 등장하여 지금까지 논쟁이 되는 뜨거운 토픽이다. 거시적으로는 생태계에 끼치는 부정적인 영향이 막대하고, 미시적으로는 생명체 호르몬계에 악영향을 미쳐 호르몬 합성/방출/수송, 수용체 결합과 신호전달.. 다양한 과정에 관여하면서 각종 교란을 일으킨다. 이는 생태계는 물론 개개인에게도 영향을 주며, 다음 세대로 이어지면 생물 종의 성장억제와 생식 이상 등을 초래하는 골칫거리가 된다.

: 환경호르몬 & 인체 건강

√ 생활 속 환경호르몬

죽음의 덫 환경호르몬 - - 환경호르몬으로 추정되는 물질로는 각종 산업용 원료 소재, 살충제/농약.. 화학물질, 유기 중금속류, 선박 방오도료/TBT 유기주석화합물, 사용 금지 DDT, PCB, 다이옥신류, 기타 식품/식품첨가물, 식물성 phytoestrogen 피토에스트로젠, 의약품 합성 에스트로겐류 등등 아주 많다. 오늘날 흔히 듣는 다이옥신은 쓰레기 소각장에서 태우는 피복된 전선/페인트 성분 함유물.. 산업 소재 화합물 등에서 발생하는 대표적 환경호르몬이다. 더 가까이에는 음료수 캔의 코팅물질.. 비스페놀 A, 합성세제 원료 알킬페놀이 있고, 1회용 컵라면 용기인 스티로폼의

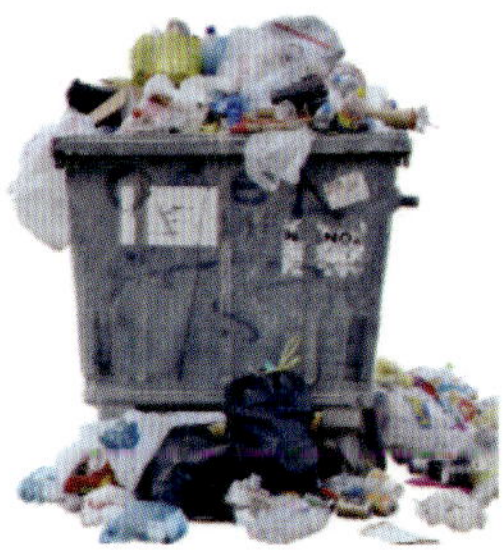

그림 7-1. 플라스틱 쓰레기

스틸엔 이성체 주성분도 환경호르몬으로 강력히 추정되고 있다. 국제적으로는 세계야생동물 보호기금 목록-67종/일본 후생성-143종/미국-73종.. 대략 280종 이상의 화학물질을 환경호르몬으로 규정하고 있지만, 앞으로 더 늘어날 소지는 얼마든지 많다.

▶ 환경호르몬 발생에 대하여

현대 사회의 산업화로 생활이 풍요롭고 편리한 장점은 있으나, 반대로 1회용품 소비가 늘어났고, 폐기물 생산량은 증가추세 일로에 있다. 여기에 코로나19 사태로 사람들이 실내에 머무르는 시간이 많아지고 재택근무 등으로 근무 패턴과 식재료/배달 음식의 주문 생활화로 쓰레기 방출량은 기하급수적으로 늘어나고 있다. 보고서에서는 세계에서 배출되는 도심/고형 폐기물은 계속 늘어나 하루 2015년 350만 톤 → 2025년 610만 톤 → 2100년 1,200만 톤에 달할 것으로 추정돼 있어 향후 폐기물 처리는 심각한 수준에 이를 것으로 예측된다. 폐기물 대부분은 매립이나 소각 처리되지만, 그 처리에서 발생하는 경제적, 사회적, 환경적 문제점은 불을 보듯 뻔하다. 폐기물 소각 시엔 CO/NOx/SOx/VOC/PCDD/PCB/중금속 화합물.. 다양한 오염물질이 방출되고, 특히 발암물질 PCDD 다이옥신이 다량 배출되기 때문이다. 다이옥신의 유독성은 이미 수십 년 전부터 알려져 이에 대한 경각심은 매우 높다.

▶ 환경호르몬과 인체

환경호르몬은 남녀노소를 가리지 않고 인체에 직접 또는 간접적으로 영향을 끼쳐 암, 당뇨/비만.. 대사장애, 인지장애/치매/과잉행동.. 신경 장애 등의 부정적인 결과를 유발할 수 있다. 극히 소량에 노출되어도 어린이/환자/노인.. 취약 대상에게는 더 강한 영향을 줄 수 있다. 어린 시기에 노출되면 신체 발달에 영향을 줄 수도 있고, 그 영향이 바로 나타나는 것도 아니어서 그 위험은 항상 잠재적이다. 인체 흡수로 누적효과가 있고, 혼합물인 경우엔 예견 불가능하고 심각한 피해를 줄 수도 있다.

환경호르몬은 생체 내 호르몬의 합성, 방출, 수송, 수용체와의 결합, 수용체 결합 후의 신호전달 등 다양한 과정에 관여한다. 그 과정에서 각종 형태의 교란을 일으켜 생태계 및 인간에게 영향을 발현하며, 차세대에선 성장억제와 생식 이상 등을 초래하기도 한다. 이를 요약한 환경호르몬의 작용기전은 ①~④에서 비교할 수 있다.

① 정상 호르몬인 것처럼 표적세포 수용체와 결합 → 정상적인 반응을 유도하는 경우
② 호르몬 수용체 결합 부위 봉쇄 → 정상 호르몬과 결합 불가능 → 호르몬 작용 차단의 경우
③ 정상 호르몬과 화학적으로 유사 → 호르몬 수용체 결합 → 비정상적 생리작용 초래하는 경우
④ 정상 호르몬의 대상 & 합성 → 비정상적 반응 유도하는 간접작용의 경우 등이다.

▶ 환경호르몬 위해 사건들

환경호르몬으로 인한 부작용으로는 생식기능의 이상, 성비 불균형, 호르몬 분비 불균형, 면역 기능 저해, 유방암/전립선암 암 발생 증가 등을 들 수 있다. 21세기 들어오기 전에 이미 많은 나라에서 환경호르몬에 의한 사건들이 발생하여 다음 조사에서와같이 그 심각성이 알려졌다.

- **일본** 1998년/다마江 수컷 잉어 30% 정소 이상, 1998년 가자미 ♀화 현상
  1998년 20대 남자 34명 중 1명의 정자만 각종 WHO 기준 충족
- **북미 5대 호수** 1970년대 이후 야생동물 생식 이상
- **미국** 폴리염화비닐 PCB 노출된 태아 → 성기 왜소화
  거북알 PCB 노출 → 모두 ♀만 탄생
  쥐에 여성호르몬 주입 시 ♂ → 전립선암, ♀ → 자궁암 빈발

플로리다 - 1970년대 성기 함몰된 퓨마 대량 발견, 1991년 악어 & 거북 정자 급감
1992년 제지공장 하류 담수어 ♀♂ 동체 급증

- **영국** 1990년 오염 하천 ♂ 물고기의 여성호르몬 양이 일반 하천의 ♀ 호르몬 양과 같아짐
1991년 ♀♂ 동체 잉어 대량 발견
- **덴마크** 1992년 지난 50년 동안 남자 정자 수 반감

▶ 얼마나 환경호르몬에 노출되어 있나…?

국내의 한 연구소가 일상생활에서 흔하게 사용하는 물건을 대상으로 환경호르몬 용출을 실험한 결과, 코팅된 캔, 컵라면 용기, 젖병/치아발육기, 유아용 장난감, 플라스틱 식기류, 식품 포장용 랩 등에서 남성의 생식기능↓ 환경호르몬이 다량 검출됐다. 이 같은 사실은 한 환경화학연구소가 최근 의뢰를 받고 수행한 조사에서 최초로 이들이 드러났다. 치아발육기, 유아용 장난감에서 플라스틱 가소제로 쓰이는 디에틸헥실프탈레이트/일명 DOP DEHP와 디부틸프탈레이트 DBP가 검출되었고, 물이든 유아용 젖병을 전자레인지에서 5분간 끓인 뒤 검사한 결과 생식기 질병/불임 유발로 엄격한 사용 규제 비스페놀 A가 다량 검출됐다고 밝혔다. 비스페놀 A는 젖병, 음료 캔, 식품 용기에서 검출될 것이 확실시된다고 연구소는 밝혔다. 캔 코팅제/커튼 방염 처리제로 사용 비스페놀 A는 국내에서 연간 사용량이 DEHP에 이어 사용량이 2위를 차지하는 물질이다. 식품 포장용 랩에서도 노닐페놀과 DOP 등의 벤젠류 발암물질들도 함께 검출됐다.

▶ 대표적 환경호르몬

1 비스페놀A

- 벤젠 고리에 알콜기 달린 페놀 2개로 구성된 방향족 화합물
- 내분비장애와 돌연변이 유발
- 음료/통조림.. 캔 등의 내부 코팅제, 병마개, 카드 영수증에도 존재
- 아토피, 천식, 성조숙증, 유방암, 발달 장애 유발

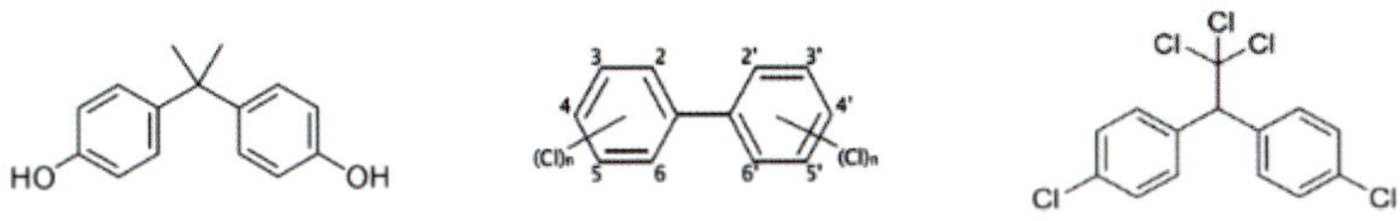

그림 7-2. 대표적 환경호르몬(좌-비스페놀A, 중앙-PCB, 우-DDT)

2 폴리염화바이페닐(PCB)

- 물에 불용성, 유기용매에 녹는 안정된 유기화합물
- 토양/해수에 오래 잔류, → 사용 및 제조 금지
- 다이옥신과 구조 유사 → 유사한 독작용, 간/피부 상해
- PCB 생산은 1970년대 중반 금지 & 이성질체 형태로 사용 → 오염물질은 환경과 인체조직에서 일상적으로 검출

3 DDT

- 유기 염소화합물
- 대표적 인체 내분비계 교란 물질
- 살충제로 여러 생물 종에 피해 유발, 독성의 발암물질
- 현재 일부 국가에서 농약으로 사용하나 많은 나라에서 사용금지!

4 과불화화합물(PFC)

- 자연에는 없는 합성수지
- 코팅된 조리 용기, 종이/랩.. 즉석식품 포장재
- 장기간 체내에 잔류하며 잘 분해되지 않음
- 발암성, 면역 체계 기능 교란 초래
- 높은 지용성

5 다이옥신

- 염소화합물로 주로 유기화합물 연소에서 발생
- 에스트로겐/프로게스테론 성호르몬 농도 변화 유발 → 여성 생식능력에 영향 미침
- 매우 강력한 발암물질

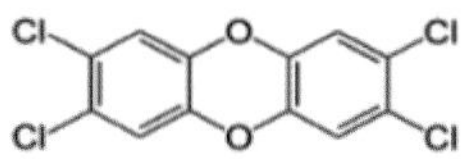

그림 7-3. 다이옥신 화학 구조

√ 다이옥신 이야기

다이옥신은 산소 2개를 포함하는 벤젠 고리에 염소를 포함하고 있는 200여 종 이상의 이성질체 화합물이다. 화학 구조는 매우 안정되어 상온에서 무색의 결정으로 존재하며 극성이 없어 물에 잘 녹지 않는다. 다이옥신은 분해가 잘 안 되는 강한 독성의 위험한 화학물질로 지방에 잘 녹는 지용성으로 일단 체내로 들어가면 땀이나 소변으로도 배설되지 않고 인체 내 반감기 7~12년 지방조직에 축적된다. 다이옥신 중 가장 유독한 형태는 2,3,7,8-TCDD 2,3,7,8-사염화다이옥신이다.

다이옥신이 발생하는 원인은 다양하나, 주로 염소를 포함하는 유기화합물의 연소로 만들어진다. 폐기물/쓰레기 소각, 제초제 생산, 종이/펄프산업.. 염소 표백과 살균공정, 금속 제련 등 다이옥신 유래 물질의 합성이나 제조 및 공업 공정 등에서 나온다. 일상생활에서 검출되는 다이옥신은 ~90% 대부분이 쓰레기 소각로에서 라디칼 반응에 의해 발생하는데, 낮은 온도에서 불완전 연소 시 더 많이 방출된다.

다이옥신은 food chain 먹이사슬을 통해서 인체로 들어오는데, ~97%↑ 대부분은 음식을 통해 들어오고, ~3%↓ 나머지만 호흡기를 통해 유입된다. 가장 일반적인 경로는 소/돼지/닭고기.. 육류나 우유에 있는 지방에서 흡수하고, 호흡기 흡수는 가장 일반적인 것이 담배 연기이다. 다이옥신은 인간이 만들어낸 독 중 가장 활성도가 높은 맹독성 화학물질로 TCDD.. 다이옥신은 수용체 결합 후 효소분해 되지 않고 DNA와 결합 → 유전정보 교란 → 세포분열 및 성장에 이상을 초래한다. 주로 에스트로젠 관련 내분비계에 작용하여 독성을 나타내며, 독성연구는 주로 TCDD 중심으로 진행되어 있다. TCDD 축적은 피부질환, 면역력 감소, 기형아 출산, 생식기 기형, 암/백혈병 유발, 자연 유산 등으로 이어질 수 있다는 연구 결과들이 계속 발표되고 있다.

▶ 전쟁, 그리고 다이옥신

다이옥신에 의한 사고는 20세기 중반 이후 종종 알려지곤 하였다. 예로 이탈리아 화학공장에서의 1976년 누출사고로 동물의 떼죽음과 인체 손상 사고, 유명인사 2004년 암살 시도, 베트남 전쟁 등을 들 수 있다. 하지만 역사상 최악의 환경호르몬 피해가 발생한 것은 베트남 전쟁에서의 고엽제 살포! 다이옥신과 베트남 전쟁은 떼래야 뗄 수 없는 관계에 있다. 전쟁 당시 전략상의 이유로 수풀이 우거진 현지의 자연을 다이옥신 계열의 '에이전트 오렌지' 고엽제를 다량 살포해 훼손하여 최악의 환경호르몬 피해가 크게 발생한 것이다. 그리고 고엽제에 노출되었던 참전 군인들은 물론, 지역의 민간인들에게 많은 피부병/암/기형 발생/유산.. 장애와 질병을 일으켜 수십 년 동안 그리고 후세에 이르는 피해가 나타나고 있다.

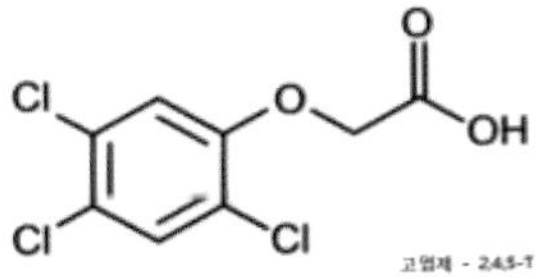

고엽제 - 2,4,5-T

그림 7-4. 고엽제-2,4,5-T

일단 인체에 축적된 다이옥신은 지방조직에 녹아든 후엔 좀처럼 체외로 배출되지 않는다. 조사에 의해 살포한 지 반세기 이상이 지난 오늘까지도 지역의 일부 주민의 몸에서는 다이옥신이 높은 농도로 발견되고 있음이 밝혀진 바 있다. 또 다른 조사에서는 군 기지 내 고엽제 보관창고 토양에서 100 ppt↑ 다이옥신이 검출되기도 하였다.

※ 참고 : ppm = parts per million/백만 분의 1 농도

ppb = parts per billion/10억 분의 1 농도

ppt = parts per trillion/1조 분의 1 농도

▶ 베트남전 고엽제 문제

전쟁 참전 후, 귀국한 많은 미국의 군인들 가운데 정체를 모르는 질병이 암/피부염/마비/신경증.. 여러 증상을 보이며 번져 문제가 되기 시작했고, 오랜 기간의 고엽제소송 소송을 거친 끝에 고엽제가 이런 증상을 일으킨 주체라는 결과를 받아냈다. 관련 조사에 의하면, 고엽제 살포 지역 종군한 경우, 다른 지역에 있던 사람보다 암 발생 빈도가 임파선암 110%/폐암 58%/연조직 육종암 8배 월등히 높게 나타났다. 종전 20여년 경과 1988년 조사 당시 재향군인의 지방조직 내 다이옥신은 41.7 ppt, 혈액엔 46.3 ppt에 달해 일반인 체내 다이옥신 농도 4.3 ppt에 비해 10배 정도 높은 수치를 보였다. 그리고 다이옥신이 태아 기형의 원인이 됨은 앞서 실험쥐 동물실험으로 확인된 바 있고, 이 결과는 인체에서도 똑같이 발생해 베트

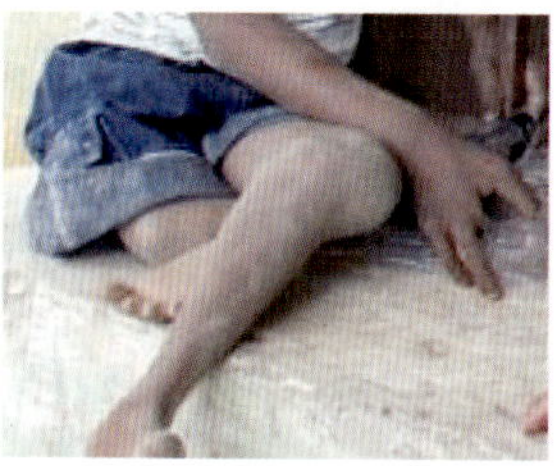

그림 7-5. 수족의 기형

남 여성들의 임신에서 증명이 되었다. 기형 및 다양한 선천적 장애가 나타나는 불행한 일이 벌어진 것이다.

베트남 참전의 경우가 아니어도 일반적인 다이옥신에 의한 이상 증상은 인체에 폭넓게 건선/염증.. 피부 이상, 자궁내막증, 뇌 영향, 유방 건강 위협, 당뇨 등이 표출된다. 특히 유방의 경우, 쥐 실험에서 유방은 외부 화학물질 노출에 훨씬 민감한 반응을 하며, 유선 발육 초기 환경호르몬 노출 시 → 모유 생성 기능↓ & 유방암 발병↑ 결과를 보였다. 동물실험을 통해 유방 발육 지장 및 유방암 발병률↑물질은 다이옥신임을 알려 재차 다이옥신이 가장 강력한 발암물질로 암 발생을 높임을 인식하게 하였다. 암을 유발한다는 사실은 많은 동물실험을 통해 계속 입증되며, 간/폐/피부/연조직/갑상선.. 다양한 장기에 암을 일으키는 것으로 알려졌다. 2020년 최근 밝혀진 다이옥신과 건선의 관계 연구에서는 일단 발병하면 회복-악화-회복-악화 지속 반복 → 만성염증성 피부질환으로 변한다는 결과가 있다. 실험을 통해 건선의 피부에서 다이옥신이 민감 반응하고, 미세먼지.. 환경적 요인과 함께 이상 작용 동반 → 만성적 피부 염증 반응 → 건선으로 발달한다는 것을 밝혀냈다.

다이옥신의 최대 발생원은 폐기물 소각로로 투입구로 들어온 폐기물은 소각로에서 1차와 2차로 태워지고, 2차 연소실에서 완전 연소와 함께 에너지를 교환한다. 연소에서 발생한 가스는 후처리 공정을 통해 산성의 가스, 다이옥신/중금속.. 기타의 불순물, 입자상물질 및 질소산화물 등을 제거하고 최종 굴뚝으로 배출된다. 폐기물 소각로에서의 다이옥신 배출은 국내·외적으로 엄격히 규제되고 있고, 우리나라는 1999년부터 소각시설에 대한 규제를 시작했다. 다이옥신의 발생을 막는 가장 좋은 방법은 도시형 폐기물을 줄이는 것으로 1회용품 사용 자제, 사용 중인 물건의 재활용 등을 적극 행동으로 옮기기 등도 큰 도움이 된다. 후세에 물려줄 지구를 지키는 사소하지만, 의미 있는 이러한 행동은 이후 더 풍요로워지는 삶으로 부메랑이 되어 우리에게 온다.

▶ 스스로 조심하는 방법

다이옥신은 대기/수중/토양.. 주변 많은 곳에 존재하지만, 주로 음식을 통해 인체에 들어온다고 한다. 미국의 경우, 소고기와 유제품을 통해 ~60% 다이옥신이 섭취되고, 우리나라의 경우에는 고등어/갈치.. 생선에서 다이옥신을 많이 섭취한다고 한다. 피해를 줄이는 방법에는 육류보다는 곡류, 채소, 과일 먹기, 플라스틱 사용 줄이기, 다이옥신 체외배출을 위해 녹차 많이 마시기, 천일염 섭취하기 등은 해로운 환경호르몬으로부터 자신을 건강하게 만드는 스스로 조심하는 지름길이 된다.

: 환경호르몬 대첩

√ Right now! 내일이면 늦으리

우리는 환경호르몬으로부터 얼마나 안전한가?

우리나라 국민이 하루에 섭취하는 다이옥신의 양이 WHO 권고 기준에 육박하고 있는 것으로 나타나 주의해야 할 것으로 보인다. 과학기술의 발달로 생활의 편리함을 누리는 대가는 눈에 안 보이는 사이에 우리를 조금씩 서서히 죽음의 덫 속으로 다가가게 만들고 있다. 환경호르몬이라는 상대는 너무나도 일상적이어서 피하거나 막는 것이 거의 불가능하기 때문이다. 자연의 원시적 생활양식으로 돌아가지 않는 한 누구도 환경호르몬의 위험에서 벗어나지 못한다는 것은 모두가 잘 알고 있다. 현재의 편리함을 받으면 공기, 물, 음식, 식자재, 모유, 가정용품, 의약품, 의료용구 등 일상생활 속의 모든 것에서 끊임없이 환경호르몬이 배출될 수 있기 때문이다. 사람은 스스로 자기를 지킬 수밖에 없다, 예를 들면, 1회용품 사용절제, 컵라면에 뜨거운 물을 직접 붓지 않기, 전자레인지 가열 시 비닐랩으로 싸지 않기, 플라스틱제 젖병/장난감 사용 자제, 산폐 기름 사용하지 않기, 그리고 환경오염이 있는 곳 피하기 등 환경호르몬에 노출 또는 직접 접촉을 최대한 막아야 한다. 어느 보호단체로부터 얻은 환경호르몬으로부터 인체 보호하는 일상생활 속에서의 요령을 참고해보기로 하자.

▶ 환경호르몬 피하는 6가지 생활수칙

1. 유기농산물 먹기 >>> 국내 추정 환경호르몬 중 농약 41종/67개 ~61%↑ 차지
2. 아기에게 모유 수유하기 >>> 플라스틱 분유병의 주재료는 폴리카보네이트로 그 원료는 바로 비스페놀 A. 아기에게 최상의 식품 모유를 먹이도록 하자. 분유 수유가 불가피하면 유리 젖병을 사용하는 것이…!
3. 플라스틱 제품 사용 자제 >>> 플라스틱 용기 內 뜨겁고/기름진 음식 → 환경호르몬 나올 확률↑. 유아용 장난감도 나무로 만든 제품 택하거나 불가피하면 상대적으로 안전한 폴리에틸렌, 폴리프로필렌 제품 선택
4. 쓰레기 최소화 >>> 플라스틱 쓰레기 연소 시 다이옥신 방출 & 산업폐기물 처리장 침출수에서도 환경호르몬 용출됨. 쓰레기 분리수거와 부피 줄이기 최대한 실행
5. 플라스틱 용기 전자레인지에서 사용 금지 >>> 컵라면 전자레인지로 조리하지 말기 & 내부 코팅제에서 비스페놀 A 나오는 음료수 캔 데워먹지 않기
6. 염소 표백한 세정제/위생용품 사용 자제 >>> 염소제 표백 휴지/위생용품보다 표백이 덜 된 제품이 건강에 이롭고 소각할 때 다이옥신 적게 배출

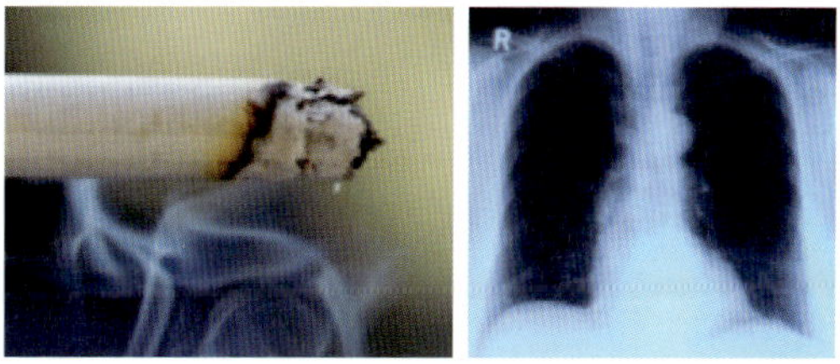

그림 7-6. 흡연(좌)으로 손상된 폐(우)

▶ **우리를 지키는 방법들에는…**

환경호르몬으로부터 우리를 지키는 하나의 방법은 위에 언급하였듯이 환경호르몬일지도 모른다고 의심이 가는 재료에 접근하지 않는 것이다. 그러나 너무나 가까이 있는 재료라면 아무리 의심이 가더라도 피하는 데에는 한도가 있다. 그렇다면 그 재료를 안전한 재료로 바꿔야 한다. 어떠한 대체 재료가 연구되고 있을까?

가장 많이 연구되는 것은 소각할 때 다이옥신류의 발생을 없애는 탈염소화 재료, 즉 염소를 포함하지 않는 재료에 관한 것이다. 가정에서 자주 쓰거나 접하는 제품들이 어떻게 바뀌고 있는지 살펴보면,

- **랩 필름의 원료** 염화비닐리덴/염화비닐의 공중합체 이전과 달리 현재는 내열성/점착성 뛰어난 비염소계 필름이 개발되어 일부 판매 중
- **벽지** 염화비닐 → 폴리에틸렌 부직포가 그 대체 재료로 개발됨
- **패트병 라벨** 염화비닐 → 폴리스틸렌 수축필름으로 대체 중
- **통조림 내면 코팅제** 비스페놀 A 용출량 낮추는 라미네이트 캔 개발 중
- **소각로 개량** 소각재 처리와 소각으로 발생한 재를 안전하게 처리하는 방법 개발

환경호르몬과의 21세기형 결자해지

√ 친환경 플라스틱

플라스틱은 잘 썩지 않고 저렴하며 가벼워 많은 곳에 사용되는 물질로 산업의 발전과 생활의 질을 높이는 데 크게 이바지했다. 하지만 이런 장점과 달리, 사용 후 폐기과정은 골칫거리로 부메랑이 되어 돌아온다. 매립과 분해 과정에서 발생하는 미세플라스틱/온실가스/독성물질/VOCs.. 환경호르몬 등은 환경오염의 문

제가 된다. 이에 세계 각국은 해 없는 편리한 재활용과 저렴하며 기존 플라스틱의 장점을 그대로 갖는 친환경 플라스틱 소재 개발에 몰두하고 있다.

Bioplastic 바이오플라스틱은 광합성의 결과물인 바이오매스로부터 유래된 플라스틱으로 최근, 그 일종인 생분해성플라스틱에 관한 관심이 지대하다. 생분해성플라스틱은 미생물에 의한 분해 작용으로 물과 이산화탄소, 메탄가스 등으로 완전분해 되는 플라스틱이다. 장점으로는 재활용과 매립 시 분해가 가능, 소각 시 유해 물질의 배출 없음, 기존 플라스틱보다 낮은 발열량 등이 있다. 생분해성 플라스틱은 바이오매스의 여러 물질의 혼합처리 과정을 통해 만들어지는데, 대표적인 것은 polylactic acid PLA로 전분 → 당화 → 발효 → 젖산 → 중합하여 제조된다. 이 바이오매스 유래 플라스틱은 기존 플라스틱 생산 기술을 그대로 쓸 수 있어 화학/바이오.. 관련 기업에서 활발히 연구 개발하고 있다. 특히, oxo-biodegradable 산화생분해성 플라스틱은 기존 플라스틱에 바이오매스나 분해제/촉진제.. 화학물질 첨가 → 분해 촉진 → 완전분해까지의 분해 기간을 1~5년 단축할 수 있는 장점을 지닌다. 물론 생분해성플라스틱 제조에도 취약성과 한계점도 있어 기존의 플라스틱에 소재를 결합하여 물리적 특성을 보완한 복합 형태의 탄소저감형 바이오 플라스틱들이 개발되고 있다.

• 따뜻한 물 닿으면 사라지는 생분해성 플라스틱

생분해성 플라스틱은 원료의 특성에 의해 땅에 묻으면 썩어서 사라지는데, 짚/톱밥/식물성 기름.. 식물성 재료 중 주로 옥수수 전분에서 유래 PLA가 쓰인다. 공기가 잘 통해 용기 내 식자재가 더 신선하게 유지되고, 뜨거운 음식을 넣거나 아기가 빨거나 깨물어도 환경호르몬/중금속.. 유해 물질이 검출되지 않아 안전하다는 평가를 받고 있다. 땅에 묻은 PLA는 온도 58℃↑+ 수분 70%↑ 조건을 갖춰주면 6개월에 걸쳐 90% 이상 분해된다고 한다.

• 바이오 플라스틱의 응용

바이오 플라스틱은 식품, 의료 분야 등 다양한 곳에서 응용되고 있다. 바이오 플라스틱 중에서 가장 많이 사용되는 친환경소재는 옥수수와 옥수수 추출물로 만든 포장재! 물론 왕겨/목분/옥피/박/밀기울/대두피.. 비식용 유기성 폐자원도 생분해가 쉬워 주목받고 있다. 예를 들면, 기존 PET 플라스틱에 사탕수수에서 추출 바이오에탄올을 적용해 만든 일본/식물 소재 페트병 사용 시, 석유사용↓ 효과를 가져왔고, 상용화한 30% 바이오플라스틱+70% 석유기반 혼합 Bio-PET 음료수병인 식물 병은 20여 나라에서 200억 개↑ 판매되어 환경 개선에 도움이 되고 있다.

생분해성플라스틱은 의료 분야에서도 활용된다. 생체분해성 흡수성 고분자는 조직의 재생에 사용되고, 생체적합성이 우수하면 조직 지지체나 봉합사로 쓰인다. 비흡수성 고분자는 생체 작용 후 배설돼야 해서 주로 소화기계 통에 쓰인다. 가수 분해형 생체분해성 고분자는 인공심장/판막/혈관/뼈/신장/췌장/귀.. 다양한 분야에서 기존 플라스틱 소재의 대체물로 사용할 수 있다. 수분, 온도, 미생물 등 다양한 환경 요인에 따라 자가 분해되어 부작용을 최소화할 수 있어 기존의 플라스틱 소재를 대체할 신소재로 주목받는다.

√ AI 인공지능 접목하기

2020년/한국생명공학원 최근 우리나라 연구진이 AI를 도입한 인공 미생물로 바이오센서를 만들어 환경 내 유해 물질을 탐지 및 식별하는 신기술을 개발했다. 합성생물학에서 연구되는 인공 미생물을 이용한 연구로 유해 물질 감지하는 미생물의 다양한 유전자들 조합 → 유전자 회로 구성 → new 바이오센서를 만들어 냈다. 그동안 바이오센서 내 단백질의 오작동은 정확도↓/실용성↓ 기능 저하 요인으로 알려져 있었다. 바이오센서의 경우, 활용 가능한 센서의 수가 한정적이어서 AI 기술의 접목이 난제였으나 이를 인공적인 단백질 변이를 유발하여 극복한 것이다. 연구에서는 여러 변이단백질을 만든 후 다양한 신호들을 얻고 모아 빅데이터를 생성해 AI 지능 모형을 적용한 결과! AI 모형은 11개의 유해 물질을 ~95.3% 수준 정확하게 식별해 기존 단일 바이오센서 40%↓ 정확도를 훨씬 뛰어넘었고, 유해 물질 검출한계도 엄청나게 75배↑ 향상되어 적은 양으로도 검출할 수 있게 되었다. 가히 BT/합성생물학/환경모니터링.. 여러 분야에서 AI 기술의 활용성을 높여가는 계기가 될 것으로 보인다.

√ 첨단의 수중 로봇 기술

서울대학교 공과대학 국내의 연구팀이 종이처럼 얇은 수중 소프트 로봇 기술을 개발해 해양환경을 정화할 방안을 발표했다. 연구진은 얇은 피부 형태의 밀도 분포 제어 기술 신기술 개발로 종이처럼 얇은 구조의 새로운 수중 거동 형태를 만들어내는 데 성공했다. 해당 형태는 '나뭇잎의 낙하운동에서 종이처럼 가볍고 얇은 물체는 공기 저항으로 어떤 추진력 없이도 잘 움직인다'는 점에서 착안하였다고 한다. 물체의 밀도 분포에 크게 좌우되고, 수중 환경에서는 움직임이 더 극대화되는 점, 그리고 열 반응 시 큰 폭의 밀도 변화를 주시해 연성 복합 재료를 얇게 patterning 패턴해 전체 시스템의 밀도 분포 제어에 성공한 것이다.

이 기술은 몸체의 극심한 변형이나 프로펠러 추진 장치 없이도 물속에서 얇은 구조가 나뭇잎 팔랑거림처럼 운동하며 이동할 수 있게 만들었다. 실험에서는 얇은 기름 흡착 시트가 스스로 움직여 기름 유출 구간에 도달하여 오염물질을 제거해냈다. 이 기술은 ㎜~m 다양한 면적에 광범위하게 활용할 수 있어 해양환경 내 오염물질 제거 및 유지에 필요한 여러 기능을 집적시킬 수 있는 잠재성을 가진다. 완성에 이르기까지는 배터리/전자회로 탑재, 흐르는 수중에서의 움직임 제어.. 더 연구되어야 하지만, 향후 환경 유지에 도움을 줄 수중 소프트 로봇의 새로운 가능성을 보여줄 것으로 기대된다.

√ 미생물 이용하기

환경부는 유해 물질인 2019년/국립낙동강생물자원관/환경호르몬 프탈레이트를 제거할 수 있는 신종 미생물 '*Novosphingovium fluvii* 노보스핑고비움 플루비'을 발견했다고 밝혔다. 강 하천에서 발견된 신종 미생물은 원핵생물로 1년간 프탈레이트 분해력 실험에서 다양한 종류의 프탈레이트를 분해할 뿐만 아니라 폭넓은 10~4,000ppm 농도 조건에서도 그 능력이 뛰어난 것으로 나타났다. 기존에 알려진 미생물/*Rodococcus* 로도코커스는 프탈레이트 1,000ppm 분해에 50% 정도 수준으로 10일간 소요했는데, 신종은 5일 만에 오염된 프탈레이트를 100% 분해하여 미생물을 이용한 환경호르몬 제거기술로 손색이 없다는 평이다. 참고로 프탈레이트는 비닐이나 플라스틱 유연성↑ 특성 있어 가소제로 사용돼 화장품 용기, 장난감/완구 용품 제조에 쓰인다. 하지만 인체 생식 및 면역 기능↓, 암 발생↑ 환경호르몬으로 독성이 있어 함유량 0.1% 초과 불가 사용량을 제한하고 있다. 이런 미생물의 유기물 분해 기술을 쓰면 향후 가정에서 환경호르몬을 제거할 수 있는 좋은 아이템이 되리라 기대된다. 이외 국내의 바이오미라클 기업이 다이옥신 화합물 분해 능력 있는 미생물 *Trametes* 트라메테스속 균주를 새로이 발견해 이 또한 기대를 모으고 있다.

√ 이외 : 컬러 센서와 세라믹볼 이용하기

컬러 센서와 세라믹 볼을 이용한 환경오염 개선 방법이 눈에 띄어 소개하고자 한다.

① Color sensor 컬러 센서 - - 환경호르몬 닿으면 색 변하는 센서 응용 → 오염 여부 육안 식별 → 컬러 센서 디스플레이 제작 가능성이 있을 것으로 보인다. 2020년 국내 연구팀이 바이러스 박테리오파지를 얇게 코팅한 후 0.11초 빠른 반응 속도를 구현해 컬러 센서의 실용 가능성을 높일 수 있는 연구결과를 Advanced Science 전문학술지에 발표하였다. 환경호르몬.. 유해 물질을

직관적으로 감지할 수 있는 차세대 웨어러블 기기로써 활용할 수 있을 것으로 전망했다.

② Ceramic ball 세라믹 볼 - - 또 다른 처리기법은 2021년 국내의 한 기업이 자체 개발한 세라믹 볼로 생활 쓰레기 소각 시 발생하는 문제점을 해결하는 방안이다. 즉, 배출되는 생활 쓰레기들을 파동 있는 '세라믹 볼' → 탱크 內 투여 → ~270℃↓ 일정 조건에서 세라믹 볼 파장 이용한 분해를 거친다. 이 기술은 오염물질의 발생은 없고 배출 설비가 별도로 필요치 않아 매우 친환경적이라고 한다. Regenerated Green Oil/R.G.O 기술 고유의 기술과 다단계 정제과정을 통해 산업용 경유가 생산되어 쓰레기 매립이라는 환경오염과 다이옥신까지 해결하는 방안으로 관심을 받고 있다.

: 바디버든↓ 골든타임

√ 환경호르몬에 대한 인체의 경고

세계가 중점을 두고 있는 문제점 중 하나는 환경오염 문제이다. 코로나19로 인해 많은 생활 쓰레기 특히 플라스틱/비닐.. 일회용품 사용이 급증하면서 늘어난 쓰레기를 처리하기 위해 수많은 기업과 단체 등이 해결하고자 노력하고 있다. 쓰레기 매립지는 이미 포화상태로 내일의 쓰레기를 해결하는 데 걱정이 되는 부분이다. 달리는 소각 방법이 있지만, 폐비닐/폐플라스틱.. 생활 쓰레기를 소각하면 맹독성 다이옥신이 발생하여 주변 환경과 사람들에게 악영향을 끼치게 된다. 많은 나라가 이를 예방하고 해결하기 위해 힘을 쏟고 있다.

이처럼 전 세계적으로 다이옥신류와 같은 미량의 잔류성 유기 오염물질이 사회적으로 큰 문제가 되고 있다. 환경호르본은 단순히 화학이나 생물학, 환경학 분야에서 해결해야 하는 한정된 문제가 아니다. 이들 분야는 물론, 의학, 공중보건학, 공학, 경제학, 사회학, 나아가 철학에 이르기까지 포함하는 커다란 난제이기에 작게는 개인, 가정, 지역사회에서부터 모두가 포함되는 지역사회나 나라에 이르기까지 어디에 국한되지 않고 범지구적인 생각으로 해결의 실마리를 찾아야 한다. 가장 우선시 되는 것은 꼭 사용해야 하는데 해로운 환경호르몬이 배출되는 경우, 이를 대체할 물질의 개발에 더욱 박차를 가해야 한다는 것! 만일, 그 사이에 이 양면성의 화학물질을 반드시 사용해야 한다면, 환경호르몬 방출을 최소화하는 방법의 현명한 사용으로 그 피해를 최대로 적게 해야 한다는 것!

우리 가운데 일부는 유해 물질에 관해 관심이 없거나 잘 모르고 있어 환경호르몬에 관한 민감도가 그리 높지 않고 무심한 경향이 있다. 코로나로 인한 일상적인 주문-배달 문화로 일회용 플라스틱 제품의 사용이 급격히 늘어나 쓰레기 문제가 큰 쟁점이 되나 아직도 남의 일로 생각하는 사람도 적지 않다. 도심이나 촌이나 또 어떤 곳은 공장 밀집 지역이나 산업단지 등에서 방출하는 유해 물질의 위험에 무방비 상태로 노출되는 경우도 어렵지 않게 볼 수 있다. 하지만 달리 일각에서는 자연에 대한 높은 관심과 환경에 대한 인식변화로 점차 개발과 지역발전보다는 한번 파괴되면 돌이킬 수 없는 것이 자연이라는 것을 인지하며 생태계 파괴, 지구온난화 기후변화, 환경호르몬을 3대 환경문제로 받아들이며 개선에 노력을 기울이고 있다. 의식 있는 현대인들은 매스컴에서 사회적 이슈로 신속히 해결해야 하는 문제로 떠들썩한 환경호르몬에 대해 알아야 할 때가 이미 지났다고 말하기도 한다.

No, no, no~! 그렇지 않다 지금도 늦지 않았음을 상기하자. 그렇게 문제가 되는 다이옥신에 대해서도 배출 저감을 위한 최신 기술들이 나오고 있지만, 가장 원초적인 것은 폐기물의 양을 줄이기 위한 의식과 노력이다. 개인적인 수준에서는 앞에 언급한 일상 속에서 환경호르몬 피하기 수칙 등을 잘 지켜 평소에 자신과 주변을 유해 물질로부터 보호하는 습관을 갖는 것도 중요하다. 인체에 미치는 환경호르몬의 피해는 앞에서 다룬 심장에서처럼 하루아침 짧은 기간에 나타나는 것이 아니라 오랜 시간을 두고 서서히 다가온다. 평소 자신의 생활 습관이 '인체 지킴이' 역할에서 실제 큰 영향을 미칠 수 있기에 의식하고 노력해야 한다. 이것이 바로 바디버든 줄이기의 골든타임을 찾는 길이기도 하니까…! 본 장에서는 환경호르몬에 대해 그 정체는 무엇인지, 인체엔 얼마나 해로운지, 새로운 기술 개발로 대처하는 방안은 없는지…? 등등 일명 '죽음의 덫'이라 부르는 걱정투성이의 환경호르몬에 대해 마음을 담아 알아보는 계기를 마련하였다.

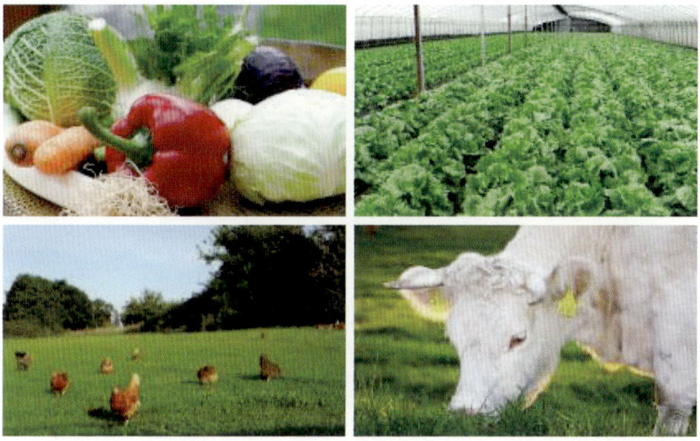

그림 7-7. 환경호르몬 피하고 바디버든↓ - 유기농법으로 키운 농축산물

신비의 뇌 대용량 생체컴퓨터?

뇌 이야기: 기억의 저장창고

뇌와 정보 처리

뉴런, 신경세포의 연결망 network

◦ 뇌의 구조와 기능

◦ Neuron 신경세포

기억력의 비밀

알츠하이머

기억력의 열쇠

습관의 추억: 기억력↑ vs. 기억력↓

뇌 관련 신기술

뇌 뉴런 칩

뇌 오가노이드

인공 뇌 인공 뉴런

Neuralink 뉴럴링크

휴먼브레인프로젝트 The Human Brain Project

뇌 기능의 골든타임

8장 신비의 뇌 기억력의 비밀 : 알츠하이머

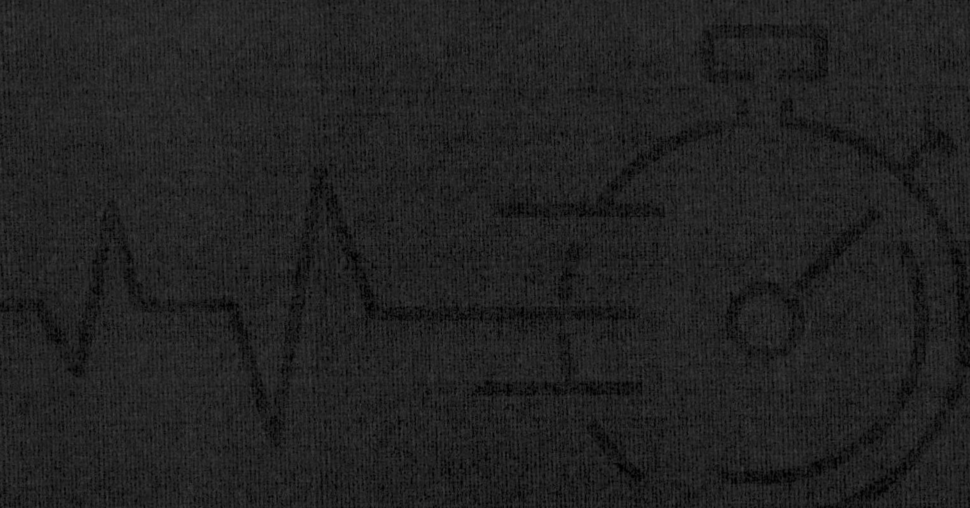

8장 / 신비의 뇌 기억력의 비밀 : 알츠하이머

: 신비의 뇌 대용량 생체컴퓨터?

√ 뇌 이야기: 기억의 저장창고

현재 인류의 뇌 용량은 1,500㎖로 최초 인류 오스트랄로피테쿠스 조상의 뇌용량 500㎖보다 주목할 만큼 크게 진화해왔고, 지구상에 존재하는 생물 중에서 뇌 용량과 크기 차이로 가장 뇌의 비중이 큰 생명체이다. 이 덕분에 인간은 다른 동물과 다르게 독자적인 소통의 생각+언어.. 수단을 통해 사회를 이루며 살고 있다. 인체를 구성하는 여러 요소 중 호흡계, 순환계, 신경계, 생식계, 면역계 등 어느 하나 중요치 않은 구조가 없지만, 그중에서 독보적이라 할 수 있는 기관은 신경계의 뇌라고 생각한다. 첨단의 과학기술과 의약학이 발달하고 뇌와 관련된 연구가 수십 년간 진행되고 있지만, 여전히 미지의 세계로 알려진 영역이 뇌 과학 분야이다. 지금도 전 세계 수만 명 이상의 과학자들이 뇌 정복을 위해 부단히 노력하는 중이다.

인체의 중요 기관은 대부분 몸속 깊숙이 있거나 뼈나 근육으로 보호되고 있다. 예로 폐, 심장 등은 갈비뼈로, 내부의 장기들은 근육과 갈비뼈, 척추뼈로 보호받는다. 그리고 가장 중요한 부위인 뇌는 몸에서 가장 딱딱한 두개골 내에 위

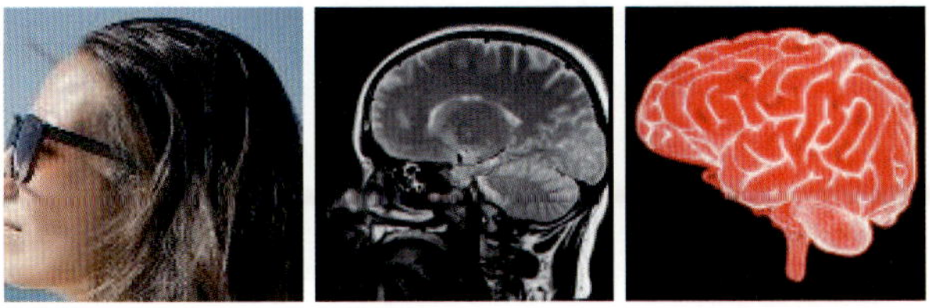

그림 8-1. 사람의 뇌

치하여 안전을 보장받는다. 두개골 뼈는 하나의 뼈로 구성되지 않고 다양하게 치밀한 구성으로 뇌 조직을 충격이나 손상 등의 문제에서 보호받을 수 있도록 진화해왔다. 이런 뇌를 연구하는 이유에는 질병이나 응용, 또는 뇌 기능 규명 등이 포함되어 있다. 인간의 뇌는 '인체의 CPU'라고 할 정도로 매우 중요한데, CPU란 'central processing unit'의 약자로 컴퓨터의 구성단위 중 기억/해석/연산/제어 4대 기능을 종합하는 중앙처리장치이다. CPU가 없으면 컴퓨터가 기능을 할 수 없듯이 뇌가 제 기능을 해야 인체가 원활히 작동한다. 이를 통해 인체의 내부 모든 세포와 조직, 기관 등에 대한 정보를 입력하고 이에 대한 명령을 내리는 control tower 총괄 지위부의 역할을 한다. 뇌는 뇌 신경세포로 구성되어 있고, 그 면적이 클수록 주름은 더 많아 더 많은 산소를 받으며 뇌세포가 활발하게 활동할 수 있음을 뜻한다. 즉 오랫동안 진화해오면서 뇌가 커짐으로써 기능이 분화되고 각각의 역할이 생기면서 효율적이고 대량의 정보를 저장 및 이용할 수 있게 되었다. 뇌를 구성하는 ~1,000억 개 수많은 신경세포는 끊임없이 정보를 교환하고, → 근육/심혈관계/소화기관/면역기관/호르몬.. 모든 기관의 기능을 조절하고, 생각/기억/사랑/상상.. 인간의 복잡다단한 정신 활동에 깊이 관여한다.

인간의 뇌는 중추신경계에 속하는 신체 각 부분을 통솔하는 '콘트롤 타워' 역할의 핵심 기관이다. 세포가 제대로 기능을 못 하는 치매 상태에 도달해도 수십 년 전의 일을 기억해내는 뇌는 가히 대용량 컴퓨터에 비유되는 생체컴퓨터이다. 그렇다면 기억의 저장창고는 얼마나 크고 저장용량은 얼마만 한 크기일까?

왜 같은 시기에 일어났는데 어떤 일은 기억나 생생하고, 또 다른 것들은 하나도 생각나지 않고 기억조차 하지 못하는 것일까? 등등 용량이나 규모를 알 수 없는 기억의 저장창고인 뇌, 그 뇌의 기억력에 관해선 의문이 끊이지 않는다. 뇌라는 머리끝의 장기는 아직도 그 정확한 용량을 가늠하지 못하는 신비의 세계를 간직한 채 심도 있는 연구의 손길을 기다리고 있다.

: 뇌와 정보 처리

√ 뉴런, 신경세포의 연결망 network

▶ 뇌의 구조와 기능

Brain 뇌는 형태 및 기능상 구분되는 대뇌/중뇌/소뇌/간뇌/연수/척수 여러 부분의 총칭으로 이들은 모두 서로 연결되어 있다. 우리말로는 '골'이라 말하며, 운동, 사고, 감각, 학습, 언어, 기억 및 정신기능을 비롯하여 생명현상 유지에 필요한 각성작용, 자율신경계 조절, 호르몬 생성, 항상성 유지 등의 중추적인 기능을 수행한다.

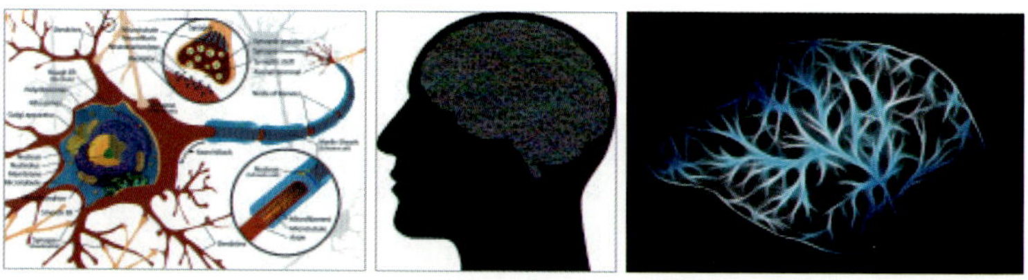

그림 8-2. 신경세포(좌), 신경세포 연결망(중앙/우)

1 대뇌 : Cerebrum 대뇌는 가장 큰 부분 뇌의 ¾ 차지! 주름이 많은 좌우 2개의 반구로 구성되어 있고, 뇌의 총괄적인 역할을 한다. 간뇌에서 온 자극을 받

아 사고/언어/판단/감정/기억력.. 정신적인 활동을 담당하며, 보통 뇌라고 했을 때 연상되는 곳이다. 해당 영역에 노화나 이상 현상이 일어나면 알츠하이머와 뇌출혈성 기능↓ 혈관성 치매 증상이 나타날 수 있다.

2 중뇌 : Midbrain 중뇌는 좌우 대뇌의 반구 사이 brain stem/뇌간 뇌줄기를 구성하며, 소뇌와 함께 팔, 다리의 운동신경을 담당해 무의식적 반사운동과 자율신경계의 조절, 체온, 혈당 등을 조절한다. 중뇌의 신경세포가 사멸하게 되면 파킨슨병 증상이 나타난다.

3 소뇌 : Cerebellum 소뇌는 뇌 전체 용적의 ~10% 차지하고, 대뇌 뒤쪽 아랫부분에 위치하면서 운동 기능과 평형감각 담당한다. 즉, 인체 움직임을 담당하는 지휘부로써 대뇌의 기능 보조, 자발적 운동의 조절과 평형 유지, 몸의 균형을 잡는 역할을 한다.

4 간뇌 : Diencephalon 간뇌는 대뇌와 소뇌 사이에 있는 작은 부분으로 호르몬 분비와 체온/수분 균형 조절.. 면역의 기능을 담당한다. 시상과 시상하부로 이루어져 있으며, 시상하부는 내장과 혈관의 활동을 조절하고, 시상은 외부 자극 → 대뇌피질로 전하는 역할을 한다.

5 연수 : Medulla/숨골 연수는 대뇌 → 척수로 내려가는 부분의 뇌줄기 뇌간에서 가장 작은 부위로 심박수/혈액순환/혈압/호흡/소화.. 내장의 활동을 조절한다. 심장 박동과 혈압은 자동 조절되나 운동과 휴식 시에는 박동수/근육 조절.. 조절에 들어가 항상성을 유지한다.

6 척수 : Spinal cord 척수는 뇌-말초신경 연결 통로로 외부의 자극 → 말초신경 → 뇌로 전달하고, 또한 뇌에서 받은 그에 대한 반응 → 다시 근육으로 전달하는 역할을 한다. 뇌를 거치지 않는 무조건 반사를 수행하기도 한다.

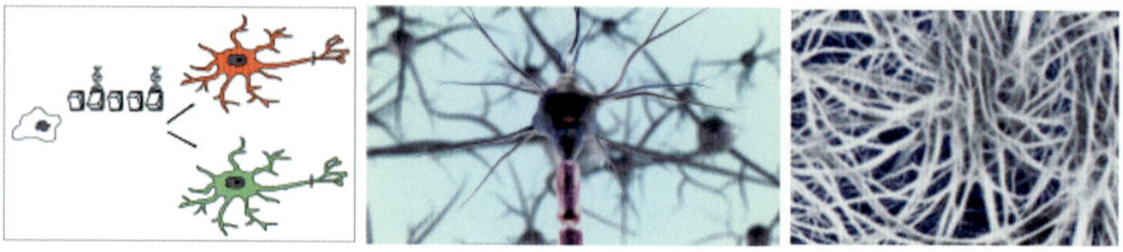

그림 8-3. 신경세포(좌-모세포로부터의 발달, 중앙-뉴런 모형, 우-신경다발 구조)

▶ Neuron 신경세포

사람의 뇌는 다양한 기능을 구현하는 세포 간 ~1,000억 개 뉴런이 복잡한 네트워크를 형성하여 각종 신호를 받거나 신호에 대한 답을 보내는 신경전달의 중추 기관이다. 이 연결망에서 신경전달의 기본은 뇌 뉴런 신경세포 간의 시냅스로 연결되어 있으며, 이들은 각종 신호전달을 전기적 방식으로 전달하고 화학적 신호로 바꾸어 빠르게 이동시킨다. 그리스어 어원/뜻='밧줄' '끈' 뉴런은 그 이름처럼 전신의 장기와 뇌를 연결하고 있다.

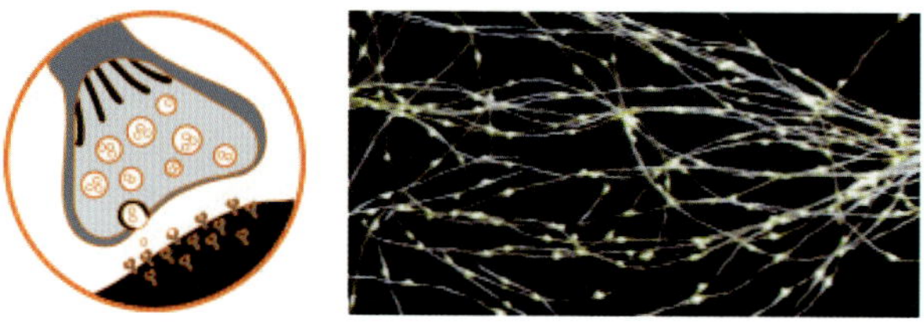

그림 8-4. 뉴런의 시냅스(좌), 신경다발(우)

- **뉴런** 신경세포로 신경계를 이루는 구조적, 기능적 단위! 뇌 구성 기본 세포로 핵+세포질 有 신경세포체와 축삭, 가지돌기로 이루어져 있으며, 이들은 축삭돌기 ⇄ 신경세포체 서로 연결되어 있다. 이 과정에서 신경세포체 → 축삭돌기를 이동할 때는 전기적 신호로, 축삭돌기 → 신경세포체로 전달될 때는 화학적 신호를 통해 이동하게 된다. 이들의 집합적인 활동을 통해 감각, 운동, 사고 등의 복잡한 생명 활동이 유지된다.

- **시냅스** 뉴런-뉴런 간에 화학적 신호를 전달하는 틈을 synapse 시냅스라 하며, 1개의 뉴런 사이엔 여러 개 이상의 시냅스가 존재한다. 시냅스에서의 뉴런 → target 대상 세포로의 신호전달은 일정한 방향으로만 흐르며, 인체에서 정보 처리 후 통합의 과정, 감각기관이 자극-반응-기억하는 과정을 연결해준다.

√ 기억력의 비밀

기억력의 열쇠는 뇌 안쪽 깊숙한 곳에 있는 hippocampus 해마에 있다. 해마는 신호를 뇌의 다른 부위로 전달하는 중요한 원심성 신경 섬유 역할을 하며, 학습과 기억, 새로운 것의 인식 등에 관여한다. 또한 감정 행동 및 일부 운동을 조절하며, 시상하부의 기능 역시 조절하는 역할도 한다. 해마를 비롯한 뇌 기억의 과정을 알아내기 위한 연구는 계속되고 있어 전과 비교해 비교적 많은 정보가 알려졌다. 다음은 뇌 속에서의 기억은 어떻게 형성되는지 해마와 관련된 기사를 읽고 얻은 내용이다.

해마는 forebrain 전뇌의 변연계에 속하는데, limbic system 변연계는 뇌 중심부에서 원처럼 도는 회로로 대뇌피질에 의해 완전히 둘러싸여 있다. 변연계는 본능적인 행동과 정서 감정을 다스리는 부위로 행동의 의욕과 학습, 기억과정에 관여한다. 즉, 기억을 담당하는 기관이 변연계이며, 그중에서도 언어적 기억과 의식적 기억, 특히 쾌감을 담당하는 소기관이 바로 해마이다. 해마는 뇌에서 신경

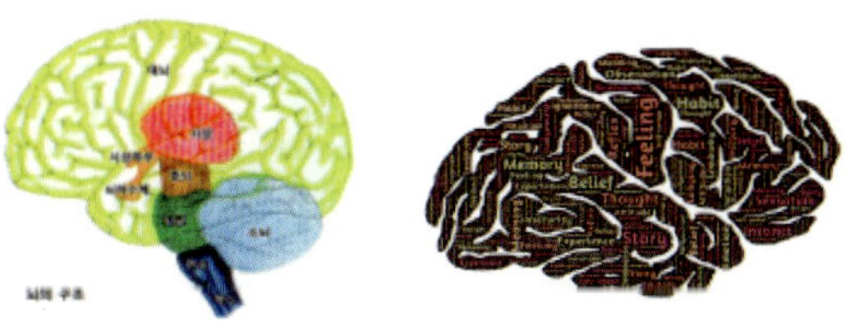

그림 8-5. 뇌의 구조와 기능

의 단위세포가 생성되는 소수 영역 중 하나로, 인간에게 있어 매우 중요한 기관 중 하나라고 할 수 있다.

해마는 단기기억 → 장기기억으로 이동시키는 역할을 하며, 문제가 생기면 최근의 일은 기억하지 못하고 옛날의 일은 잘 기억하는 경향이 생긴다. 1953년 수십 년 전 미국에서 간질 발작 치료차 뇌수술로 해마 포함된 부분이 절제된 사람의 경우에서 보았듯이 수술 후 병은 대부분 치유되었으나, 문제는 기억 관여 부위인 해마가 제거되면서 더는 새로운 기억을 저장할 수 없게 되어 수술 이후 만난 사람들이나 새로이 경험한 것들은 전혀 기억하지 못했다고 한다. 심지어는 직전에 일어난 일조차 기억하지 못해 학습 효과가 없는 같은 질문+행동 반복 비정상적인 생활을 하게 되었다고 전해진다. 그 사람에게는 불행한 수술이었다고 할 수 있으나 해마와 기억력의 상관관계를 완벽하게 알아내는 계기가 되어 뇌 과학 분야의 발전에서는 크게 이바지하는 일이 되었다.

: 알츠하이머

√ 기억력의 열쇠

뇌는 고등동물에 있어 없어서는 안 될 중요한 기관으로 모든 중추신경계를 담당하는 역할을 한다. 주로 여러 근육과 조직 등에 신경으로 연결되어 움직임을 관장하고, 몸 내부 환경을 일정하게 유지하는 항상성에도 관여해 신체의 '컨트롤 타워'로써 아주 중요하다. 뇌 손상은 행동장애/정서장애.. 다양한 질환 혹은 기억상실을 부를 수 있고, 심하면 목숨을 잃기도 한다. 뇌는 살아가면서 노화, 물리적 손상, 독성 물질의 섭취 등 여러 외적 내적 요인으로 인해 손상될 수 있다.

기억력과 관계되어 가장 먼저 연상되는 뇌 이상은 치매로 기억 능력을 잃게 되면서, 점차 몸의 운동신경까지 저하된다. 치매는 대개 정상적으로 생활해오던 사람이 나이가 들면서 후천적으로 다양한 원인으로 기억과 인지능력이 감소해 일상생활을 혼자 할 수 없게 심한 영향을 주는 상태를 말한다. 대표적으로 노화로 생기는 알츠하이머, 뇌출혈.. 뇌 손상에 의한 혈관성 치매가 있다. 대부분의 선진국에서 사람들의 평균수명이 늘어나고 고령화 시대로 접어들면서 치매는 심각한 사회적 의료적 문제로 인식되고 있다. 우리나라도 예외는 아니어서 2018년 통계 치매 현황에서 보듯이 치매 유병률은 10.16%로 65세↑ 노인 10명 중 1명꼴로 치매가 나타난다고 한다. 앞으로도 추정치는 계속 증가해 2020년 약 84만 명에서 30년 후에는 3배 이상으로 2024년-100만/2030년-127만/2039년-200만/2050년-271만 명 예상된다.

치매 예방에는 규칙적인 운동 → 적절한 몸 움직임 → 에너지 소비를 하는 것이 좋으며, 피해야 할 것은 과로 및 스트레스, 염분의 권장량=10g↓/하루 과다한 섭취 등이다. 물론 잠을 충분히 자야 함은 필수사항! 전엔 치매를 나이 들면 겪게 되는 당연한 노화의 현상이라고 생각했으나, 많은 연구를 통해 최근엔 분명한 뇌 질환으로 인식되고 있다. 치매는 여러 증상이 함께 나타나는 증상들의 묶음이라고까지 말하며, 치매 상태 유발에 대표적인 것이 알츠하이머와 혈관성 치매이다.

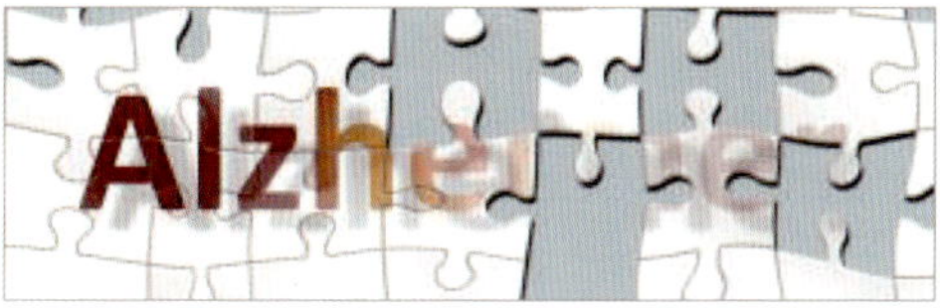

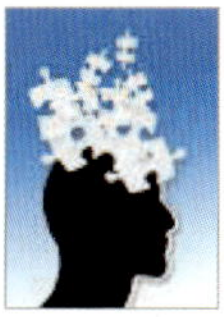

그림 8-6. 알츠하이머

- **알츠하이머** 현재까지의 수많은 뇌 관련 연구의 결과에서는 치매를 β-amyloid 베타아밀로이드 단백질/타우 단백질 → 뇌 축적 → 뇌 신경세포가 죽어 생기는 대

표적인 퇴행성 신경 질환으로 밝혀져 있다. 기억장애와 판단력과 공간 감각 등의 손실 증상을 보이고, 전체 치매의 50~60% 절반 이상을 차지하며 대부분 기억력 저하에서 시작된다. 초기에는 주로 단기 기억력 저하가 생기나 이후 진행되면, 점차 과거에 대한 기억과 다른 인지기능들의 저하도 함께 나타난다.

- **혈관성 치매** 알츠하이머 다음으로 17~29% 차지 치매의 원인이 되고, 증상으로 뇌동맥 경화 기인 혈류 감소나 뇌졸중이 수반돼 언어와 인지에 장애 증상 등이 빠르게 나타날 수 있다. 알츠하이머병보다 일찍 발병하고, 흡연/당뇨/고혈압/심장 질환/비만.. 뇌졸중 위험인자 있으면 발병 소지가 커진다.

- **외상성 치매** 머리에 외부 충격이 많이 가해지면 나타날 수 있어 예로 머리에 충격을 많이 받은 권투 선수에게서 볼 수 있다. 머리에 가해지는 잦은 외부 충격 → 반복/소규모 뇌진탕 → 뇌 신경 손상을 일으켜 발생한다.

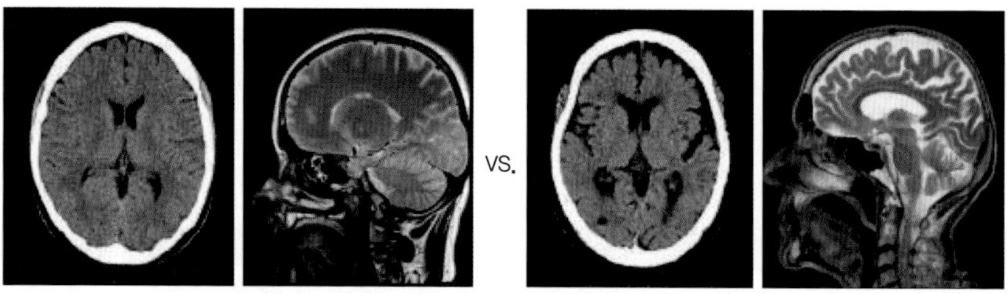

그림 8-7. 정상인의 뇌(좌) vs. 치매 환자의 뇌(우) 참고: 이미지 1 & 3
http://www.ynr.co.kr/News/NewsView.asp?srno=29207&page=10&Menu=0&Gubun=&GubunSrno=0&PageSize=10&Key=&KeyWord=&MenuNumber=6&PageNumber=1&SubPageNumber=0

치매 같은 기억력의 감퇴는 신경계의 퇴행을 의미하고 결국에는 신경세포들이 점진적으로 기능을 상실하게 만든다. 이로 인한 비정상적 기능은 신경세포나 조직에 손상이 생겨도 이들 세포가 스스로 재생하지 못하는 상태에 이르게 된다. 하지만 퇴행성이라 하더라도 조기에 발견하면 이런 증상이 나타나는 경우, 중추신경계에서 다량 발생하는 유전분소체/corpora amylacea 물질을 찾아내 질환을 초기에 진단할 수 있다. 이들 물질의 생성은 주로 노화 및 신경 퇴행 진행 시 별아교세포 특정 세포에 의해 야기되는 것으로 밝혀져 있다. 기억력 감퇴 신경 연구에서 새롭게 주목받고 있는 것은 뇌 속 신경교세포 일종/microglia 미세아교세포이다.

백혈구와 기원이 같은 뇌 ~15% 차지 미세아교세포는 뇌에 있는 대식세포로 병원체를 포식하고 면역 반응에 관여한다. 뇌 신경세포는 물론 다른 뇌세포들과의 상호작용을 통해 뇌 신경계의 항상성 유지에 중요한 역할을 한다. 최근 연구에 따르면, 이 미세아교세포가 특수 상황에서 기억과 기분을 담당하는 해마의 정상적인 시냅스 부위를 포식해 치매를 일으킨다고 한다. 뇌의 항상성이 어긋나면 미세아교세포는 원래 신경 보호물질 생성 기능과 정반대의 염증 유발물질/사이토카인 물질을 방출하여 염증을 초래하는 상태에 이르게 한다. 이들 물질의 양이 일정 수준을 넘기면 주변의 다른 신경세포들 자극 → 독성인자 방출 → 주변 유해물질양 ↑↑ → 뉴런 기능 소실과정이 서서히 진행된다.

치매를 유발하는 알츠하이머의 대표적인 특징은 뇌 독성의 베타아밀로이드 수치가 높아지는 것이다. 이들의 독성으로 뇌 시냅스가 점차 사라지고, 결국 기억을 잃게 되는데, 후속 연구들은 신경교세포가 알츠하이머 외 다양한 뇌 질환에도 직접적인 영향이 있음을 밝히고 있다. 신경교세포 연구로 퇴행성 뇌 질환과의 작용 기작이 규명된다면, 신경치료나 증상 완화를 위한 약 개발의 물꼬를 틀 수 있을 것이다.

기억력을 잃어버리는 치매는 다양한 이유로 생기나 가장 큰 비중을 차지하는 알츠하이머의 경우, 원인조차 아직 정확히 밝혀지지 않았고, 치료 약도 개발하지 못했다. 전 세계 과학자가 매달려 연구하는데 그 치료제가 여태 나오지 않는 이유는…? 2003년 FDA 승인 신청을 끝으로 신약의 소식이 없는데, 그 이유는 ① 베타아밀로이드 단백질의 뇌 축적 억제 또는 항체 개발에서 의미 있는 효과가 없었고, ② 타우 단백질 축적이 원인이라는 연구 결과도 있기 때문이며, ③ 뇌가 중추신경계 중심에 있어 약물 치료에 어려움에 부닥치기 때문이라고 한다. 약물치료 시, target tissue 목표 부위까지 약 성분이 운반되고 그 지점에서 약 작용이 이루어져야 한다. 그러나 현재 상황으로는 약 성분 → 중추신경계 → 뇌 전달이 어렵고 통과조차 힘들기 때문이다. 아직은 증상 완화용 약으로 병의 진행을 지연하는 대안으로 쓰고 있다.

치매의 대표적 초기 증상은 기억력 장애로 그 비슷한 증상이 forgetfulness/absent-mindedness 건망증에서도 나타나나 이 둘은 차이가 분명하다. 건망증은 일어났던 내용 일부분을 잘 기억하지 못하지만, 치매는 그 사실 자체를 기억하지 못하는 상황에 해당한다. 나이가 들며 전보다 기억력↓ 시기가 오긴 하지만, 건망증과 치매에서의 기억력 저하는 확연히 다르다. 아래에서는 기억력을 증진하는 습관과 기억력을 저하하는 것들을 비교해 평소에 건강한 뇌 및 기억력을 좋게 유지하는 방법들을 비교해 보자.

√ 습관의 추억: 기억력↑ vs. 기억력↓

기억력↑ 기억력 좋아지는 습관

1) 운동
   - 신체 움직임 → 심신 & 뇌 활성화↑
   - 심혈관계 기능↑, 면역력↑, 스트레스 조절 가능
   - 집중력↑, 주의력↑, 순발력↑, 문제 해결 능력↑
2) 충분한 수면
   - 양질의 수면: 창의적 사고/의욕↑ 건강의 기본조건!

- 편안한 잠 → 심신의 휴식 → 생체리듬/두뇌 기능 ↑↑

3) 먹거리

- 제철 음식
- 저지방 고단백의 흰색 육류
- Colorful-green/red/black/yellow.. 색 짙은 채소와 과일
- 견과류, 등푸른생선

4) 새로운 것 배우기

- 심신에 자유시간 주기 → 생각/사고의 틀 확장
- 자발적/능동적 학습과 체험
- 복잡한 생각 버리고 새로움으로 채우기

5) 감각기능 강화

- 다양한 자극/오감 사용으로 생각의 폭 넓히기
- 시각과 후각 동시 사용 → 기억력 ↑, 후각 적극 사용 → 기억 환기에 효과적
- 뇌 활성화 부르는 시각 기능 적극 사용

6) 적극적 취미활동

- 뇌 활성화하는 앱/도구/놀이기구.. 놀이/게임
- 몸 움직임 유발 시 이중 효과 ↑↑

7) 소통과 책 읽기

- 대화/소통 → 타인에 대한 이해도/협력도 ↑
- 삶에 대한 의지 ↑, 사고력 확장
- 뇌 창의성/기능성 ↑

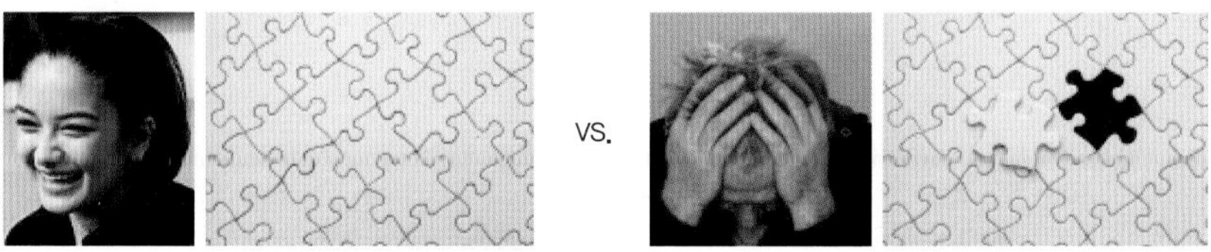

그림 8-8. 기억력과 생활 습관(좌-기억력 ↑, 우-기억력 ↓)

기억력↓ 기억력에 해가 되는 습관

1) 스트레스
   - 스트레스의 뇌 → 정상 기능에서 벗어날 가능성↑
   - 극도의 긴장감, 안정감 소실 → 불안, 초조↑
   - 기억력↓, 운동 능력↓, 균형감각↓
2) 먹거리
   - 동물성 지방과 트랜스 지방 과다섭취
   - 정제 흰쌀/소금/조미료/설탕/밀가루 음식 재료 사용
   - 인스턴트 즉석식품
3) 수면 부족
   - 불규칙적/생체리듬 깨는 취침 패턴
   - Time in bed/TIB 취침 시 수면 외 활동
4) 유해 화학 물질
   - 환경호르몬
   - 공기/물/토양.. 오염된 환경
   - 유해 물질에 잦은 노출
5) 디지털 중독
   - 휴대폰.. 모바일 과다 사용
   - 컴퓨터, 노트북 장시간 사용
   - TV 등 쉼 없이 연속 시청

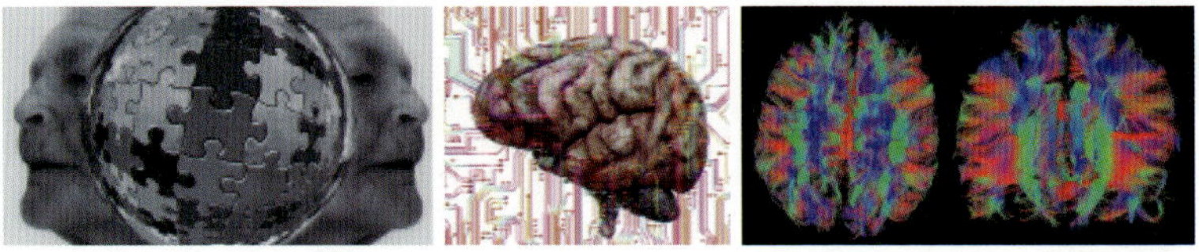

그림 8-9. 치매와 뇌 변화(좌-치매 환자, 중앙-뇌 수축 진행, 우-치매 뇌 vs. 정상 뇌)

뇌 관련 신기술

인간의 뇌는 엄청 많은 뉴런이 각각의 수만 개의 시냅스로 연결된 매우 복잡한 네트워크의 구조로 최대 100조 개로 예상되는 연결을 이루고 있다. 몸에서 뇌가 자치하는 비율은 단지 2%! 생각보다 적은 비중을 차지하고 있는 뇌가 사용하는 에너지의 양은 몸이 하루에 필요한 에너지의 약 18%! 뇌는 기억, 운동, 감각, 감정, 언어, 학습, 판단 등의 고차원적인 활동부터 각성, 항상성 유지, 신체 대사의 조절 등 생존에 필요한 환경 유지를 담당하는 아주 중요한 중추신경이다. 하지만 뇌는 심한 손상이 있기 전까지는 별다른 증상을 보이지 않고, 눈으로 이상을 확인하기 어렵기에 뇌의 중요성을 간과하는 이들이 많다. 여러 가지 질병을 유발하는 심각한 기억력 저하를 개선하거나 기능을 대체하는 뇌 관련 유망한 신기술에는 어떤 것이 있는지 알아보려고 한다.

√ 뇌 뉴런 칩

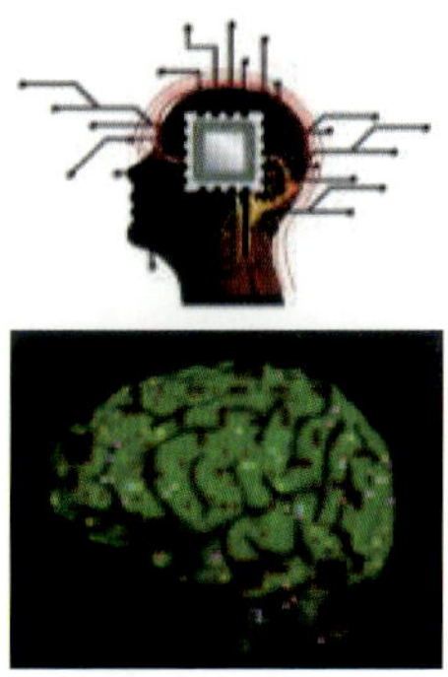

그림 8-10. 뇌 생체 칩

Neural chip/신경세포칩 뉴런 칩이란 살아있는 신경세포를 2차원 기판의 전극 위에서 배양해 낸 바이오칩으로 신경계의 정보 처리와 뇌의 기능 연구, 인간 뇌와 상호작용하는 전자 소자 개발, 인공 뇌 연구 등의 기반이 된다. 중추신경계를 비롯한 모든 신경은 신경세포와 신경세포의 상호작용으로 이루어진다. 이들 신경세포의 경우 한번 손상이 일어나게 되면 수복이 아주 힘들다. 그래서 신경은 손상이 되지 않도록 관리하는 것이 중요하다. 뇌와 관련된 질환으로 사망하거나 뇌 손상이 있는 사람, 고령화로 신경이 쇠퇴하여 문제를 일으키는 때도 있다. 현재로서는 적절한 치료 방법이 없어 인공 뉴런과 같은 뉴런 칩을 개발하여 신경세포의 손상된 부분을 메꾸고 보완하고자 하는 기술이 개발되고 있다.

뉴런 칩을 신경계 이상 신호 발생을 고치는 bioelectronic medicine 생체전자 의약품으로 개발한 2019년/영국/바스대학 해외 연구에서는 생명체 신경망 모사 → 인공 뉴런 → 인공신경망 구축 → 손상된 신경의 기능을 대신하거나, 뇌 신호 모방 → 저하된 신경을 대체할 수 있다고 한다. 손상된 부위에 칩을 이식해 신경 기능을 대체하고자 하는 이 기술은 뇌경색/뇌출혈/뇌졸중.. 뇌 질환 치료나 불규칙한 심장 박동 심부전 등에도 이용될 수 있는데, 본 기술이 발전할 수 있었던 이유는 AI 발달에 따라 신경세포 신호 → 수학적 표현이 가능하였기 때문이다. 연구진은 기억/공간지각능력/감성/무의식 관련 부위 뇌의 해마 및 중추/말초/감각신경.. 신경 복제 후 발생하는 다양한 신호 분석 → 뉴런 칩에 구현하였다고 전한다.

뉴런 칩은 인체와 상호작용 가능한 반도체 칩에 관한 기술로 뉴런 모방 → 회로 제작 → 사람 뇌 기능을 모방하는 'Neuromorphic * 뉴로모픽'이라는 분야가 주목을 받는다. ~1,000억 개 엄청난 수의 신경세포가 병렬연결 → 저 전력 신호 송수신 → 고효율의 대명사 인간의 뇌 모방하여 반도체에 적용하고자 하는 분야이다. 뉴로모픽 칩은 뇌 작동 방식을 실리콘에 구현해 만든 작은 칩을 말하며, 내부의 인공뉴런 역할의 core 코어에는 전자 소자와 메모리 등이 탑재되어 있다. 이들 코어의 일부 소자 → 뉴런 역할을 하고, 메모리칩 → 뉴런-뉴런 연결 시냅스 기능을 담당한다. 뇌처럼 병렬로 구성된 여러 개의 코어는 훨씬 적은 전력으로 더 많은 양의 데이터를 통합 처리하는 이점을 지닌다.

또한 뉴로모픽 칩은 주변 상황을 감지해 자체의 학습 능력으로 우리 뇌처럼 학습력과 연산력 ↑↑ 되는 등 smart computing system 똑똑한 컴퓨팅 시스템으로 변화할 수 있는 기술이라고 전문가들은 말한다. 현재 사용되는 방식이 비정형 정보 처리에 비효율적이고 많은 전력이 소모되어 더 주목을 받는다. 뉴로모픽은 인체 뇌 신경구조를 그대로 모사하므로 발전하면 뉴런 칩도 함께 발전할 것이다. 일설에 의하면, 뇌를 모방한 컴퓨터 시스템을 만들고자 수십 년 노력했지만, 현 기술 수준으로는 뇌의 5% 정도만 모방할 수 있다고 한다. 뉴로모픽칩 개발이 성공하면 미래의 AI는 아주 적은 에너지로도 사람 뇌의 특수 기억/연산.. 기능을 동시 처리하는 기술이 구현된다. 후일 가소성 지닌 뉴로모픽 소자가 등장하면 기존 방식에서 벗어나 비정형 데이터 처리가 쉽고 할 수 있어 뇌 기능 개선에 도움이 될 것이다. 2020년/미국과학진흥협회/AAAS 발표 최근 개발된 뇌 신경 칩 기술은 시신경 손상 또는 퇴화하였으나 시각피질은 남아 있는 경우, 시력 회복에 사용될 수 있다는 희망을 안겨주고 있다.

★ **뉴로모픽 칩**(Neuromorphic chip): 눈에 띄는 성과는 IBM, 퀄컴, 인텔 등이 내고 있다. 일찍이 2012년 인텔, 2013년 퀄컴, 2014년 IBM이 뉴로모픽 칩을 공개해 주목을 받았는데, 세계적인 기업들이 큰 관심을 쏟는 이유는 그 수요가 엄청날 것으로 예상되기 때문이다. 10여 년이 지나는 지금의 시점에는 AI, 빅데이터, 머신러닝 기술들이 일상으로 들어와 대용량 데이터 동시 처리의 수요가 실제 커지고 있다. 과학자들은 향후 대세로 예상되는 목소리와 이미지 인식 분야에서의 뉴로모픽 칩의 역할은 더 커질 것으로 전망한다.

√ 뇌 오가노이드

뇌 이상을 치료하기 위해 개발한 것이 바로 줄기세포를 통한 뇌 대체 장기/brain organoid 뇌 오가노이드로 전 세계적으로 주목받고 있는 의학 기술이다. 이 기술은 이미 MIT에 의해 2015년 10대 미래유망기술에 포함되어 인류의 삶을 새로운 방향으로 나가게 하는 융복합형 신기술로 당시 해당 기술의 발전단계와 기술실현 상황이 소개된 바 있다.

뇌 질환은 물론 일반 질병 연구에서 임상실험으로 가기 전엔 대개 실험 쥐를 통한 동물실험을 거친다. 하지만 인간과 쥐 뇌의 큰 차이로 실제론 실험의 결과가 다르게 나올 때가 훨씬 많다. 그렇다고 인체조직을 이용할 수는 없어 이의 대안으로 떠오르는 것이 바로 오가노이드! 뇌 질환 연구에서는 동물 실험 대체 가능한 핵심기술로 특히 유도만능줄기세포 이용 → 뉴런 분석/미숙아 수준 미성숙 뇌 제조 → 병의 원인을 찾아내고자 노력한다. 미숙아 정도의 아기 뇌와 닮은 계속 전자 신호/유사 뇌파 송출 미니 뇌 제조에 성공한 2019년 이후, 현재 이를 통한 병의 원인을 알아내는 수준이나 아직은 대체 장기의 기능은 기대하기 어려운 상황이다.

뇌 오가노이드는 복잡한 신경세포 간 연결망 구조를 *in vitro* 시험관에서 재구현한 미니 뇌로서 인공 뇌에 해당한다. 뇌 오가노이드는 줄기세포를 신호전달물질 함유 배지와 생체 기질 환경에서 배양해 만든 뇌 조직과 유사한 3차원 세포 집합체이다. 이 기술은 아직 특정 부위만을 구현할 수 있고, 뇌의 복잡한 구조와 기능을 모두 모사할 수 없는 것이 한계점이다. 하지만 뇌 오가노이드 기술을 통해 뇌-신경의 연결고리를 좀 더 쉽게 알아낼 수 있어 뇌-신경, 뇌 질환 등에 관한 연구로 확장할 수 있고, 재생의학에 접목하면 뇌에 대한 근본적 치료를 가능케 할 미래기술이 될 것이다. 2013년/오스트리아 2010년대 줄기세포 배양으로 사람 뇌와 유사한 뇌 오가노이드 개발 이후 미국/한국/네덜란드/일본.. 전 세계에서 이에 관한 연구를 계속하고 있다.

2021년 최근 미국 MIT 연구진은 3D 프린팅 오가노이드 생체 배양기를 개발해 뇌 오가노이드를 키우면서 관찰할 수 있는 시스템을 3D 프린팅으로 만들었다고 Biomicrofluidics 국제학술지에 발표했다. 연구에서는 기존의 오가노이드 배양 장치보다 훨씬 저렴한 5$ 비용으로 재사용할 수 있는 오가노이드 배양 장비를 만들었으며, 사람 세포 유래 오가노이드로 일주일간 3D 프린팅 세포 배양한 실험 결과, 일반 배양기보다 세포들이 덜 죽어 3D 프린팅으로 만든 배양기가 뇌 오가노이드를 보호함을 알아냈고, 배양기 내에서 이들의 조직을 직접 현미경 관찰할 수 있어 큰 관심을 끌었다. 크기는 완두콩 정도 작지만 사람 뇌와 모사도가 매우 높아 다양한 뇌 질환 연구와 신약 개발에 활용될 수 있을 것이라 기대한다. 국내 연구진도 알츠하이머 유래 뇌 오가노이드 모델 3D 인공미니 뇌 활용 → 실제 뇌와 유사한 환경 구축 → 실험적 한계 극복 → 맞춤형 약물 효능 예측 가능한 drugscreening platform 플랫폼을 세계 최초로 2021년 개발하였음이 알려진 바 있다.

√ 인공 뇌 인공 뉴런

국내 2021년/한국과학기술연구원 연구진의 노력으로 입체적인 인공 뇌에서 세포 단위의 신경 신호를 측정하는 기술이 개발됐다. 이는 인공 뇌 회로 변형 없이 모양은 그대로 유지하며 정밀한 자극으로 세포 단위의 신경 신호를 여러 부위에서 실시간으로 측정할 수 있는 초소형 분석시스템으로 머리카락 ~½ 두께 ~50㎛ 두께의 광섬유+약물 전달 통로 장착 실리콘 바늘 63개를 이용한다. 인공 뇌의 세포를 빛+약물 자극한 뒤 인공 뇌 신경회로의 기능 변화를 측정한 결과, 뇌 신호의 전파 속도가 부위별로 다름을 발견하였다. 이 기술과 뇌 오가노이드를 활용하면 다양한 뇌 질환 치료제 개발기간을 단축할 수 있을 것으로 연구진은 내다보았다.

이와 함께 쥐 뇌세포로 인공 뇌 회로 구성 → 배양 후 → 신경 신호 변화 매일 관찰 → 뇌 회로의 기능적 연결 시점을 알아내었다. 이러한 기술을 통해 태아 뇌 기능의 발달 시점을 알 수 있는 단서를 제공할 수 있다고 보며, 뇌 신호전달 시 속도에 영향 주는 요인 분석도 가능하다고 예측하였다. 이뿐만 아니라 인공 뇌에서의 기능적 연결 지도의 제작도 가능할 것이라 하였다.

- 인간의 뇌 모방한 인공 뉴런 개발 - - 인간의 뇌는 많지 않은 에너지로도 복잡한 작업을 계속 수행할 수 있는 놀라운 능력을 지니고 있는데, 이는 신경조직의 기본 단위 신경세포 즉, 뉴런의 효율적인 기능에 의한 것이다. 이들의 세포막에는 ion channel 이온채널이라고 불리는 자극에 따라 개폐하는 ㎚ 크기 초미세 구멍들이 분포한다. 자극에 따라 열리고 닫히는 과정 중 발생하는 이온 흐름 → 전류 생성 → 뉴런 간 통신하게 하는 뇌 통해 일어나는 냄새/소리/운동 등 모든 반응을 전달하는 중요한 신호/action potential 활동전위를 방출한다.

이러한 작업은 AI 인공지능도 할 수 있으나 AI는 우리 뇌보다 수만 배 엄청난 에너지를 쓰므로 컴퓨터를 인간의 뇌처럼 만들려면 훨씬 적은 에너지로 하는 방법을 모색해야 한다. 이에 과학자들이 생각해낸 것은 이온 이용 방법! 이온은 위 언급하였듯이 뇌에서 전류 생산하는 입자이다. 2021년/프랑스 연구진 최근, 사람 뇌의 뉴런이 정보 전달에 이온을 사용하는 것처럼 전기신호 생성 가능한 인공 뉴런을 구축한 연구 결과가 발표됐다. 연구진은 전압 의존성 이온채널을 모방하기 위해 graphene sheet 그래핀 시트 사이를 아주 얇은 수분층 모델링하여 전기장을 가한 실험을 수행하였다. 연구에서는 인공 뉴런 → 다른 인공 뉴런으로 정보를 전송할 수 있음을 발견하였고, 이 결과는 뇌의 정보 처리법 이해에 도움이 되고 있다.

√ Neuralink 뉴럴링크

2016년/전기차-테슬라 최고경영자/Elon Musk 일론 머스크가 설립한 뇌 연구 신생기업으로 사업 분야는 의학 연구다. 뇌에 작은 전극을 이식하는 전자그물망/neural lace 신경 레이스 기술을 개발하여 제품 생산을 목표로 한다. 인체 뇌에 칩 삽입으로 각종 정보를 얻거나 우리 뇌가 컴퓨터처럼 작업할 수 있다면 어떤 일이 생길까? 신경 레이스는 그러한 능력을 업로드-다운로드 기능 수행 작은 전극에 넣어 뇌에 이식하는 기술, 즉 액체 상태 전자그물망 → 뇌 주입 → 특정 뇌 부위에서 액체 최대 30배 그물로 확장 → 그물망 뇌세포 간 전기신호+자극 감지를 가능하게 한다는 것이 골자이다. 일론 머스크에 의하면, 빠르게 발전하는 AI와 어깨를 나란히 하려면 컴퓨터-뇌 연결 → 높은 수준의 뇌 기능을 가져야 한다고 주장한다. 그는 AI에 지배당하지 않을 더 높은 두뇌 기능을 갖게 해줄 수 있는 것이 바로 신경 레이스 기술이라고 말하고 있다. 전망된 바로는 뉴럴링크 최초의 제품은 아마도 간질/우울증.. 만성적 뇌 질환을 치료하기 위한 뇌 삽입물질이 될 것이라 한다. 이를 믿는 학자들은 뉴럴링크가 개발하고자 하는 위 기술이 성공하면 인지력/사고력.. 사람의 뇌만이 할 수 있는 특수 기능 ↑↑ 가능한 '뇌 성형 수술'도 할 수 있으리라 생각한다.

지금까지의 성과는 돼지실험에서 뇌에 개발된 칩을 달고 2개월 생존했다는 결과와 원숭이 뇌에 칩을 심어 결과 분석한 자료들에서 나왔다. 최근, UFDA 허가 승인으로 심각한 질병 사례에서 임상을 실행할 것으로 이야기되고 있다. 가히 혁신적인 기술이라고 할 수 있고, 그렇게 평가받는 이유는 다음의 3가지로 ① 뇌 연결 전극 방식의 차이 … 뇌 손상 방지 위한 폴리모 소재/모발보다 가는 유연한 실을 사용, ② 두뇌 칩 → 뇌 이식 기술의 차이 … 쥐와 원숭이 뇌에 수백 개 전극 삽입에 성공 → 안전성 검증받음, ③ 전극으로 뇌 활동 전송 및 해석 가능한 칩 … 뇌-AI 연결로 정보 송수신을 위해 뇌파를 잘 해독하고 신호를 증폭시킬 수 있는 N1 칩 개발 → 뇌 이식 → 블루투스 연결 → 스마트폰 앱으로 제어할 수 있게 하는 것이다. 이미 원숭이 뇌에 N1 칩 이식 후 컴퓨터를 조작하는 과정이 성공했다고 전해진다.

뉴럴링크가 적용될 분야는 물론 의료 쪽으로 뇌 관련 질병이나 장애 치유에 우선 사용될 것으로 알려졌다. 연구진은 수많은 뉴런을 모니터링할 수 있는 모발의 ~1/10 유연한 실에 연결된 3,000개 많은 전극이 있는 작은 임플란트를 개발했다. 아직은 우리 뇌를 대체할 수 있는 뉴런 칩이 상용화되지 않았지만, 뉴런 칩 연구에서의 진전은 상용화 제품이 2년 이내에 선보일 것으로 예상된다. 현재 뇌 연구 수준으로는 인간 뇌의 5% 정도만 모방할 수 있는 것으로 알려져 있다.

√ 휴먼브레인프로젝트 The Human Brain Project

뇌 신경에 문제가 생겨 이를 치료하려면 사람의 뇌와 신경에 대한 이해가 당연히 선행되어야 한다. 그 목적으로 미국, 유럽 등 여러 나라에서 국제적인 뇌 과학 프로젝트를 2013년 일찍이 시작한 바 있다. 유럽연합 EU에서는 미국의 대규모 'BRAIN 인셔티브' 국가 연구와 더불어 인간의 뇌와 신경에 대해 더 완벽히 알고자 슈퍼컴퓨터 이용 → 인체 뇌 전체 시뮬레이션하는 2013년/The Human Brain Project, HBP 휴먼브레인프로젝트를 승인하였다. 이 프로젝트는 뇌 신경 기능 시냅스 간 연결구조/신호전달체계.. 등의 메커니즘을 정교하게 밝히는 것이 목표며, 2023년까지 뇌에 분포하는 수백억 개 뉴런과 이들 뉴런에 근거를 둔 약 100조 개의 시냅스 연결을 컴퓨터에 의한 시뮬레이션 과정으로 분석한다는 계획이다.

뉴런 간 오가는 전기신호 및 방대한 정보 처리의 확인은 신경세포의 전기적 성질을 슈퍼컴퓨터로 시뮬레이션해야 한다. 하지만 뇌 전체의 시뮬레이션은 어려운 작업이므로 부분부분 나누고, 이를 다시 '구획 모형 방법' 수백~수천 개 신경세포 다발 구획으로 세분 → 신경다발 단위로 결정 → 실행된다. 과정에서 밝혀지는 뇌 관련 정보는 슈퍼컴퓨터/뉴로모픽 컴퓨터로 모델링되어 인공 뇌 제작에 사용될 것으로 예상하였으나 본 프로젝트는 여러 난관에 부딪히고 부정적인 평가에 휩싸여 일부 방법과 목표가 수정된 바 있다. 그렇다 하더라도 도출되는 결과는 이후 Brain Atlas 뇌지도 작성에 영향을 줄 것으로 생각된다.

휴먼브레인프로젝트의 단점을 지적하고 개선된 방법으로 시도한 또 다른 뇌 연구 주도 사업 '스위스-마크람교수/목표-디지털 뇌지도 제작/Blue Brain Project 블루 브레인 프로젝트'에서는 적은 비용으로 모형 방법 일부와 '뇌-뉴런 연결 맵/Connectum 코넥텀'이라는 앱을 이용해 쥐 뇌의 최소 기능 단위 외피 원주 시뮬레이션 모형 제작에 성공하여 관심을 끌고 있다. 이 사업의 최종 목표는 사람의 뇌 신경 회로와 이들의 작동 방식을 구현하는 뇌의 재건으로, 이 모델은 뇌 뉴런의 실제 시뮬레이션을 포함해 참여 과학자들은 이를 완벽한 뇌 백과사전이 되기를 희망하고 있다.

▶ **이외 연구**

① 유전자가위 기술을 이용 - - 뇌 질환 치료에 활용할 수 있는 신기술인 크리스퍼 기반 유전자가위 'CRISPR/Cas9 Nanocomplex 나노컴플렉스'를 제작해 뇌 치료 연구 중! 본 기술 → 알츠하이머질환 마우스 모델 적용 → 치매 증상 완화 → 효과적인 알츠하이머 진행 지연됨을 보여줌으로써 유전자가위 기반의 유전자교정 치료기술이 치매 질환 치료의 활용될 수 있음을 세계에 알렸다.

② 인슐린 저항성 개선 - - 최근 알츠하이머에 관한 새로운 병리학적 특징들이 밝혀지고 있는데, 인슐린 저항성 개선을 통한 병 치료기술이 나오고 있다. 연구에서는 개발된 펩타이드 → 알츠하이머 생쥐 모델에 일정 기간 투여 → 비정상적 단백질 응집 ↓ → 시냅스 기능↑ → 인지능력↑ 개선을 알아냈다. 이와 함께 신경세포의 에너지 대사와 인슐린 저항성도 회복됨이 확인되었다.

③ 신경 재생 치료제 - - Nature Medicine 최근 발표에서 알츠하이머가 진행됨에 따라 뉴런의 수와 성숙이 점진적으로 감소한 것으로 보고되었다. 이에 알츠하이머.. 여러 신경 퇴행성 치료 대상으로 신경발생 유도가 중요하고, 이를 통한 방법으로 치료 가능성을 여는 길에 다가선 것으로 평가된다.

: 뇌 기능의 골든타임

뇌 또한 다른 장기와 마찬가지로 한시도 멈출 수 없는 생명 유지에 필수적인 기관이니만큼 많은 연구가 이루어져야 하고, 또 이루어지는 중이다. 하지만 살아있는 뇌 조직이나 세포를 직접 실험할 수 없기에 해결방안으로 개발해낸 것이 유사 장기인 오가노이드이다. 뇌 오가노이드를 통해 과학자들은 뇌에 대한 반응을 눈으로 직접 확인할 수 있게 되었고, 과거보다 더 빠른 속도로 뇌 과학 발전을 이루어내었다. 이는 의학 등 다양한 분야에 이용할 수 있음을 기대할 수 있으나 뇌 오가노이드는 아직 완벽하게 완성된 분야는 아니다. 뇌와 관련된 차세대 유망 기술인 뇌 오가노이드와 뉴런 칩은 주변에서 흔하지만, 아직도 발병 기전을 정확히 규명하지 못하고 확실한 치료제도 없는 알츠하이머에 관한 연구를 도울 수 있다.

기억력의 비밀을 지닌 뇌는 알면 알수록 더 복잡하고 신비한 미지의 세계가 되고 있다. 나이가 들거나 여러 내적 외적 요건에 따라 나타나는 건망증이나 기억력 감소처럼 일상에서 염려가 되는 가벼운 경우에서부터 기억을 잃어버려 자신과 주변 사람들 모두 슬픔에 빠지게 하는 질병에 이르기까지 다양한 현상이 나타난다. 위에 언급된 기술들은 아직 완전하지는 않지만, 기억력 개선이나 회복의 치료를 위해 많은 과학자의 관련 기술 연구가 큰 도움이 되고 있다. 그렇다면 뇌 기능의 골든타임을 찾아 계속 유지하려면 어떻게 해야 할까 잠시 생각해본다.

얼마 전 들은 뇌 기억력과 생활 습관의 깊은 관련성을 알리는 흥미로운 기사가 있어 잠시 소개하려 한다. 1980년대 중반에 알려진 이야기로 많은 독서와 꾸준한 운동으로 치매 인자가 있었으나 증상이 나타나지 않고 정상적으로 건강하게 일생을 산 미국의 어느 수녀님 사례이다. 86세를 일기로 세상을 떠났으나 사후 자신의 몸을 의과대학에 기부 → 해부학 연구에 이용될 수 있도록 하여 의료진이 시신 해부를 한 바 있다. 놀랍게도 뇌 조직은 세포들이 거의 소실되어 CT 이미지에서 빈 공간에 가까운 상태였으나 살아생전 치매 증상은 전혀 없었다는 것이다. 이는 유전적 인자를 가지고 태어났어도 뇌를 건강하게 하는 올바른 생활 습관을 유지하면 병의 발현을 억제할 수 있다는 것을 의미한다. 이 이야기에서 우리가 얻을 수 있는 교훈은 앞에서 언급하였던 기억력을 좋게 하는 생활 습관 7가지를 잘 지키면 뇌의 골든타임을 오랫동안 유지하고 건강한 삶을 살 수 있음을 방증하는 것이 아닐까 생각한다.

앞에 비교하였듯이 평소에 기억력이 좋아지는 습관은 가까이 생활화하고, 반면 기억력에 해가 되는 것들은 멀리하여 젊었을 때부터 뇌를 존중해야 할 것이다. 건강할 때 건강을 지키라는 말은 뇌에 대한 건강관리를 잘~해서 오랫동안 길게 유지되는 뇌의 골든타임에도 적용된다. 뇌는 다른 장기와 달리 하루아침에 또는 짧은 시간에 나빠지지 않는다. 뇌가 제대로 기능을 하면 인체 콘트롤로 심신의 건강을 부르는 내적인 아름다움, 즉 inner beauty 이너뷰티를 오랫동안 내 안에 담을 수 있다. 뇌가 제 기능을 잘 할 수 있도록 기억력이 잘 유지되도록 뇌 건강이 유지되는 생활 습관을 이어나가야 한다. 평소에 뇌가 우리에게 보내는 신호에 귀 기울이고 자신의 뇌를 존중해야 한다.

기억력 좋아지는 습관으로 뇌를 건강하게 하는 186~187쪽 참고 7가지 생활 습관을 다시 확인하며 '기억력의 비밀을 가진 신비의 뇌' 제8장을 마치고자 한다. 이 습관들은 평소 큰 비용과 시간을 들이지 않고 손쉽게 할 수 있는 방법으로 몸과 마음, 특히 뇌를 활성화해 건강을 지켜줄 것이다. 이는 두말할 것도 없이 건강하게 뇌 기능의 골든타임을 오래오래 유지하는 지름길이 된다! 하지 않을 이유가 없지 않은가!

>>> 1 운동은 열심히, 2 수면은 충분하게, 3 건강한 식단으로, 4 새로운 것 배워서, 5 감각 기능 강화해서, 6 능동적인 취미활동을, 그리고 7 소통과 책 읽기 등을….

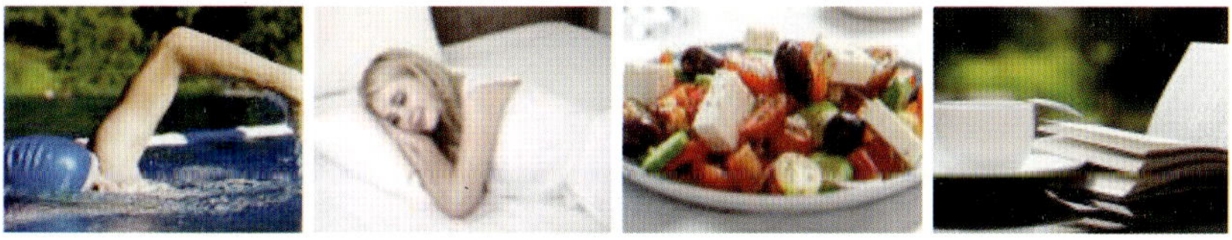

그림 8-11. 뇌 기능의 골든타임을 유지하는 건강법들

Why the platform now?
플랫폼을 이야기하다!

개인 맞춤형 의료의 골든타임
맞춤형 의료
◦ 맞춤 의료의 필요성
◦ 맞춤형 의료기술

바이오 미래 유망기술
미래의 21C Biotechnology
◦ 플랫폼 바이오
◦ 레드 바이오

골든타임 지닌 21C Biotechnology

9장

21C Biotechnology

플랫폼을 활용하다!

9장 / 21C Biotechnology
플랫폼을 활용하다!

: Why the platform now?

√ 플랫폼을 이야기하다!

오늘날 우리는 그 어느 시대보다도 발전된 의료기술과 혜택을 받으며 살고 있다. 첨단의 디지털화된 smart technology 스마트기술의 활용을 물론 IoT 사물인터넷+인공지능 부착된 'Intelligent of Things 사물지능'의 시대까지 예견되는 이즈음 영역 간 융복합은 대세 그 자체이다. 4차 산업혁명 시대 한가운데에 있는 사람들은 대부분 이를 즐기며 겉으로는 걱정 없는 삶을 사는 것처럼 보인다. 하지만, 개인적 수준에서 유심히 살펴보면 의외로 허술한 부분이 생각지도 않은 곳에 있음을 이내 알게 된다. 예로 감기인 줄 알고 대수롭지 않게 여기다 심각한 병으로 판별되면, 그에 맞는 최적화된 치료법을 빨리 찾아내야 하나 이는 말처럼 그리 쉽지 않다.

아픈 이에게 최적화된 의료는 전문적 주문형 의료 맞춤형 의료로 개개인 인체의 차이나 유전적 체질의 차이에 맞추어 질병을 예방하거나 치료하는 데 있다. 그러나 인체 질병의 수가 워낙 많고, 체질/유전인자/병력.. 특성도 다양해 그 차이는 매우 커 일반적인 방법으로는 특정 질병에 대한 치료가 안 될 소지가 많다. 더욱

이, 오늘날 사용되는 일반의약품 대부분은 대량으로 생산되어 예외적 경우의 치료에는 효과가 없을 수 있다. 환절기 감기라 생각했던 것이 후에 암이나 불치의 병으로 나타날 수 있는 것처럼, 이런 경우에는 초기의 정확한 진단과 적절한 치료가 적기에 도입되어야 한다. 이를 지나쳐 제대로 된 처방도 받지 못하고 시간이 가면 큰 위험으로 다가올 수 있어 문제에 발 빠르게 대처하는 맞춤형 의료가 필요해진다. 이전과 비교해 많이 나아진 편이나 많은 경우, 질환의 특징에 맞춘 의료서비스를 받지 못하며 낭비되는 것들이 많아진다. 이를 해결하고자 등장한 것이 바로 맞춤형 의료! 사례에 따른 예측되는 반응이나 질병 위험에 대해 최적화된 진단과 치료와 의약품들을 제공하는 것이다.

맞춤형 의료에 대한 개념은 오랫동안 있었으나 최근 그 범위가 확대되고 있고, 그 응용의 잠재성에 힘입어 맞춤형 의약품 개발도 본격화되고 있다. 전에 없던 시도로 특유의 플랫폼을 활용한 첨단의 기술들이 접목되며 새로운 방향으로의 연구가 진행되고 있다. 어떤 플랫폼이 어떻게 맞춤형 의료에 도입이 된다는 이야기일까? 이와 관련하여 21C Biotechnology 선두주자인 AI 인공지능, 바이오마커, 3D 바이오프린팅 등을 활용한 최신 동향을 조사하고, 필요에 따른 맞춤 의료형 인체의 골든타임 찾기를 알아보고자 한다.

: 개인 맞춤형 의료의 골든타임

√ 맞춤형 의료

▶ 맞춤 의료의 필요성

맞춤형 의료에서는 개인의 유전적 특성을 토대로 약이나 치료의 방법을 선택하는 것이 가장 우선이 된다. 맞춤형 의료의 본격적인 시작은 바이오테크놀로지의 발전과 함께 진행되었다고 할 수 있다. 특히, 1990년에 시작 2003년에

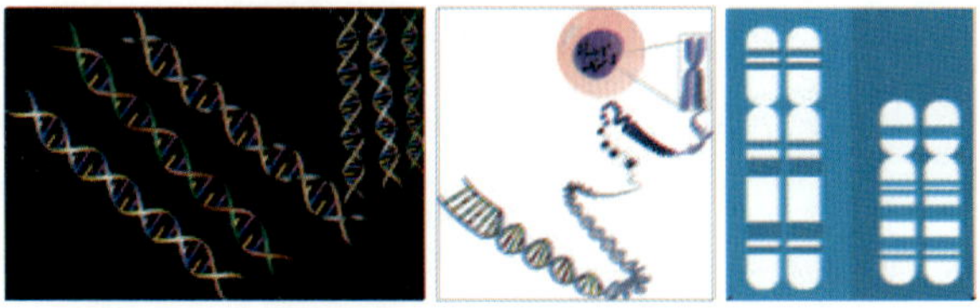

그림 9-1. DNA와 유전자 및 염색체

완성된* 인간게놈 프로젝트는 유전체 분석으로 인체 내 여러 난치병 포함 생명 현상 규명에 한층 더 다가가는 길을 열리게 하였다. 더불어 최첨단의 컴퓨터로 초고속 대용량 데이터 분석이 가능해져 2008년에는 상상 이상으로 ~10만 달러/4주 소요 개선된 조건으로 결과를 얻는 유전자 분석 기술이 업그레이드되었다. 여기에 BT+NT+IT 융복합 기술을 적극적으로 활용한 유전체/전사체/단백질체 분석../omics 오믹스 기술 등이 더해지며 정밀한 진단이 가능해지고, nanomedicine/U-health/bioinformatics.. 통합시스템이 개발되면서 의료 진단 분야에서의 발전은 눈부시게 달라졌다.

이런 눈부신 발전과는 달리 특정 질병에 대한 주요 의약품 사용에서는 문제가 제기되곤 했는데, 전문가에 따르면 예로 치료에 쓰이는 주요 의약품의 ~90%↑ 대부분이 특정 질병을 앓는 경우, 그 효력이 모두 같게 나타나지 않고 30~50% 일부 → 잘 나타나나, 나머지 → 그렇지 않다고 지적된 바 있다. 인체에 따라 약 유효성에 차이가 있어 특정 질병에 대한 획일적인 치료법이나 약 적용이 효율적인가를 재고할 필요가 있다는 것이다. 이러한 지적에 대한 해결방안으로 위 언급한 첨단의 분자진단법이 관심을 받고, 그 확대로 최근에는 개인의 유전적 특성에 따른 맞춤형 치료가 이루어지는 단계에 있다. 또한, 보건의료 분야에서도 패러다임의 변화가 크게 일어나 이전엔 질병의 치료 중심 → 현재엔 예방 중심 → 질병 예측/예방의 평생 치료의 개념으로 전환 중이다. 특히, 이 분야는 격변을 가져온 코로나19로 인해 인체의 유전적 특성에 따라 인구 집단별 질병의 예측과 재발 가능성/예후.. 사전 대응이 가능토록 발전 방안을 세울 수 있게 하고 있다. 정밀한 고도의 유전자 서열 분석 기술을 포함한 BT 발전에 힘입어 대표적 맞춤형 의료로 mRNA.. 암 백신, AI/바이오마커/3D바이오프린팅 정밀 의료 등의 분야가 크게 주목을 받는다.

★ **인간게놈 프로젝트**(Human Genome Project, HGP): 인체 생명현상 규명에 핵심적인 genome/유전체 DNA 31억 쌍의 염기서열 해독 → 유전자 확인 → 유전자지도 작성을 목표로 진행한 다국적 초대형 과학 프로젝트. 1990년 미국, 영국, 독일, 프랑스, 일본, 중국 등이 참여해 약 13년간에 걸친 공동연구로 27억 달러의 비용을 들여 완성하였다. 유전자들의 총집합 유전체의 해독은 ~2만 개 모든 유전자의 동정과 위치 확인 가능 → 난치병 원인 유전자 파악 가능 → 진단/치료법 개발 가속화 가능성이 커진다. HGP에 의한 유전자지도의 완성은 각종 질병의 예방과 치료 등 의학 분야에 혁명을 가져올 것으로 예상된다.
참고: genome 유전체 = gene 유전자 + chromosome 염색체의 합성어

▶ 맞춤형 의료기술

1 맞춤형 암 백신

인류는 오랫동안 질병의 끝판왕이라고 할 수 있는 암과의 싸움을 끊임없이 벌여오고 있다. 몇십 년 전만 해도 암은 죽음이나 인생을 마무리하게 하는 terminal disease 무서운 질병으로 생각하였고, 예후가 좋지 않으면 후유증과 재발의 위험성을 걱정하는 상황에 직면하곤 하였다. 오늘날은 조기 검진, 정밀진단, 첨단치료 시스템 등으로 초기 발견 → 적절한 대처 → 전보다는 그리 부정적이지는 않은 것 같다. 하지만 암 발생의 위험 및 심각성은 여전히 현대인 건강의 골든타임을 어그러뜨리고 우려케 하는 골칫거리이다. 물론, 갑상선암.. 서서히 진행되는 경우엔 치료 가능한 병으로 간주하거나 자궁경부암 특정 암에 대해선 예방백신 개발로 미리 해당 암 발생을 막을 수 있는 길을 열고 있다. 인체에 생기는 다양한 암에 적합한 맞춤형 백신을 개발해내 그 발생을 억제하거나 적절한 치료를 하면 생존율 회복률을 높일 수 있다.

과학자들은 이처럼 맞춤형 암 백신의 개발을 위해 부단히 노력하는데, 백신 제작 관련 데이터 분석 및 설계는 종양 유전체 정보에 근거하여 시작된다고 할 수 있다. 이는 기존의 염기서열 분석법보다 훨씬 빠르고 적은 비용과 노력으로 유전체 분석 결과를 얻을 수 있는 'next generation sequencing/NGS 차세대염기서열' 분석의 발전으로 가능해졌다. 특히, 정상 세포 → 암세포로 되면서 종양에 생기는 새로운 항원을 식별하기 위한 DNA/RNA 유전체 염기서열 분석을 정확하게 할 수 있게 된 것이다. NGS 분석의 장점으로는 암세포 항원의 염기서열 분석은 물론, 관련한 예측 알고리즘을 제공할 수 있다는 점이다.

그렇다면 개인별 맞춤형 암 백신은 어떻게 만들어지는 것일까? 그 제작 및 작용 기작의 방법을 간략히 알아보자면, 아래의 ①~⑤의 과정, 즉 암세포 DNA 염기서열 분석에서 시작 → → 암세포 세포사멸 작용 유도의 과정을 거친다. 이렇게 제작된 개인 맞춤형 암 백신은 발생한 암을 치료하고 예방적 기능도 할 수 있는 소위 말하는 pharmaccine 파맥신의 개념을 갖는다.

① 특정 암 앓는 인체의 종양에서 해당 암세포를 취한 뒤 DNA를 추출하여 염기서열을 분석하는 과정으로 시작한다.
② 정상세포의 염기서열과 비교 분석하여 차이를 보이는 변이 발생 부분을 선별한다.
③ 여러 부위의 변이 발생 염기서열에서 신생항원 포함한 새로운 항원 생성 부분 염기서열로 백신을 제작한다.
④ 변이의 형태나 구조는 인체에 따라 달라 해당하는 사람의 유전체 특성의 개인 맞춤형 백신으로 만들어진다.
⑤ 3~5회 수차례에 걸쳐 적용 → 면역 T세포 → 암세포 신 항원 인식 → 활성화 → 암세포 공격 → 세포사멸 작용 유도의 과정을 거친다.

백신 개발 전문가들은 암 백신으로 암세포의 신생항원을 target 표적으로 설정하면서 암세포를 제거는 하되, 몸에는 부작용↓↓ ↓↓ 목표를 세웠다고 한다. 잘 알다시피, 종양에는 수십~수백 개↑ 많은 수의 돌연변이가 일어나고, 그들 가운데 일부만 암 면역 반응하는 신생항원을 생산하므로, 이들을 활용한 백신은 암세포만 표적으로 삼고 작용해 안전하게 된다. 이것이 소위 '개인 맞춤형 신생항원 암 백신'으로, 개인의 특이적 암 항원을 찾아내 → 해당 발현 유전자 → 인체 투여 → 면역 반응 유도하는 면역치료법의 일환이다. 기존의 치료는 정상 세포들이 같은 표적 부위에 포함되어 인체를 괴롭게 만드는 부작용을 피할 수 없다는 단점이 있다. 이에 반해, 개인 맞춤형 암 백신의 최대 장점은 각각의 인체 특성에 맞게 만들어져 높은 치료 효과와 부작용 위험성을 최소화할 수 있다는 점이다.

이러한 개인 맞춤형 백신은 다음과 같이 크게 다음의 4가지 백신 플랫폼 기술로 나눌 수 있는데,

- Type I : Synthetic peptide vaccine 합성 펩타이드 백신 → 면역원으로 필요한 최소 정보로 조합한 펩티드를 인위적으로 합성한 백신. 장점으로는 높은 순도로 생산 가능, 제조 공정과 보관이 수월함, 자가면역의 위험성이 낮음을 들 수 있다. 자가면역의 위험성이 낮은 것은 특정 항체와의 결합이나 생성을 자극하는 epitope 항원 결정 부위가 최소로 제한되기 때문이다. 반면, 단점도 있어 체내 펩타이드 저항성의 문제와 백신효과↑ 위한 다량의 펩타이드가 필요하게 된다.

- Type II : DNA vaccine DNA 백신 → 병원체 등 특정 항원 단백질 유전자를 지닌 DNA를 백신으로 활용한다. 유연한 플랫폼으로 DNA 형태의 일명, 유전자 백신 백신을 만들며, 복제와 분리 과정이 빠르고 대규모의 제작이 가능한 것이 유리한 점이다. 또 다른 장점으로는 백신 제조에 쓰이는 보조제도 항원을 발현할 수 있다는 점이다. 하지만, 단점도 있어 아주 높은 효율성으로 DNA 형질을 주입해야만 성공할 수 있다는 점이 난제이

다. 작용기전: DNA 백신 주입 → 세포 내 전달 → DNA 백신으로부터 병원체 유래 단백질 항원 단백질 합성 → 세포 내 가공 → 세포 표면에 노출 → 병원체 항원 부위 → 면역 반응 유도 → 예방접종 가능해짐

• Type III : Dentritic cell vaccine 수지상세포 백신 → * 수지상세포는 인체 면역시스템에서 항원을 탐지 및 제시하는 세포로 이를 이용해 백신을 만들면 다양한 항원 사용 및 선천면역/후천면역 면역계의 활성화를 취할 수 있다. 본인의 혈액에서 단구세포 분리 → 수지상세포로 분화 → 암 항원에 대한 정보 인식 배양과정 → 항원 특이적 수지상세포 제조하는 기술로, 수지상세포 항암백신 → 약해진 면역계 활성화 → 항원 특이적 면역 반응 유도 → 암세포 공격 → 암 치료/예방할 수 있다.

• Type IV : Viral vector vaccine 바이러스 벡터 백신 → 바이러스를 DNA 운반체로 이용하는 백신으로 유전자 재조합된 백신의 한 유형이다. 표적 transgene/인위적인 외부 삽입 유전자 전이 유전자를 다양하게 삽입할 수 있고, 목표로 하는 항원의 정보 → 안정적인 전달 및 효과적인 항체 형성이 가능하다. 단점으로 유전자 삽입 시, 돌연변이 발생 위험성이 있다.

★ **수지상세포**(dendric cell): 면역계에서 패턴 인식 수용체를 이용 → 체내 병원체 유무 항시 탐색 → 침입 병원체 항원 탐지 후 → 도움 T세포/세포독성 T세포/B세포.. 다른 면역세포에 알리는 중요한 역할을 한다. 골수에서 유래하며, 발달과정에서 나뭇가지 형태로 자라나 수지상이란 이름을 붙였다. 수지상세포는 암과 바이러스 감염 치료에서 필수적 기능을 수행한다.

수지상세포 항암백신의 장단점

- 자신의 세포 이용 → 독성/부작용 매우 낮아 안전함
- 암 관련 기억의 면역 유도 → 암 전이/재발 방지에 효과 있음
- 암 특이적 항원 선별 → 암세포 선택적 제거/항원 전달 기술 적용 → 항원 제시 기능 ↑

• 치료 효과↑↑ 위해 화학적 치료제 병행 가능/외래 치료 가능함(참고: JW크레아젠)
• 단점: 시간적 제한, 제조 비용 고가, 면역 반응 조절 어려움, 암세포에 대한 낮은 균질성 등

2 mRNA 백신

mRNA 백신 또한 백신 제조플랫폼 기술로 만들어진 결과로, 현재 진행 중인 코로나19에 대한 예방 백신으로 백신 개발기간을 최대로 줄이는 계기가 되었다. 전례 없이 10~18개월 단기간에 개발된 코로나 mRNA 백신은 원래 암 치료에 표적을 둔 백신으로 인류를 코로나바이러스 위협으로부터 구하는 오랜 가뭄에 단비의 역할을 해 세계의 이목을 끌었다.

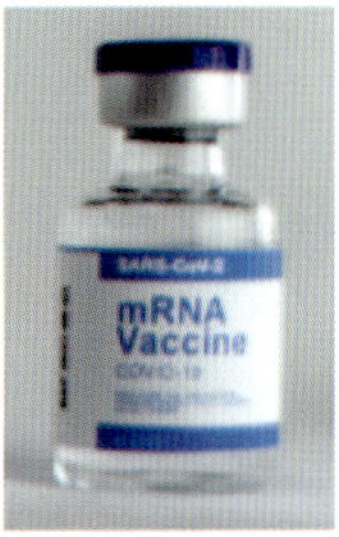

그림 9-2. mRNA 백신

이런 mRNA 백신의 구조는 비교적 단순해 사슬 구조의 mRNA 분자와 이를 포위하는 lipid nano particle/LNP 지질 나노입자로 구성된다. 본래 mRNA는 핵에서 DNA로부터 전사되어 세포질의 리보솜에서 DNA → mRNA → protein synthesis 단백질 합성의 과정을 거친다. 하지만 외부에서 만들어진 mRNA가 단백질 합성을 위해 리보솜이 있는 세포로 들어가는 과정은 어려운 과정이다. 분자량이 크고, -음 전하를 띠고 있는 mRNA가 인지질이중층의 세포막을 지나기란 전혀 쉽지 않고, 또한 세포 내 존재하는 RNA 분해효소 RNase로 인해 분해될 수 있기 때문이다. 이를 해결하기 위해 고안해 낸 것이 바로 바이러스 크기와 비슷한 지질 나노입자, 직경 ~100㎚/lipid nanoparticle LNP이다. LNP는 mRNA를 체내에 안전하게 전달하는 전달체로 지질 입자 → mRNA 포위 → 둘러싸면서 구형의 구조체 형성 → 세포 내 투입의 과정을 돕는다.

실제, mRNA 백신은 최근에 개발된 것이 아니다!! 이미 ~1960년 수십 년 전부터 연구 개발돼 있던 반복 접종할 필요 없는 장점 지닌 백신이었으나, 혈관 내

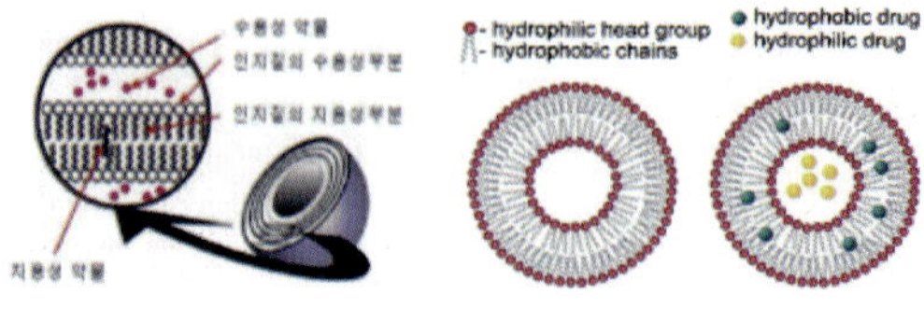

그림 9-3. 나노 리포좀 기본원리
출처: 우측 - Tenchov et al., 2021. ACS nano, 15(11), 16983

효소에 의해 분해될 수 있다는 문제에 부딪혀서 사용하지 못하고 멈춰있던 상태였다. 하지만 코로나19 팬데믹으로 LNP 기술을 적용해 문제를 해결하면서 급박히 사용할 수 있게 되어 개발된 백신의 임상 평가를 통과한 셈이다. 제약회사/병원/연구소.. 각각의 mRNA 제조 주체는 보유한 고유의 mRNA와 LNP 플랫폼으로 해당 질병의 치료제를 만들 수 있다. 기존의 바이러스 이용 백신은 바이러스 벡터의 바이러스 면역 반응 항체 형성으로 인해 반복 투여 시 그 효과가 낮아 효율성에 문제가 제기되었었다. 이에 투입 시 인체 내에서 면역 반응을 유발하지 않는 LNP 활용이 최근의 연구개발 방향이다. 체내 전달이나 항체 형성의 걸림돌이 있던 유전자 치료제나 단백질 치료제도 LNP 활용으로 문제를 해결하려는 노력이 이어지고 있다.

※ **코로나19 백신** : BioNTech 바이오엔텍과 Pfizer 화이자는 코미나티/Comirnaty mRNA 코로나19 백신을 공동 개발해 2020년 세상에 내놓았다. 2020년 12월 UFDA 미국 FDA 긴급사용승인과 2021년 초, 여러 나라에서 3상 임상시험을 계속 진행하여 지금까지 안전성 평가를 하고 있다. 그리고 2021년 8월에는 세계 최초 코로나19 백신으로 UFDA 정식 승인받았으며, 코미나티 플랫폼 기반의 변이 대응 백신을 개발하였다. 현재 바이오엔텍은 코로나19 mRNA 백신을 포함해 다양한 세포 치료제, 항체, 저분자 의약품 등을 제조할 수 있는 파이프라인을 보유하고 있고, 2상 임상에 진입한 것도 몇 개나 있다. 특히, 유방암/췌장암/피부암.. 여러 암 종류에 효과 있는 개인 맞춤형 암 백신도 개발하고 있는 것으로 알려져 있다.

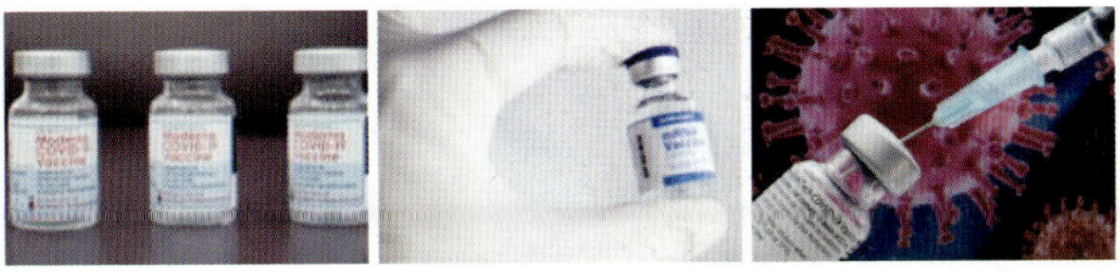

그림 9-4. 코로나19 mRNA 백신

나노 크기의 바이러스는 단백질성 외피 껍질과 내부에 유전물질을 갖는 단순한 구조이나 종류에 따라 크기와 표면 구조는 돌기/구멍.. 다양하다. mRNA 백신에는 인체의 면역시스템이 이들 mRNA를 바이러스로 착각하게 만드는 유전정보를 갖고 있어 이들에 대항하는 항체를 생성하게 된다. 즉, 몸에 투입된 mRNA → 바이러스 외피의 돌기/spike 스파이크처럼 행동 → 모방 작용 → 인체의 면역계는 이를 바이러스로 알고 대응하는 항체를 만들어낸다.

암을 치료하는 백신도 이와 같은 원리로 특정 암세포에 대해 맞춤형 면역력을 갖도록 유도한다. 그동안 암에 대한 치료가 어려웠던 이유 중의 하나는 암세포가 끊임없이 분열해 새롭게 진화하고, 또 인체마다 나타나는 암세포 특이성이 달라 사실 그에 대한 확실한 치료가 어려웠다고 할 수 있다. mRNA 암 백신은 이렇게 인체에 따라 다르게 나타나는 암세포 특이성 분석 → mRNA에 장착 → 백신 제조를 하는 것이다. 특이성을 가지는 암 백신이 몸에 들어가면 해당 면역시스템은 해당 암세포만 공격하게 된다.

mRNA에 관한 연구는 계속 진행형으로 이루어져 그의 역할은 여기서 끝나지 않고, mRNA의 유전자 전달체 역할에 주목해 유전자 치료용으로도 개발 중이다. 위에 언급하였듯이, mRNA는 인체 내로 유전정보를 전달할 수 있기에 유전자 돌연변이로 신체 이상에 혹은 결핍으로 부족한 유전자를 몸에 넣어 정상 기능을 할 수 있도록 하는 유전자 치료를 가능케 한다. 코로나19에 대한 백신 개발에 모든 나라가 전력을 다해 연구하던 중 우리 앞에 변신하여 재등장한 mRNA는 향후 인류를 위해 많은 역할을 할 것으로 기대되고 있다. 특히, 적절한 mRNA 제조플랫폼을 잘 활용하면, 기존 치료제들보다 그 설계와 생산이 쉽고 빠르게 진행될 수 있어 성공만 한다면, 수개월 안에 치료제 개발이 가능하다고 전해진다.

3 정밀 의료

우리나라는 몇 년 동안 지속되는 저출산과 첨단 의료기술에 힘입은 기대수명 증가로 OECD 국가 중에서도 고령화가 아주 빠르게 진행되고 있다. 통계에 의하면, 곧 인구 20%↑고령층 초고령사회에 진입하고, 고령층 인구는 몇 년 후엔 2026년/43% 2배↑ 증가할 것으로 예상된다. 하지만, 기대수명만 증가하는 것은 별 의미가 없고, 더 중요한 것은 기대수명+건강 상태 반영 건강 수명이다. 한국인 10대 사망원인 중 7가지는 평소 생활 습관으로 충분히 예방 가능한 질병이라고 한다. 생활 습관을 비롯하여 유전정보, 환경 요인 등을 분자 수준에서 통합 분석 → 최적의 치료법 제공하는 의료서비스가 갑자기 머리에 떠오른다. 소위 말하는 precision medicine 정밀 의료! 개인 맞춤형 의료는 들어본 적 있지만 정밀 의료는 알 것 같으면서 생소한 느낌이다.

실제, 정밀 의료는 질병으로 아픈 사람에게 첨단의 의료기술+방대한 의료 빅데이터 이용 → 질병의 근원 이해/치료 타깃 정확 설정 → 정밀 targeted therapy 표적 치료 수행을 뜻한다. 포괄적인 개념의 정밀 의료를 조사하여 평소 건강의 의미를 되새기고, 질병으로 아플 경우 어떠한 의료가 적절할 것인지, 그리고 미래형 의료와 헬스케어를 알아보는 것도 나쁘지 않을 것 같다.

정밀 의료 분야 또한, 인간 유전체 연구, 축적된 방대한 빅데이터 분석 기술, AI 발전이 빠르게 진행됨에 따라 더욱 크게 성장하는 계기가 마련되었다고 볼 수 있다. 정밀 의료 실현 시 → 정확/빠른 진단 가능 → 질병 가능성 큰 사람 위한 예방 전략 수립 가능 → 개인의 건강 수명 연장 및 의료비용 절감으로 이어질 수 있다. 만일 병이 발생하여도 이들 과정을 거치며, 적절한 치료법과 약 선택 → 치료 효과↑, 부작용 최소화될 수 있다는 장점이 있다. 이처럼 정밀 의료시대가 다가오며 유전체 빅데이터 가치↑, 맞춤형 의료 관련 기술들의 개발이 증가하는 추세이다. 최근 주목받는 정밀 의료 속 맞춤형 의료 관련 기술로 내 손안의 주치의라고까지 표방되는 만성 질환 관리용 앱 '웰체크'와 3D 프린팅 기술 2가지를 소개하고자 한다. 웰체크는 출시된 지 1년여 만에 의료혁신 대상을 수상한 기술이고, 후자는 의료 분야 → 3D 프린터 활용 가능성 주시 → 가장 적극적인 기술 도입 → 상용화/발전 가능성↑↑ ↑↑ 때문이다.

- 개인별 맞춤형 진료/WellCheck 웰체크

개인의 생활 속 습관과 밀접한 관계가 있는 당뇨와 고혈압 등의 만성질환 치료를 위해서는 무엇보다도 꾸준한 건강 및 의료관리가 필수적이다. 하지만, 코로나19 장기화로 비대면 사회로의 전환을 피할 수 없었고, 이러한 시대에 부응한 디지털 정보화에 알맞는 웰체크 애플리케이션이 개발되어 비교적 잘 활용되고 있다. '웰체크'는 2021년 출시되어 관리가 필요한 사람들이 편리하게 사용한다. 만성질환 건강관리 application 앱 활용 → 혈압/혈당.. 혈관 데이터의 디지털 헬스케어 시대에 걸맞은 의료관리 → 쌍방향 실시간 편리함+정밀함 건강 상태 점검 및 개선을 할 수 있다.

'웰체크' 플랫폼은 사용자용 앱과 의료진용 진료 시스템은 물론, 사용자를 위한 교육 콘텐츠를 갖추고 만성질환 진료에 필요한 종합 솔루션을 제공한다. 전에는 고혈압이나 당뇨 점검을 위해 혈압/혈당.. 수치 기록 수첩을 사용하였다면 '웰체크'는 이를 스마트폰으로 편리하게 대체한다. 이들 질환에서는 자신의 생활 습관 및 질환 상황 일자/혈당/혈압/측정시간/인슐린/약/음식.. 관련 정보를 상세히 기록 후 개선의 방향을 찾는 것이 중요하다. '웰체크'는 여기에 복약 알림, 분석 리포트, 건강교육 콘텐츠, 생체나이까지 더해 통합성을 지닌다.

'웰체크'는 현재 국내 ~3,095개↑ 수천 개 병원에서 손쉽게 활용 중인 비대면 데이터 기반의 초정밀 맞춤 의료 플랫폼이다. 또한, 이 정보에 근거하여 병원 방문 시, 의료진으로부터 상세한 맞춤형 진료를 받을 수 있다. 최근 3개월간의 데이터를 분석한 결과도 쉽게 확인할 수 있어 자신의 건강 상태 인지 및 적극적인 치료에 임하게 되는 효과를 얻을 수 있다고 한다. 이외에도 모바일을 통한 헬스케어 관련 앱을 활용한 여러 개인 맞춤형 의료기술이 계속 개발 중이고, 비대면 건강관리 서비스의 높은 성장은 계속 이어질 전망이다.

아니나 다를까 본 '웰체크'는 출시 1년여 만에 인터넷전문가협회 주관 '2022 i-AWARDS KOREA'에서 의료혁신 대상 수상의 쾌거를 이루었다. 이는 3,800명 많은 인터넷 전문가 심사 → 서비스/기술 혁신/독창성/사회공헌/산업기여도.. 5부문 평가 → 가장 혁신적/우수한 베스트 IT 서비스 선정 → 권위 높은 인터넷 서비스 시상식이다. 웰체크 총괄 기획자는 짧은 기간에 큰 성과를 냈다는 점이 고무적이고, 향후엔 다이어트 코칭 서비스/보호자 연결 서비스.. 더 다양한 기능을 더 추가해 출시할 예정이라고 한다. 이처럼 스마트기술과 편리성을 갖춘 개인 맞춤 헬스케어 서비스 제공을 위한 플랫폼의 개발은 앞으로도 계속될 전망이다.

• 3D 프린팅 의료기기

세계적으로 움직이는 산업계의 동향은 미래사회 유망기술의 트렌드 및 흐름을 읽는 데 큰 도움을 준다. 일찍이 2014년 스웨덴/주간 엔지니어링 전문지/신기술에 관심 갖는 많은 전문가+일반인 독자층 확보/Ny Teknik '니 테크닉'은 3D 프린터가 기술의 산업화, 대중화 시대를 열 것으로 내다보았다. 첨단기술 분야를 총망라하여 각 분야에서의 새로운 기술 및 흐름, 그리고 그에 관련된 연구정보 등을 매년 소개하고 있는 니 테크닉에 의해 예측됐던 이후 세상을 움직이는 신기술이 되고 있다.

개인 맞춤형 의료시대를 맞아 3D 프린팅 의료기기 시장이 확장되는 추세인데, 전문가들은 시장의 주도 요인으로 만성 질환의 증가와 개인 맞춤형 의료에 대한 인식 증가로 분석했다. 3D 프린터 개발 초기엔 생산 비용이 많이 들어 상용화가 되지 못했고, 항공/자동차 산업 시제품 제조.. 제한적 용도로 사용되었었다. 하지만 지금은 다양한 산업 분야에서 주목받고, 특히 의료 분야는 매우 적극적으로 3D 프린팅 기술을 도입하여 이용하고 있다. 예로 임플란트/틀니/혈관/의수/의족/보청기/성형.. 보형물에서 해부 실험용.. 가상의 신체 제작에 이르기까지 다양한 분야에서 맞춤형으로 제작돼 실제 사용되고 있다. 국내외에서 3D 프린팅 기술을 활용한 의료기기 개발이 활발히 진행되고 있다. 다음에서는 최근 국내 연구진에 의해 개발에 성공해 실제 적용한 사례를 간략히 소개하고자 한다.

>>> 맞춤형 3D 피부암 수술 가이드 2021년

피부에 발생하는 암의 병변 부위를 입체적으로 보여주며, 수술 시에는 정상 피부를 최대한 보존하면서 재발 우려를 줄이고자 개발한 환자 맞춤형 3D 피부암 수술 가이드를 사용한다. 수술 당일, 얼굴에 3D 피부암 수술 가이드 씌움 → 환자의 코+귀에 맞게 정확히 피부에 안착 → 피부 속 종양 부위 입체적 제시 → 가이드 따라 종양 크기에 맞는 절제 범위 표시 → 암 병변 부위의 세밀한 제거가 가능하다고 한다. 이 기술은 식약처로부터 의료용 가이드로 2019년 이미 승인받았고, 유방암/신장암.. 다른 암이나 대동맥.. 혈관 재건에서의 적용/유효성 검증용 임상 연구가 시작돼 진행 중에 있다.

>>> 맞춤형 복합소재 임플란트 2021년

상악골 골절 환자를 대상으로 개발되었으며, 특수한 재질의 두개골 성형재료로 골절로 인한 안면골 결손의 재건을 위해 사용된다. 국내에서 처음 개발된 BGS-7 바이오 세라믹 소재를 사용하는데, 이 소재는 임플란트 후 주변의 체액과 반응 → 뼈 성분 생성 → 뼈에 잘 붙는 특징을 갖는다. 세라믹 소재의 잘 깨짐 단점 보완 → 3D 프린팅 재료로 사용 가능 → 뼈에 붙는 특성 유지 → 뼈 관련 단백질/세포 표면 흡착 → 장점으로 작용하게 되었다고 전해진다.

실제, 이와 같은 수준의 정밀 의료가 나오려면 최첨단의 의료기술 적용은 물론 엄청난 양의 데이터를 이용해야 한다. 언급되었듯이 이러한 모든 과정이 질병의 원인을 이해 및 규명하고 치료 목표를 정확하게 설정한 후 플랫폼을 활용해 우수한 결과를 얻어낸 개인 맞춤형 정밀 의료인 것이다. 전문가들은 다양한 정밀 의료를 개발하려면 대규모 데이터와 지식에 접근할 기회를 더 확보하고, 최첨단 의료+정보통신.. 기술의 효과적인 활용으로 정밀 의료에 집중해야 한다고 제안한다. 다음에서는 접목되면 정밀 의료의 수준을 크게 업그레이드해 줄 인공지능, 바이오마커, 3D 바이오프린팅 등의 첨단기술을 소개하여 미래형 의료 및 헬스케어에 이르는 길을 알아보고자 한다.

○ 인공지능

AI 인공지능은 이미 7~8년 전부터 현대인의 삶을 개인에서 사회에 이르기까지 크게 바꾸어 놓을 신기술로 예측이 되었고, 최근까지 계속 기능이 심화하며 미래를 이끌 유망기술로 등장하고 있다. 2016년 다보스포럼/EWF 세계경제포럼의 미래를 이끌 유망기술 리스트에서 '개방형 인공지능'으로 등장한 이후, 거의 매년 국제적으로 유수 기관에서 혁신적인 기술 목록에 포함하고 있다. 2020년에는 CES 국제전자제품박람회 7대 기술 트렌드에 사물인터넷+인공지능 부착된 AI of Things/AIoT 사물 지능과 소비자 속으로 들어온 Consumerization of AI 인공지능의 두 분야에서 AI 활용을 예측하였다. 2021년 CES에서는 6대 기술 트렌드 가운데 AI 기반의 진단을 활용한 디지털 헬스에 포함되어 있다. 이처럼 AI는 우리 삶의 한 부분이 될 정도로 아주 빠르게 일상 속으로 스며들고 있다. 그렇다면 우리나라의 AI는 어떤 상황일까 궁금해진다.

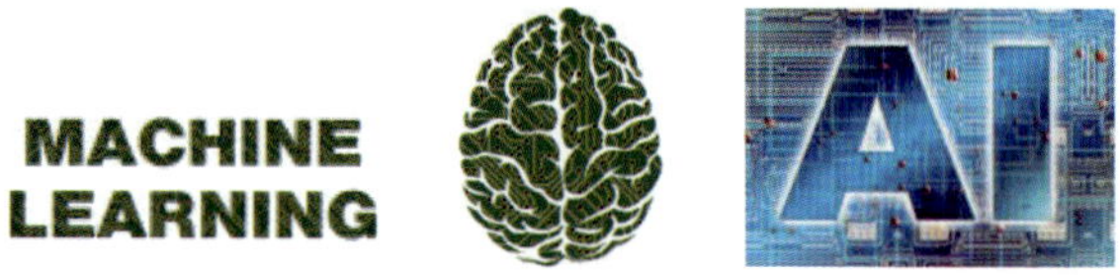

그림 9-5. 머신러닝과 AI

우리나라는 현재 세계에서 가장 빠른 속도로 고령화가 진행되는 국가로 2025년에는 초 고령화 사회로 진입할 전망이다. 고령화의 가속화는 이에 맞는 의료기술의 수요↑ 요구하며 동반 성장하게 한다. 여기에 AI 기술이 더해지면, 이를 활용한 맞춤형 의료는 신산업분야가 되며 경제적, 산업적 파급효과는 기대 이상이 될 수 있다. AI 기술을 이용한 맞춤형 정밀 의료의 성장을 위해서는 4차 산업혁명의 핵심기술과의 연계가 필요하다. 각종 자료에 의하면 현재 빅데이터와 머신러닝 딥러닝 기반의 의료기술들이 우수한 성과를 내고 있다. 이들 핵심기술과 손잡은 의료기술은 개인의 맞춤형 치료법을 제시할 수 있고, 더 나아가서는 미래형 헬스케어 등으로 활용 범위가 확대될 수 있다. 다음에서는 인공지능 기술을 활용한 국내 의료기술 현황을 의료기기/소프트웨어/플랫폼 개발 스타트 업~중견기업 개발사 중심으로 간단하게 알아보고자 한다.

① JKL Inspection - - 국내 최초, 의료 영상진단 분야에서 AI 활용 → 뇌졸중 진단 보조 장치 개발 → 식약처 승인 의료기기로 상용화 진행 중. 의료 영상진단 보조 장치의 데이터 기반으로 뇌경색 원인 분석정보 제공 → 개인 맞춤형 의료의 진단-치료-적절한 처방.. 프로세싱 가능하다고 한다.

② 루닛 Lunit Inc - - 딥러닝 기반의 의료영상 임상 진단기술 개발 중. Lunit 社 기술은 병변의 현미경적 세포/조직.. 이미지를 공유할 수 있고, 이는 놓치기 쉬운 부분의 검출을 돕는다. 가슴 X-ray에서 병변 감지-지역화-악성 확률 예측 기술로 연구되고 있다.

③ 네오펙트 neofect - - 중추 신경계 질환 재활치료용 스마트 재활 솔루션 연구 중. 스마트 재활 솔루션은 실시간 바이오 피드백 장치 스마트 글러브와 재활 학습 알고리즘 내장 재활훈련 게임을 갖춤. 사용 목적은 AI 알고리즘 적용 → 개인에 맞춰 게임 강도 조절 → 재활훈련이다.

④ 스탠다임 Standigm - - 신약 개발의 효율성과 성공 확률↑ 목적으로 AI 탑재 기술 연구 중. 머신러닝 기술 적용 → 병 치료에 더 효과적인 기존 약들 조합+용도 변경 탐색 → 신약 개발과정의 약물 후보군/임상 환자군 선별 최적화 → 약 개발 효율성↑, 최상의 대안 제시할 수 있도록 연구되고 있다.

⑤ VUNO Inc - - 딥러닝 기반 의료 데이터 학습+진단 보조 소프트웨어 → 폐 질환 관련 CT 인식 → ~97% 정확도 높은 진단 보조 기술 개발 중. 정량화된 정확도 기반 → 유사 폐 질환 검색/적용 → 진단 보조용 목적의 기술이다.

○ 바이오마커

Biomarker 바이오마커는 정밀 의료시대에 크게 주목을 받는 핫한 BT 영역으로 거의 전 세계적인 연구주제라 할 수 있다. 이는 바이오마커 시장 규모에 의해 입증되는데, 2016년/570억 달러 2023년에는 1,500억 달러의 성장을 보일 것으로 내다보고 있다 한국 바이오경제 연구센터. 바이오마커란 인체를 구성하는 세포나 혈액 또는 DNA/RNA/단백질/대사물질.. 생체물질 등을 이용해 몸 안의 변화를 알아낼 수 있는 지표를 말한다. 이를 이용하면 몸 상태의 정상 vs. 병리적 상태 여부, 투여 약물의 반응도 등을 객관적으로 측정할 수 있게 된다. 과거엔 체온, 혈압, 혈당 등의 생리적 지표가 바이오마커로 여겨졌으나 오늘날엔 전혀 다른 개념으로 DNA/RNA 유전물질, 유전체, 단백질, 세균, 바이러스 등이 바이오마커로 주목받는다. 바이오마커 기술 중 가장 큰 비중은 유전체 플랫폼으로 이미 바이오마커 시장 전체의 반 정도를 점유할 것으로 예측된 바 있다 2020년/91억$(~10조원). 바이오마커를 활용하면 신약 개발에서의 성공률이 3배↑ 몇 배 정도 증가한다고 발표된 바 있으나, 가장 기대되는 곳은 암 치료 분야이다.

바이오마커가 중요한 이유는 무엇인가? 바이오마커는 인체별로 약의 성분이 얼마나 효과가 있는지를 예측하는 데 유용하게 쓰일 수 있어 큰 주목을 받는다. 맞춤형 의료가 대세인 오늘날, 이들은 바로 개개인의 신체 변화를 감지할 수 있는 정확한 지표가 되며, 병의 발생 및 조기 발견, 체외 분자진단 기술, 특정 약 성분에 반응하는 바이오마커의 개인별 특성을 알아내 맞춤형 의료기술에서 핵심이 되기 때문이다. 바이오마커는 정밀의학을 구현하는 시대에 걸맞은 진단과 검사법 개발, 그리고 신약 개발에 있어 중추적인 역할을 하고, 의료기기에 접목하여 많은 질환의 진단과 치료에 더 크게 응용할 수 있을 것으로 전망된다. 하지만, 밝은 전망과 달리 바이오마커를 찾는 과정은 아주 힘들고 험난한 일이다.

많은 이가 미래의 의학은 치료에 초점을 두기보다는 preventive 예방 중심, predictive 예측 기반, personalized 맞춤형, participatory medicine 참여형 의학을 구현하는 것이라 믿는다. 예방-예측-맞춤형-참여형의 관리를 실현하기 위해서는 병의 조기 발견과 정밀진단, 초기 치료 등이 필수적이고, 그에 이르는 수단으로 바이오마커 관련 연구가 더욱 중요해진다. 또한 바이오마커는 질환의 조기 발견에서는 물론, 신약 개발 및 맞춤의학에서도 다양하게 활용되고 있다. 다음에서는 이러한 바이오마커 기술이 큰 역할을 하는 면역항암제에 대해 잠시 알아보겠다.

면역항암제는 인체의 면역계를 활성화하여 암세포를 공격하도록 유도하는 기전을 이용한다. 최초의 면역 요법제로 알려진 이하 IL-2 * 인터류킨-2는 짧은 반감기/고용량 → 심한 부작용 단점으로 문제점이 있음에도 일부 암에서 오래 사용되고 있다. 2019년/미국/워싱턴대 몇 년 전 해외 연구팀에 의해 부작용은 크게 줄이고 IL-2 항암 효과는 변함없이 유지한 IL-2 아미노산 염기서열 ~14% 공유 신종 단백질이 개발되어 Nature 국제학술지에 게재되었다. 연구 결과, 암세포 이식한 생쥐 실험에서 부작용은 크게 줄이고 암은 강하게 억제하는 효과를 나타냈다. 연구책임자는 면역항암제에 대한 반응 및 효과는 인체에 따라 매우 다르므로 특정 질병 치료에 반응 정도를 예측하기 위해서는 바이오마커의 발굴을 무엇보다 중요하다고 강조하였다.

★ **인터류킨-2**(Interleukin 2): 세포 신호전달 분자/면역반응 유도물질/cytokine 사이토카인의 한 종류로 '연결을 뜻하는 접두사 inter' + '백혈구 leukocyte'에서 온 합성어. 면역 관여 백혈구 활동을 조절하는 세포 조절인자 단백질로 병원체 등 이물질을 식별하며, 백혈구에 의해 발현되는 수용체와 결합하여 신호를 전달한다. 바이러스 감염 시, NK세포 + IL-2 → NK세포 면역 활성 능력 ↑↑ ↑↑ → 감염 세포를 사멸시킨다.

이러한 바이오마커 관련해서는 국내에서도 적극적인 연구로 신종 바이오마커 개발 사례들이 늘고 있다. 최근의 독창적인 플랫폼 개발에서부터 전형적인 기술 개발 사례에 이르기까지 몇몇을 간략히 소개하면,

① 2022년 11월 ㈜링커버스/2021년 스타트 업 - 기술과 사람을 연결하는 AI 기반의 ㈜링커버스는 손과 손톱이 차세대 바이오마커로 자리매김할 수 있다는 믿음으로 기술 개발함. 손-손톱데이터-AI 기술을 접목한 헬스케어 플랫폼 'Healthyverse 헬시버스'를 구축하였음. AI로 손톱 바이오마커를 분석해 개인 맞춤형 건강 및 영양 관리 서비스를 손쉽고 간편하게 제공할 수 있어 향후 예방의학적 측면에서의 활용될 수 있는 길을 열고 있음.

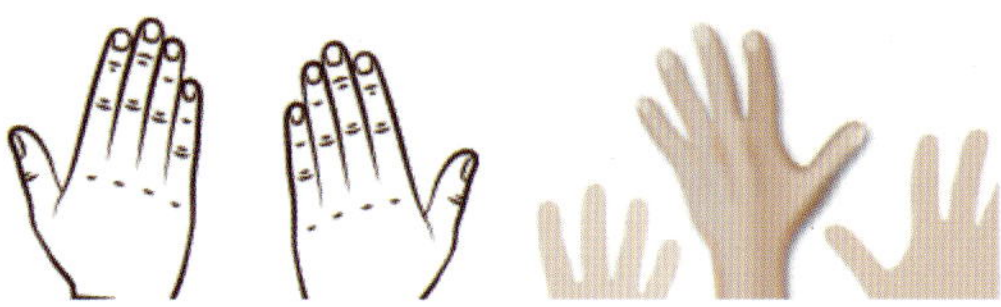

그림 9-6. 인체 정보 간직한 손톱

죽은 각질세포 층으로 이루어진 손톱 속에는 지난 4~6개월 수개월 간의 인체 상태가 누적되어 있다고 알려져 있다. 내 몸의 건강 여부를 확인할 수 있는 단서가 숨어있다고 볼 수 있는데, 이는 손톱 촬영만으로 건강 상태를 확인할 수 있는 플랫폼을 이용한 개인 맞춤형 헬스케어 기술이 될 수 있다. ㈜링커버스는 손톱 측정 장치인 'Innail 인네일'과 모바일 서비스 플랫폼인 '헬시버스' 개발로 2023년 미국/라스베거스 세계 최대 정보기술 가전 박람회 2023 CES에서 디지털 헬스케어 부문의 기술 혁신상을 받은 쾌거를 이룸!

② 2021년 6월 아주대병원 연구팀 - 간암 조기 발견에 이바지할 수 있는 새로운 혈액 비암호화 RNA 일종/LINC00853 바이오마커 발견함. 혈액 내 혈청에서 추출한 소포체에서 비교적 간단하게 확인할 수 있음. 알파태아단백 기존 간암 혈액 바이오마커보다 민감도와 특이도 수치가 높아 이를 통한 간암 진단의 가능성을 확인함.

③ 2021년 3월 서울대병원 연구팀 - 하지불안증후군에 작용하는 주요 단백질을 발견함. 혈청 샘플을 통해 단백질체 분석을 한 결과, 하지불안증후군인 사람에게서만 관찰된 특이단백질 8가지를 찾았다. 그리고 이후 유발 요인들과 관련된 단백질 간의 연결고리를 찾은 후 해당 분석을 통해 단백질 4개가 본 증후군에 작용하는 주된 단백질임을 찾아냄. 이를 이용해 하지불안증후군 진단/치료용 바이오마커가 될 전망으로 보고 있음.

④ 2019년 9월 경상대학교 연구팀 - 치매를 손쉽게 조기 진단할 수 있는 신개념의 진단 키트 개발함. 혈액/땀/침.. 분비물 시료 분석 → 초기 잠복기 치매까지 판별해 내는 조기진단 키트로 치매 증세 표출 이전 진단 → 치매 예방/치료 극대화가 목표임. 연구에서는 miRNA 8종+항체 13종 총 21종 바이오마커 개발 → 치매 진단의 정확도 ↑ → 개인별 맞춤 진단이 가능해지도록 하는 것이 최종 목표임.

이처럼 국내의 많은 대학/의료기관/연구소/제약사/바이오벤처.. 기관들이 바이오마커를 활용한 진단과 약 개발 관련 분야에서 전력을 다하고 있다. 실제, 바이오마커를 활용한 2017년/키트루다 미국 FDA 의약품 허가 사례도 나온 바 있다. 바이오마커 발굴에 뛰어난 기술력을 보유한 기관들은 고유의 유전체/단백질체/대사체/이미징.. 바이오마커 플랫폼을 구축한 경우로 이들의 중요성을 새삼 느끼게 한다.

○ 3D 바이오프린팅

일반적으로 printing 프린팅이란 말 그대로 종이에 그림이나 글자를 잉크로 인쇄하는 것을 의미하는데…, 3차원 3D 바이오프린팅 기술이란 무엇이지…? 다름이 아니라 인체 세포가 포함된 바이오잉크를 원하는 패턴 → 입체적 적층 인쇄 → 조직/장기.. 인공장기 제작 → 이식 목적의 첨단 의료기술을 말한다. 예로 화상을 입은 피부 조직에 이 기술을 적용하는 과정을 들어보면, 먼저, 배양된 자신의 피부세포가 들어있는 세포+생체물질 활용 바이오잉크 제작 → 3D 프린터 작동 → 피부세포들을 직접 상처 부위에다 출력한다. 이를 자세히 살펴보면, 적용 부위 스캔 → 넓이+길이 측정 → 측정데이터 기반 → 배양된 피부 조직 맞춤형으로 인쇄하는 과정을 거치는데, 측정 부위에 맞게 인쇄되는 세포가 피부를 피복하기에 이후 2차 감염을 예방할 수 있다. 여러 장점 중 특히, 활용 범위가 넓은 점, 자신의 세포를 배양한 바이오잉크 사용으로 부작용이나 거부반응의 위험이 매우 적은 점, 신속하게 장기를 이식할 수 있다는 점 등을 들 수 있다.

세계 최초로 바이오프린팅 기술에 성공한 2008년/일본/도야마대 나카무라 교수는 잉크젯 프린터의 분사 잉크 입자 크기가 ~10㎛ 인체 세포 크기와 비슷하다는 점에서 착안한 것이라 한다. 이후 바이오잉크를 이용한 3D 바이오프린팅 기술로 성공한 국내외 인체 인공장기 현황을 살펴보면,

- **인공 간** 2013년 미국 BT 기업 오가노보 - 약 1㎝ 크기로 42일간 생명현상 유지
- **인공 코** 2013년 한국 성모병원+포항공대 공동연구팀 - 안면기형 소년에 인공 코 이식
  2016년 미국 - 의료용 3D 프린터로 제작한 인공 코 → 소년에 이식수술 성공
- **인공혈관** 2016년 중국 레보 - 원숭이 지방층 추출 줄기세포를 바이오잉크로 사용
- **인공각막** 2018년 영국 뉴캐슬대학 - 3D 바이오프린팅 시대의 서막을 알림
- **인공심장** 2019년 이스라엘 텔아비브대 - 토끼의 심장 크기로 세포와 혈관 갖춤
- **인공근육** 2019년 한국 포항공대 - 바이오잉크로 골격근의 세포만 제외 세포외기질 활용
  탈세포화 공법
- **인공 기관** 2021년 한국 카톨릭대 성모병원/가천대/포항공대 공동연구팀 - 실제 인체 이식 가능한 크기의 trachea/氣管 기관
- **인공 눈** 2021년 영국 Moorefields Eye Hospital - 디지털 인공눈 제작/이식수술 성공
- **인공 귀** 2022년 미국 테라퓨틱스 등 - 연골세포 이용 세계 최초 이식 성공

세계 최초로 3D 바이오프린팅 기술로 들어가는 문을 열게 한 나카무라 교수 최초 개발자는 2008년 당시 본 기술의 실용화엔 약 20년 정도가 걸릴 것으로 예측한 바 있다. 15년여 지난 오늘날에는 선진각국은 물론 우리나라에서도 많은 성공사례와 상용화가 보고되고 있다. 위 언급한 부위뿐만 아니라 뼈/척추디스크/코/무릎 연골/회전근개.. 다양한 인공 기관이 머지않아 개발될 것이라는 전망이 나오고 있다. 이렇듯 3D 바이오프린팅 기술이 널리 보급되고 맞춤형으로 제작된다면, 미래엔 장기 이식에서의 수요 공급의 불균형으로 사망하는 일들이 대폭 줄어들 것으로 예측된다. 이외, 요즘 급부상하는 약제나 오가노이드 개발에 3D 프린팅 기술이 접목되면 또 다른 측면에서 맞춤형 의료에 성큼 다가가는 계기가 될 것이다.

① 3D 프린터가 만든 약제

- 2018년/이스라엘/이썸회사 3D 프린터로 새로운 형태의 약 캡슐 제조기술을 개발하여 화제가 되었다. 3D 프린터를 이용해 만든 이 캡슐은 복잡한

형태로 당시 기술력으로는 할 수 없는 약물전달시스템을 구현할 것으로 예측된 바 있다. 캡슐 제조에는 하이드로겔 수분 겔과 3D 프린터가 사용되어 여러 형태의 알약을 제조할 수 있고, 특정 조건에서의 약의 용해, 변형 등을 설정할 수 있어 맞춤 제작할 수 있는 * 장점을 지닌다.

★ **3D 프린팅 약제의 장점:** 1. 정확하지 않거나 불편한 섭취/복용 예방 가능
2. 섭취하기 편한 형태의 약 제공
3. 필요한 양을 정확히 제공할 수 있음

- 영국/3D 바이오프린팅 스타트업/리메디 헬스 - 3D 프린팅 기술에 의해 제조된 단일 약물이 더 저렴하고 정확성과 효율성을 지닐 것으로 생각해 개발 추진함. 추후 단일 약물 아닌 다른 약물도 혼합해 제조할 수 있을 것으로 기대하고 있다. 페브렉스(FabRx) 제약회사와의 협업으로 제조한 개인 맞춤형 약으로 ~6십만 파운드 투자를 받기도…. 이들 협업은 2020년경 상용화를 목표로 하였으나 현재 진행 중이다.

② 3D 바이오프린팅과 오가노이드

신약 개발에는 동물실험이 포함되고 결과에 따라 임상 단계의 돌입 여부가 결정된다. 가장 많이 쓰이는 동물은 쥐로 사육은 물론 동물실험이 쉽고 다산의 빠른 번식성이 큰 장점이 된다. 하지만 같은 포유류로 생리적 현상의 유사성이 비교적 높지만, 인체의 유전자나 신체 구조와는 달라 쥐 실험의 결과가 유의미해도 쥐를 통한 신약 개발률은 ~5%↓ 매우 낮은 편이다. 토끼 또한 많이 사용되는 실험동물로 유용하게 연구에 활용되나, 실험동물들 희생에 대한 반대 여론도 오래 이어지고 만만치 않아 사회적인 논쟁이 되고 있다. 이러한 문제를 해결할 대안으로 떠오른 것이 바로 organoid 오가노이드!

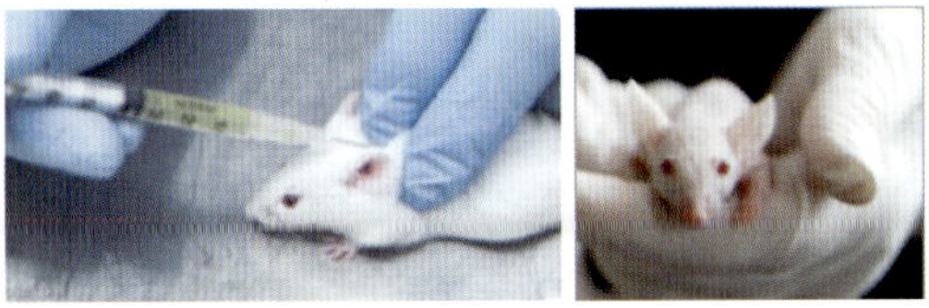

그림 9-7. 대표적 실험동물 쥐

오가노이드는 네덜란드/휴브레이트연구소/2009년 21세기 처음 등장한 개념으로 성체/배아/유도만능 줄기세포 → 배양/재조합 → 세포의 3D 집합체이다. 이후 오가노이드 연구는 속도를 내며 발달하여 간, 위, 심장, 뇌, 피부, 골수, 편도, 망막, 척수 등을 축소한 오가노이드가 개발됐다. 특히, 2019년/미국/캘리포니아대 '미니 뇌' 개발에 성공하면서 오가노이드에 대한 관심은 그 어느 때보다 높아진 상태이다. 일명, 유사 장기 혹은 미니 장기라 불리고, 인공장기 개발에서도 이용되나 가장 많이 활용되는 곳은 신약 개발 영역이다. 임상 전 단계에서의 동물 실험에 쓰이던 쥐, 토끼 등을 이용하는 것이 아니라 실제, 인체 세포/조직 배양 → 오가노이드 제조 → 신약후보 물질을 testing 검증하는 것이다. 하지만 오가노이드로 수많은 후보물질의 검증에는 많은 어려움이 있어 이에 대안으로 찾아낸 것이 다량의 오가노이드 제조 공정시스템 개발이다. 3D 바이오프린팅이 바로 그 해법일 뿐만 아니라 한발 더 나아가 '3D 바이오프린팅-오가노이드' 만남은 혁신적인 개인 맞춤형 의료의 길로 가게 할 수 있다.

현대인들이 살면서 가장 피하고 싶은 것은 인체 내 암 발생일 것이다. 암은 일종의 돌연변이로 멀쩡하던 정상세포에 구조적 기능적 이상을 초래하는 무법자이다. 똑같은 간암이라 해도 사람에 따라 유전자의 차이로 인해 암 발현이 다른 양상으로 나타나나, 그에 따라 각기 다른 방법으로 접근한 후 맞춤형 치료에 들어갈 수 있다. 하지만, 인체에 따라 돌연변이가 많이 일어난 경우라면, 그 과정은 복잡해진다. 어떤 약물을 어느 돌연변이에 적용해야 하는지 결정하기란 매우 어려운 일이기 때문이다. 이때 본인의 세포/조직 배양 → 3D 바이오프린팅 → 오가노이드 다수 제조 → 개인에 맞는 약 발굴 → 맞춤형 의료에서의 해답을 찾는 길이다. 이 과정에서의 성공적인 결과는 개인 맞춤형 의료의 보급을 좀 더 앞당길 것으로 생각된다. 전문가들은 차세대 오가노이드 기술 이용 시, 진단과 동시에 1~2개월 짧은 기간에 개인 맞춤형 약물 선별이 가능하다고 전망한다.

: 바이오 미래 유망기술

√ 미래의 21C Biotechnology

향후 인류의 생활에 큰 영향을 줄 수 있는 유망기술에 대해서 매년 국내외 MIT/세계경제포럼.. 유명한 기관에서 10개 내외의 분야를 선정하여 발표한다. 응용 및 실행 가능한 과학-공학 기술의 융합은 그 나라의 국력을 의미하고, 21세기 4차 산업혁명의 디지털시대에 영역 간 융합의 시너지효과는 기대 이상으로 크게 나타나고 있다. 전 세계는 코로나19를 통해 바이오 분야에서의 혁신기술 및 플랫폼 기술을 미리 준비하고 있으면 국민의 생존은 물론 엄청난 경제적 가치 창출에 핵심이 된다는 것을 성공적인 백신 개발로 절실히 느끼고 있다.

수십 년의 역사를 지닌 다보스포럼 세계경제포럼은 매년 개최되고, 논의되는 주제들은 전 세계에 경제적 사회적으로 큰 영향을 미친다. 여기서는 해마다 인류 삶에 지대한 영향을 끼칠 혁신적인 10대 미래 유망기술을 발표하는데, 이 중에는 바이오 관련 융복합 기술이 2018년 이래 매년 5~6개 포함되고 있어 큰 비중을 차지한다. 이처럼 21C 첨단 과학과 공학의 융합은 최신의 사회적, 경제적 흐름을 이끌고 있다고 해도 과언이 아니다. 인류는 아직도 끝나지 않은 코로나19로 여전히 조심스러운 상황에 있는데, 다음에서는 코로나19가 한창 기승을 부릴 때 KISTEP/한국과학기술기획평가원/미래예측 브리프 '포스트 코로나 시대의 미래 전망 및 유망기술'이란 주제로 발표된 내용이 있어 이를 참고로 미래기술을 엿보는 장을 잠시 마련하고자 한다. 참고: KISTEP_미래예측브리프_포스트 코로나 유망기술.pdf

포스트 코로나 시대에서 향후 5년 내외에 커다란 파급효과를 가져올 주요 영역별 미래모습 전망을 바탕으로 기술적 혁신성과 사회경제적 파급효과를 고려하여 도출한 유망기술들이다. 코로나19 이후 주요 환경변화가 영향을 미칠 헬스케어, 환경, 정보보완 등 8대 영역의 미래모습 전망을 바탕으로 유망기술 매핑 중 헬스케어 영역엔 디지털 치료제와 RNA 바이러스 대항 백신 기술 등이 포함되어 있다. 먼저, 디지털 치료제는 비 의약품/치료용 콘텐츠 기술 치료용 소프트웨어로 비대면 우울증/중독/외상후스트레스 장애.. 정신질환에 활용하고, 바이오 헬스 시장에 새로운 도전과 기회로 다가갈 수 있을 것으로 본다. RNA 바이러스 대항 백신 기술은 인체 면역계 활성화 → 감염피해 예방/최소화 목적으로 돌연변이 예측/항원 발굴/대량 생산/고효율전달.. 기술 활용 → RNA 바이러스 유래 질병 예방/치료함을 포함한다. 향후 전염병 통합관리의 세부 기술로 동물·인체용 백신, 인수공통 감염병 빅데이터, 자연 숙주 방제 등으로 팬데믹 발생에 대응하는 전략을 세우고 있다.

이에 덧붙여 앞에서 설명한 주제와 부합되는 내용을 포함하는 바이오 미래 유망기술을 * 4개 영역으로 구분해 보고한 바 있는 총서를 간단히 소개하고자 한다. 2021년/생명공학연구원-국가생명공학정책연구센터 당시 예측된 부분은 플랫폼 바이오, 레드, 그린, 화이트 바이오 부문 관련 유망기술 내용이다. 모두 향후 인류의 건강증진과 밀접한 주제들이나 특히, 플랫폼 바이오와 레드 바이오를 중심으로 대표적 기술을 살펴보면, 참고: BioINsay#55/바이오 미래 유망기술 총서 제295권

★ 바이오 미래 유망기술 4영역

- 플랫폼 바이오 Platform Bio - 기초 · 생명과학, 공통기반 기술

- 레드 바이오 Red Bio - 의약품 등 보건의료
- 그린 바이오 Green Bio - 농림수축산 · 식품 및 바이오농업
- 화이트 바이오 White Bio - 산업공정/환경 · 해양 및 에너지 소재 등 바이오화학

▶ 플랫폼 바이오

1 개인 맞춤형 체외 면역시스템

개인 맞춤형 오가노이드+면역세포 배양 → 체외에서 개인의 면역계를 모사하려는 기술로, 면역 특성 반영된 체외시스템 → 면역 반응의 기초연구부터 개인 맞춤형 치료제 개발까지 목표로 함. 향후 5~10년을 내다보고 각종 오가노이드와 다양한 면역세포의 인공 배양시스템 구축 및 인체모사도↑, 그리고 최적화된 인체모사도 조직/장기 이용 → 감염/질병 유발에 대한 개인 맞춤형 기초연구 및 치료제 개발용 기술로 활용하는 것이다.

아직은 오가노이드와 면역세포의 공 배양기술은 초기 단계로 성숙도는 매우 낮은 편이지만, 국내 연구 수준은 상당히 높아 인체의 거의 모든 장기에 대한 오가노이드 분화/배양법이 구축되어 발전 중이라 한다. 이와 관련되어선 인공면역시스템의 발전도 동시에 언급되는데, 이는 오가노이드의 모사도/정확도↑ → 오가노이드 세계 시장/신약 개발 분야 기여도↑ → 오가노이드 연관 인공면역체계 구축의 핵심 원천기술 확보 → 관련 기술 분야 우위 선점 & 사회 전반의 건강 지수↑ 추구할 수 있다.

▶ 레드 바이오

1 합성면역

Synthetic immunity 합성면역은 면역 회로를 유전적으로 합성 → 면역세포 활성↑ 또는 면역물질 생성조절 기술 → 기존 면역세포치료 효능↑↑ ↑↑ 목적임. 사이토카인 방출.. 면역계 부작용 극복 → 감염병/암/질환.. 치료제 개발에 활용하고자 함. 향후 10년에 걸쳐 1년~5년 전반부는 질환 표적의 면역세포/사이토

카인 조절 기전 기술의 개발, 개인별 최적화/고효율의 항암 면역세포치료제 개발을 선두로 함. 이어 6년~10년 후반부는 해당 기술의 고도화/상용화, 감염병/암/자가면역질환/퇴행성 질환.. 각종 질환에 적용이 목표이다.

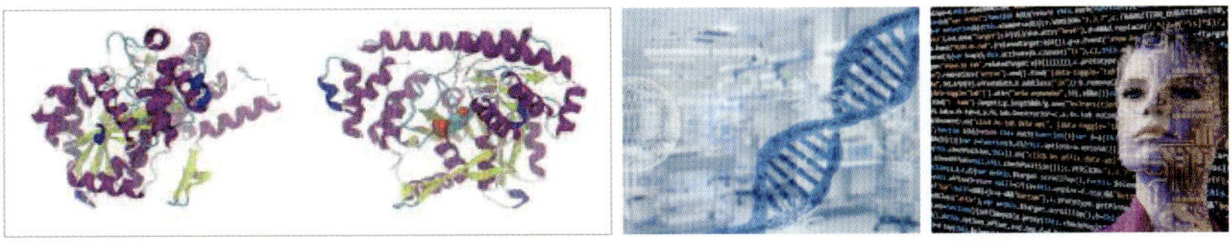

그림 9-8. 21C 바이오테크놀로지 활용(좌-단백질체학, 중앙-유전체학, 우-AI)

: 골든타임 지닌 21C Biotechnology

전 세계를 혼란 속으로 몰아넣은 코로나19에는 다행히도 전례 없이 빠른 속도로 백신이 개발되었다. 현재는 바이러스의 변이로 병원성 및 강도는 조금 낮아졌으나 여전히 감염이 진행되고 있어 조심스럽게 일상을 보내고 있다. 향후 코로나19를 기점으로 포스트 팬데믹을 대비할 수 있는 혁신기술은 바이오 미래 유망기술의 총집합체가 될 것으로 전문가+일반인 모두 예상한다. 포스트 팬데믹을 포함하여 향후 우리의 삶과 생활에 중요한 바이오 미래 유망기술 발굴에 관심을 두고 혁신적인 바이오 플랫폼의 개발에 전력을 다해야 할 것이다. 대부분 전염병, 감염병들은 우리에게 준비할 시간을 주지 않고 갑자기 닥쳐 바이러스 등 병원체 위협으로부터 그대로 노출되게 만든다. 선제적으로 준비하여 절체절명의 시간에 활용할 수 있다면 그것이 바로 21C Biotechnology의 골든타임일 것이다. 이를 그대로 증명한 것이 바로 코로나19 대응 mRNA 백신!

이미 겪은/겪고 있는 코로나19로 세계의 인류를 거의 3~4년여 동안을 힘들고 고통스럽게 한 바 있지만, 이를 계기로 혹은 기회로 혹시 모를 다른 감염병 출현에 대비하는 것이 현명할 것이다. 이미 인용하였듯이 바이오 분야에서의 혁신기술 및 플랫폼 기술을 미리 갖추면 국민의 생존은 물론 경제적 가치 창출에 매우 중요하다는 것을 mRNA 백신 개발 플랫폼에서 확실하게 볼 수 있었다. 이를 개발한 회사는 전 세계에 백신을 공급하며 어마어마한 ~수십조 원/년 부를 창출했으며, 해당 플랫폼을 근간으로 또 다른 질환들을 치료할 수 있는 신약 개발에 온 힘을 쏟고 있다.

해마다 국내외 유명한 기관에서는 향후 인류의 생활에 큰 영향을 줄 수 있는 유망기술에 대해서 6~10개 몇몇 분야를 선정하여 발표한다. 현재 핫한 주제의 첨단 융복합 기술들은 최근 몇 년간 세계적으로 인정받는 유명한 기관들이 이미 몇 년 전에 발표한 유망한 기술 분야로 매년 새로운 기술들이 예외 없이 부상하고 있음을 잘 나타내고 있다. 물론, 발표되는 혁신적인 첨단과학 기술에는 전혀 예측할 수 없는 신기술들도 포함되어 있을 정도로 새로운 기술은 매년 급변하며 진화하고 있다.

이처럼 현대인들에게는 21C Biotechnology 등이 포함된 이러한 신기술들의 흐름을 이해하고 필요할 때 골든타임 내에 활용이 되도록 하는 것도 중요한 일이 되고 있다. 예측된 이들 기술은 대개 수년 내 우리 일상으로 들어오는 경우가 많다. **"그렇다, 현재 우리는 21C, Biotechnology 플랫폼을 활용하는 시대에 살고 있다!"**

신약이란?

신약 개발 이야기

신약 개발 후보물질 탐색

다양한 생물자원 이용(동물, 식물, 미생물, 해양생물 등)

- 동물 이용 신약 개발 후보물질
- 식물을 이용한 신약 개발
- 미생물을 이용한 신약 개발
- 해양생물을 이용한 신약 개발

합성신약의 경우

맞춤형 의료 & 인체의 골든타임 찾기

신약과 치료법들

- 최첨단 치료법 사례

New concept 신약 개발 혁신기술

AI 인공지능

RNAi 플랫폼

컴퓨터 대체 임상시험

New concept 신약 개발에서

10장 신약 개발의 보물섬

새로운 패러다임을 향해

10장 / 신약 개발의 보물섬

새로운 패러다임을 향해

: 신약이란?

√ 신약 개발 이야기

이 세상에 존재하는 약의 개수를 추정해볼 수 있을까? 이후에 나타날 병에 대한 약 개발도 누군가는 하고 있을까? 등등 엉뚱한 질문을 스스로 해 본 적이 있다. ~40℃↑ 고열로 아플 때 혹은 두통이 심해 어떤 것도 할 수 없을 때 해열제나 진통제는 구세주의 역할을 한다. 언제 아팠을까 할 정도로 이내 몸을 원상복구시키기 때문이다. 우리가 먹는 많은 약은 인체에 생리활성을 보이는 유용성분들로 대부분 생물에서 추출되어 신약으로 개발되는 경우가 허다하다. 일반 의약품은 대개 천연물질에서 약효가 인정된 단일 성분만 추출 → 분리 → 화학합성으로 개발한 것이다.

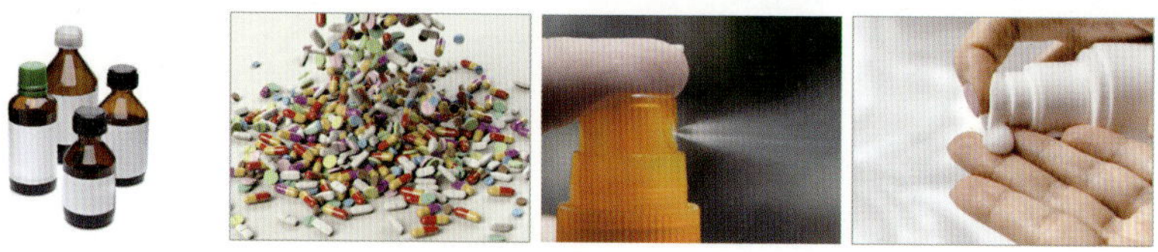

그림 10-1. 다양한 약 종류

신약으로 인정받으려면 기존의 약보다 효능과 안정성이 뚜렷이 개선되고 이전의 문제점을 해결할 수 있는 새로운 활성물질이나 작용기전을 지녀 독창적이면 인정받을 수 있다고 한다. 이런 과정을 거쳐 화학 합성된 약품은 1950년대 이후 크게 발전하였지만, 합성과정 중 발생하는 예견치 못한 문제들로 부작용이 생기곤 한다. 신약 개발의 발전은 과학기술의 발전과 함께하였지만, 이러한 일은 20세기 중반부터 알려지기 시작하여 우리를 걱정하게 만든다.

일반적으로, 천연물질을 이용한 신약은 예외도 있으나 화학 합성된 약에 비해 부작용이 적거나 최소화할 수 있는 것으로 알려져 천연물질을 이용한 신약 개발 연구가 활발히 진행되고 있다. 예전엔 주로 식물에서 신약 성분을 추출하였으나, 최근엔 세균, 미생물, 동물 등 다양해져 신약 개발의 연구 대상과 그 범위가 크게 넓어지고 있다. 예로 세균의 Botox 독성분, 기생충의 분비물, 거미의 맹독, 복어의 독 → 극소량 사용 → 진통제.. 신약의 원료가 될 수 있다. 이처럼 주변의 적지 않은 천연의 물질들을 효율적으로 잘 사용하면 인체에 유익함을 가져오는 약이 될 수 있다. 물론, 잘못 사용하면 독이 되어 생명을 위협하는 물질이 되겠지만.

신약 개발에서 특히나 많은 관심을 받는 '천연물 신약'이란 생체에 확실한 효과 有 영향을 주는 생리적 활성의 천연물 성분을 이용해 만든 의약품을 말한다. 새로운 종류의 약 개발은 어렵고 힘든 과정으로 끊임없는 연구가 수행되어야 하고, 그의 승인 및 허가 또한 매우 어렵고 까다로운 기준을 통과해야만 얻어낼 수 있다. 이 외에도 수없이 많은 문제가 앞을 가리는데, 비용은 차치하더라도 활성 혼합물 → 순수 형태로의 분리/정제, 유도체 합성의 난제, 장기간에 걸친 개발 등등. 실제, 조성 성분과 효능이 새로운 신규 화합물을 찾는 데 들인 비용/기간/기술.. 노력과 비교해 성공할 확률은 극도로 1/5000~1/10,000 낮다. 그래도 전문가들은 천연물 신약 개발에선 비용과 기간을 절감할 수 있고, 효력과 안정성 있는 생약으로 일반적인 신약에 비해 부작용이 많지 않다는 장점이 있다고 말한다. 다음에서는 신약의 개발 단계를 간략히 살펴보고, 다양한 생물자원을 이용한 약 개발과 합성신약의 대표적 사례 등을 알아보고자 한다.

신약 개발은 크게 연구와 개발의 단계로 구분되고, 수많은 임상시험을 거쳐야 하는데, 가장 중요한 것은 임상시험을 통과해야만 한다. 일반적으로 새로운 약물의 개발엔 적어도 2억~10억 달러, 10~15년 정도가 소요된다고 말한다. 그 개발은 여러 단계를 걸쳐 이루어져 몇몇 후보물질을 발굴에 통상적으로, 수십만~수백만 개의 분자들을 걸러내는 긴 작업을 거친다. 그리고 동물 실험 전임상시험으로 안정성을 평가받은 후 임상시험의 단계로 넘어간다. 이는 동물 대상 실험 → 안정성/약효 증명 → 인체 안전성/효과 시험으로 가는 긴 과정이다. 임상시험은 매우 까다롭고, 여러 단계로 나누어지는데 인체 대상의 임상 전에는 반드시 약물과 치료 방법에 대해 임상시험계획 FDA 승인을 받아야 한다. 이런 과정을 모두 거친 후 진행되는 임상시험은 1상 → 2상 → 3상으로 아래와 같이 다시 세분된다.

- **임상시험 1상** - 안전성 확신을 위해 시행. 건강한 사람 20~80여 명 대상 약물 투여 → 문제 유발 여부 확인하는 과정

- **임상시험 2상** - 수백 명을 시험에 참여시키나 여전히 약의 효능을 완전히 증명할 만큼 충분하지는 않다. 약물 치료가 가능한 질병을 앓는 환자들이 포함된다. 안전성이 매우 중요하며, 위약/저용량/고용량 약물 투여 → 단기간에 나타나는 부작용 여부 관찰이 특징적이다. 결과에 따라 뛰어난 효능 판명되면 3상으로 진행

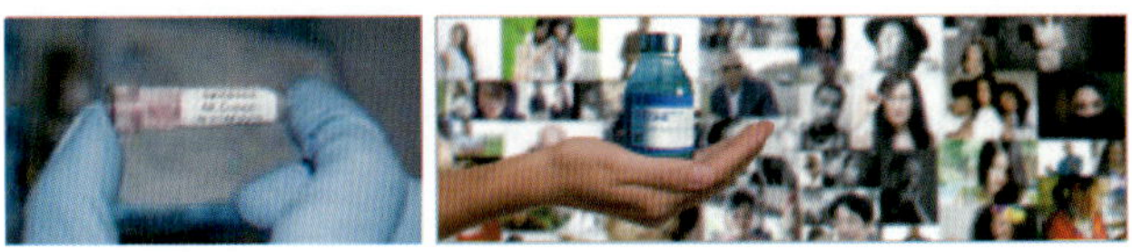

그림 10-2. 조류독감 테스트(좌), 코로나19 임상시험 3상(우)

• **임상시험 3상** - 비용이 가장 많이 소요되는 임상시험의 가장 중요한 연구로 참여인의 수는 300~3,000명 정도. 통계적인 약효 입증에서 뚜렷한 약효를 지닌 예-암 치료제 경우엔 수백 명, 효과 판별을 위해 예-백신 자연적인 감염이 필요할 땐 수천 명까지 참여시켜야 한다. 약 효능이 가장 중요한 요소로 2상보다 시험 기간이 길어 부작용 나타날 수 있음

신약 개발 **후보물질 탐색**

√ 다양한 생물자원 이용(동물, 식물, 미생물, 해양생물 등)

일부 생물이 지닌 강력한 활성 성분은 다른 생물체에 치명적인 해를 입힐 수 있는 독 유해 물질이 되나 이를 역으로 잘 활용하면 여러 질병을 치료할 수 있는 약제로 쓰일 수 있다. 새로운 약물, 즉 신약으로의 개발 가능성을 열어주는 것인데, 이러한 예는 특정 성분의 추출, 분리, 정제 기술 등의 발전과 함께 1980년대 이후 더욱 활발해지기 시작하였다. 뱀/도마뱀/거머리/청자고둥.. 다양한 생물체로부터 추출된 성분이 인체 사용이 승인되어 ~11종류 약으로 개발된 바 있다. 참고로, 최초의 동물 독 유래 UFDA 승인 신약 개발 사례는 1981년 뱀독에서 추출한 성분으로 만든 고혈압약 'Captopril 캅토프릴'이다. 이후 여러 동물 유래 성분들로부터 특정 질병 치료에 사용될 수 있는 항혈소판제, 항혈액응고제, 진통제, 당뇨병치료제 등이 세상에 선보일 수 있게 되었다. 아래에서는 최근 신약 개발 후보물질로 집중적으로 연구되고 있는 동물, 식물, 미생물, 해양생물 유래 독 성분 이용을 중심으로 한 사례들을 소개하고자 한다.

▶ 동물 이용 신약 개발 후보물질

1 거미 독

• 타란툴라 신경독

→ 과민성 대장 증후군 치료제 후보물질 발견

최근, 2020년/호주/거미 타란툴라의 신경독에서 과민성 대장 증후군 치료제 후보를 발견해 Pain 학술지에 발표됐다. 과민성 대장 증후군은 기존의 진통제 투여에 효과가 작거나 없는 경우가 많아 연구팀은 이들 신경독으로 내장 통증 조절할 수 있는 물질을 찾고자 28種類 거미 독에서 후보를 물색하였다. 신경독은 통상 신경 마비 유발 화학물질이기에 통증 담당 신경세포의 수용체를 차단할 가능성이 있어 연구팀은 내장의 통증 신경세포 세포막에 있는 Na+ 나트륨 이온채널만 선택적으로 차단하는 물질을 찾으려고 한 것이다.

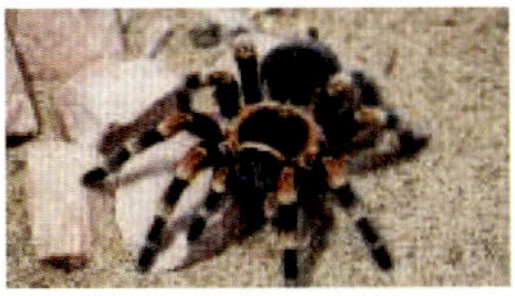

그림 10-3. 타란툴라

가장 효과가 큰 물질은 *Theraphosa apophysis* 핑크풋 골리앗 타란툴라의 독으로 이전부터 유용물질을 갖는 것으로 알려진 두 다리의 폭 ~30㎝ 대형 거미에서 추출되었다. 연구팀은 이들 독에서 추출한 Tap1a/Tap2a 두 펩타이드가 본 증후군의 실험쥐 동물실험에서 효과적인 신경 차단 및 통증↓ 사실을 발견해 이를 신약으로 개발하기 위해 전력을 다하는 중이다.

• 깔때기그물거미 힐라 단백질
→ 뇌졸중 치료제 성분 추출 성공

깔때기그물거미의 독은 Na+ 이온채널 억제 → 통증 유발하는데, 물린 후 의료처치가 없이 ~15분 지나면 목숨을 잃는다고 한다. 이런 깔때기그물거미의 맹독에 있는 무해 성분 발견 → 명명 단백질/Hila '힐라' → 작용기전을 규명한 2017년/호주/퀸스랜드대학 연구가 진행되었다. 실험에서는 뇌졸중 발생 쥐에 힐라 투여 시, 뇌세포의 ~80% 손상을 막고, 대조군보다 뇌세포를 ~65% 더 보존할 수 있었다고 밝혔다.

※ 참고: 인체에서 허혈성 뇌졸중 발생 시 → 뇌 O_2 공급 차단 → 뇌 내 O_2 부족 → 무산소성 해당과정 → acid 산 생성 → 뇌 pH↓↓ ↓↓ → 산 감지 ASIC1a 이온채널 활성화 → 뇌세포 손상으로 이어지는 것이다.

힐라는 이온채널에 대한 선택적 작용으로 뇌세포로 산이 유입되는 것을 막아 세포사멸 뇌세포 파괴를 억제하는데, 기존 억제제와 달리 pH에 독립적이며, 보다 안정적으로 이온채널을 점진적/가역적 불활성화시켜 산이 뇌로 이동할 수 없게 만든다고 한다. 해당 이온채널은 뇌에서 혈액 공급 차단 → 산소/포도당↓상태 허혈이 발생하면 그에 따라 산증으로 인한 신경 손상이 일어나게 하는 주요 인자이다. 그러므로, 이들이 억제되면 뇌졸중 후 신경세포의 사멸을 감소시켜 뇌 손상을 막을 수 있기에 향후 치료제로의 개발 가능성을 점칠 수 있다. 현재, 뇌졸중으로 인한 뇌 손상을 막을 수 있는 뚜렷한 의약품은 개발되지 않은 상태이다. 연구 결과는 상당히 희망적이나 약 개발의 단계까지 진행되지는 않았고, 뇌졸중 치료와 관련하여 밝은 전망을 예측할 수 있어 관련 연구는 계속되고 있다.

또한, 깔때기그물거미의 독에는 이 외에도 다량의 고메신/gomesin 펩타이드가 포함되어 있는데, 이를 악성 피부암 일종 흑색종 앓는 쥐에 투여 시 → 대부분 종양 세포 파괴 → 흑색종 억제 효과 있음이 알려져 관심을 끌었다 2017년/호주/퀸스랜드대학 다른 연구팀. 게다가 이 성분이 정상 피부 세포에는 별다른 영향을 주지 않음이 보고되어 이를 이용한 항암제 개발에 기대를 걸게 하고 있다.

2 벌 독

• 꿀벌 독

→ 꿀벌 독 이용 유방암 치료

2020년/호주/해리 퍼킨스 의학연구소 치료 힘든 HER2 양성/삼중 음성 유방암 악성종양에 벌독의 치료 효과를 발견함! 벌 독의 건조 중량 ~50%를 차지하는 생체 활성 성분/melittin 멜리틴은 26개 아미노산 펩타이드로 세포독성의 활성을 지녀 세포사를 유발한다. 이런 특징으로 오랫동안 종양 억제에 이용 → 다양한 종류의 백혈병/폐암/흑색종/난소/자궁경부/췌장암.. 암에 대한 항종양 효과를 보여준다. 하지만 항암제로서 *Apis mellifera* 꿀벌의 독 생체분자의 메커니즘과 선택성은 거의 알려지지 않은 상태로 남아있었다.

연구에서는 꿀벌 독과 주요 성분인 멜리틴이 특히 유방암 악성종양의 세포사멸을 유도한다는 것을 밝혔다. 이들은 암세포의 세포막에서 수용체 활성화에 중요한 성장 인자에 의존적인 상호작용 방해 → 멜리틴의 경우, ~20분 이내 유방암의 성장/복제 촉진 신호 방해 → 세포 증식의 효과적 차단을 보였고, 정상 세포 손상 無 농도 조건 下 정상세포에는 최소로 영향을 미쳤다. 60분/쥐 실험 동물실험 결과, 삼중음성 유방암/HER2 악성 유방암 세포의 100% 사멸을 초래하였다. 또한, 기존의 도세탁셀 화학 치료제와 혼합 사용 시, 멜리틴이 암세포를 뚫어 약 성분이 세포 내로 투입돼 쥐의 암세포 증식을 효율적으로 억제함이 입증됐다. 이러한 결과는 멜리틴이 차세대 항암제 개발에 혁신적일 수 있음을 나타낸다. 하지만 이는 동물 실험에서

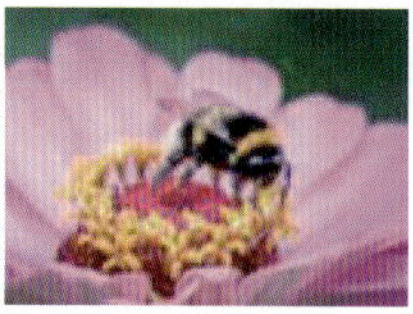

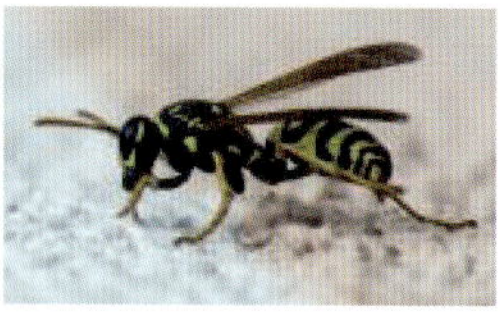

그림 10-4. 꿀벌(좌), 말벌(우)

의 결과로 실제 인체에서도 같은 결과를 보일지는 미지수인 초기 연구이므로 항암의 신약 개발의 먼 길을 위해선 더 많은 연구가 필요할 것이다.

꿀벌의 독 성분을 연구한 또 다른 사례로는 꿀벌의 아피톡신 → 2021년 당뇨병 완화 발견으로 꿀벌의 침에 있는 미약한 독 apitoxin 아피톡신 → 당뇨병 완화 효과가 있음을 알아낸 것이다. 꿀벌의 독 melittin/펩타이드 멜리틴 → 강력한 타는 듯한 통증 유발물질로도 알려져 있는데, 이를 이용한 금 나노입자 內 극소형 멜리틴 멜리틴의 작은 금 나노 입자로 만들어냈다. 그리고, 인체 정상세포에는 전혀 영향을 주지 않고 AIDS 바이러스의 보호막을 뚫는 실험에 미국/워싱턴대학교 의대 연구팀 성공하였다. 향후 여성 청결제에 사용되어 AIDS 감염 방지에도 사용할 수 있다고 전해진다.

• 브라질 말벌

→ 말벌 독 이용 암세포 제거

암은 인류가 직면하고 있는 건강의 적으로 전 세계가 풀어야 할 숙제이다. 우리나라도 예외는 아니어서 사망원인 1~2위로 손꼽히는 것이 바로 암! 인간은 살아가면서 언젠가 암에 걸릴 확률이 통계적으로 ⅓~¼ 이라 하니 그에 대한 안전한 항암제 개발이 모두에게 시급한 상황이다. 암 치료에서 가장 큰 이슈는 암세포 완전 사멸/제거와 정상세포는 영향을 미치지 않게 하는 방법에 대한 것이다. 이를 풀 수도 있는 실마리를 말벌의 독에서 찾아낸 브라질/상파울로 주립대학+영국-리즈대학 공동 연구 연구가 발표되어 간략히 소개하고자 한다.

브라질 말벌류인 *Polybia paulista* 폴리비아 폴리스타의 독 성분에는 항균제/살균제로 알려진 MP1/'Peptide Polybia-MP1.. 특정 분자들이 포함되어 있다. 암세포는 세포막을 구성하는 포스파티딜 세린/포스파티딜 에탄올 아민 일부의 인지질이 정상세포와 다르게 세포 바깥쪽에서 발견된다. 특정 분자

중 MP1은 바로 이들을 공격해 암세포만 선택 제거 가능한 능력을 나타낸다. 정상세포에는 이들 분자가 세포의 안쪽에 위치하므로 영향을 받지 않는다. MP1은 세포막 외부 인지질 표적 → 암세포 공격 → 구멍 뚫음 → 세포사멸을 일으킨다. 외부 위치 인지질에 의한 MP1 부착성↑, 신속한 막 파괴력↑ 결과로 생긴 구멍으로 암세포 필수 생체분자들이 유실하기에 제 기능을 하지 못하고 죽게 된다. 이들의 독 발현을 쥐 실험한 결과, 유방암/피부암 종양 수축, 류머티즘 관절염 세포 염증 반응 차단 등이 관찰되었다고 한다. 참고로 참여 연구진은 세포막을 이루는 지질구조를 표적으로 공격하는 것은 완전히 새로운 치료법으로 이를 통한 효과 있는 항암제 신약의 개발에 힘 신기를 고대하였다.

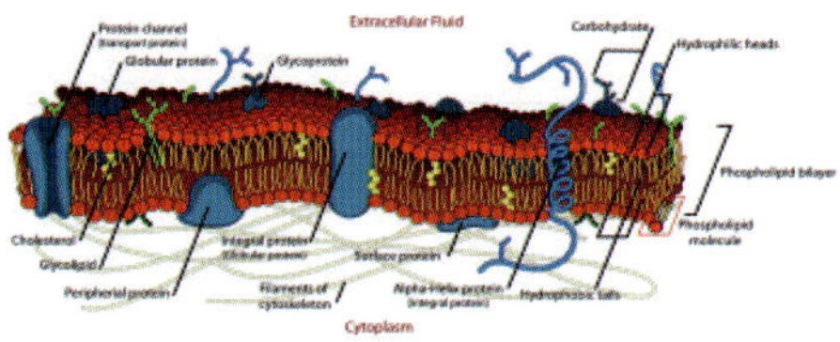

그림 10-5. 세포막 구조

▶ 식물을 이용한 신약 개발

인류의 인체 치료 역사는 식물 유래 생체 활성물질의 도움 없이는 지금에 이를 수 없었을 것이다. 많은 식물의 성분들이 여기에 해당하나 아래에서는 다음의 3가지를 식물을 이용한 신약 개발의 사례로 소개하고자 한다. 먼저, 20세기 발견된 천연물 가운데 가장 위대한 것 중 하나로 꼽히는 개똥쑥의 항말라리아 성분-아르테미시닌을 비롯해 아로니아와 다시마의 추출물 합성의 항암물질-후코이단, 바람개비 꽃의 천연 진통제-코노리딘을 알아보고자 한다.

1 개똥쑥(국화과)

- Artemisinin 아르테미니신 성분

→ 말라리아 치료물질 발견

말라리아는 법정 전염병으로의 매개체는 말라리아 병원충 有 모기! 병원충 있는 모기에 물리면 병원충 → 모기 타액선 → 인체 혈액 → 적혈구 기생 → 발병의 과정으로 나타나는데, 증상으로는 적혈구 파괴로 빈혈 및 고열/설사/구토/발작.. 다양한 증상을 보인다. 말라리아는 전 세계에서 해마다 매년 수백만 명 이상이 사망하는 골칫거리 질병이다. 치료제로는 오랫동안 기나나무 추출 퀴닌 화합물로 제조한 합성 의약품을 사용하였으나, 이에 내성 갖는 원충 출현 → 치료 효과↓ → 해결책이 시급한 상황이 이어졌다. 이에 새로운 치료제 개발 분야를 파이토케미칼 식물 유래 성분에 집중해 천연 약초인 *Artemisia annua* 개똥쑥을 선별 연구하기에 이르렀다. 개똥쑥에서 유용물질 추출 → 원충 사멸 기능을 알아낸 수십 년 연구 과학자는 그 공로로 2015년 노벨상을 받았다.

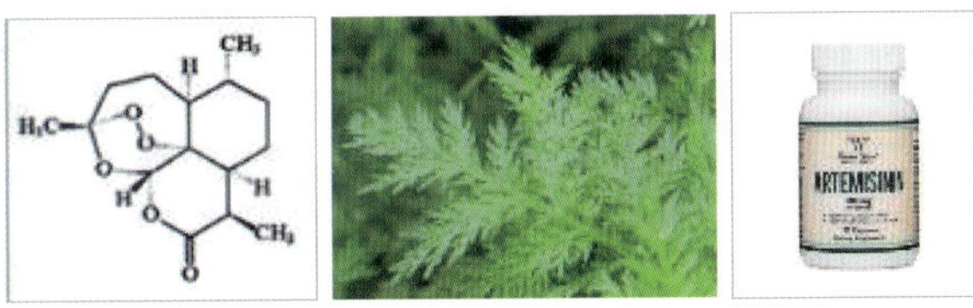

그림 10-6. 아르테미시닌(좌), 개똥쑥(중앙), 시판 약제(우)

개똥쑥 추출 물질은 * 아르테미시닌으로 내부의 endoperoxide 엔도페록사이드 부분 활성화 → 자유라디컬 발생/활성 → 말라리아 원충 공격하는 것으로 추정된다. 관련 활성화 기전으로는 적혈구 내 heme 헴 분자나 Fe^{++} 철 이온을 촉발 인자로 보고 있다. 아르테미시닌은 선택적으로 말라리아 원충에 공격성을 보인다. 이는 원충이 적혈구 헤모글로빈에서 취한 아미노산을 에너지원으로 하므로 원충 내 헴 분자/철 이온 농도는 증가한다. 아르테미시닌이 헴 분자나 미지의 특정 단백질 알킬화로 말라리아 원충의 단백질 합성을 막아 이들을 죽이므로 병에 신속하고 안전하게 작용한다. 하지만 이외, 말라리아 원충 사멸 관련 색다른 주장들도 있기는 하다.

그리고, 기존 치료제의 문제점인 내성 균주는 물론 뇌성 말라리아에서도 효과 있어 아르테미니신은 말라리아로부터 인류를 살려내는 새로운 치료제로 자리를 잡았다. 최근에는 말라리아 치료 작용으로 노벨상을 받은 것에서 끝나지 않고 암 대응에 있어 기존 항암제보다 ~1,200배 엄청난 약리적 효능을 보이는 것으로 밝혀져 이들에 관한 집중적인 연구가 계속 이어지고 있다.

★ **아르테미시닌** : 중국은 개똥쑥 전 세계 소비량의 ~70% 재배지, 하지만 말라리아는 아프리카 대륙에서 ~90% 발병한다. 2013년까지는 ~8개월 재배된 식물체 개똥쑥의 잎을 유기용매로 추출한 아르테미시닌을 사용했으나, 항말라리아 효과가 워낙 뛰어나 세계보건기구에서는 약물 내성이 발생/촉진될 수 있어 단독으로 사용하는 것을 금지하고 있다.

2 안토시아닌-후코이단 나노복합체 2021년

• 암세포만 죽이는 '후코이단 나노젤'

→ 암세포만 죽이는 암 치료제

인체의 면역기관은 골수, 림프절, 비장 등이 대표적이다. 이들에 더해 소장의 면역력에 중요성이 점점 가중되며 '최고의 면역기관'이란 찬사를 듣는 뜨거운 연구 대상 기관이 되고 있다. 국내의 한 제이비케이랩/JBK LAB 기업은 최근 4년간의 전임상 피부암/간암/대장암 有 실험쥐 동물실험에서 안토시아닌 아로니아와 후코이단 다시마 추출물을 합성하여 만든 안토시아닌-후

코이단 '후코이단 나노젤' 나노복합체의 항암 효과를 확인하였다.

생체합성기를 통해 만들어진 나노복합체의 크기는 100nm로 장내 흡수력을 개선해 각각이 단일물질일 때보다 항암 효과가 ~13배↑ 놀랍도록 증대되는 것으로 밝혀졌다. 이들 나노복합체는 세계 첫 천연물 항암제로 주 2회/22주간 투여 실험 결과, 대부분 암세포 사멸이 뛰어났고 특히 피부암은 96% 이상 제거되었다 간암 ~80%↑/대장암 ~60%↑. 이처럼 극대화한 항암 효과 외에도 정상세포의 면역기능을 거의 그대로 유지하고, 기존의 항암 치료제에서 나타나던 부작용이 거의 없다는 게 또 다른 장점이라고 한다.

3 바람개비 꽃(협죽도과)

- 천연 진통제 성분 코놀리딘 발견 2021년

→ 비마약성 진통제 및 관련 신물질 합성

인체에 나타나는 각종 통증에 진통제는 없어서는 안 될 필수 의약품! 하지만 흔히 쓰이는 진통제는 양귀비 열매 추출성분 기반의 모르핀/옥시코돈.. 마약성으로 중독과 부작용이 나타나 전 세계 연구진들이 이를 대체할 비마약성 진통제 개발에 노력 중이다. 최근, 미국-RTI/룩셈부르크 보건국-LIH 해외 과학자들이 공동연구로 '*Tabernaemontana divaricata* 바람개비 꽃'에서 천연 진통제 성분인 conolidine 코놀리딘을 발견했다.

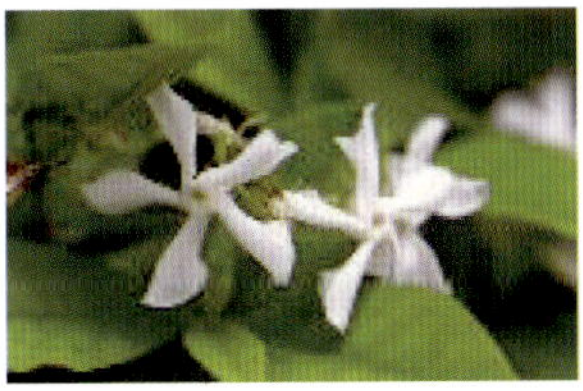

그림 10-7. 바람개비 꽃

코노리딘은 바람개비 꽃에서 추출한 알칼로이드 중 하나로 중국/태국.. 아시아 일부 지역에서 전통적으로 열과 통증에 사용되어 온 약용 성분이다. 통증을 없애기 위해 많이 쓰이는 opioid 오피오이드는 양귀비에서 유래한 마약성 아편 유사 진통제로 뇌세포 수용체와 작용 → 통증 완화와 행복감/불안/스트레스/우울증.. 복합 감정을 관리하는데, 중독성, 과다복용 등의 부작용이 큰 문제가 된다. 이에 반해 코놀리딘은 아편류가 아니나 통증 억제는 거의 모르핀 수준으로 강력하고, 부작용이나 중독성이 없다는 것이 약리학 연구에서 밝혀져 있다.

코노리딘과 약리적 메커니즘, 그리고 이들 간의 상호작용을 밝히는 위 연구에서 과학자들은 인체가 분비하는 진통 물질과 수용체의 결합을 방해하는 ACKR3 비정형 수용체를 발견했다. 이 수용체는 진통 물질과 결합 → 통증 조절 억제 작용을 수행하는데, 연구진은 이 수용체를 통해 기존 마약성 진통제 문제 해결을 위해 조사를 이어나갔다. 그리고 이어진 실험 쥐와 인체 적용에서 코놀리딘은 ACKR3 수용체에 대신 결합 → 진통 물질+정상 수용체 결합 도움 → 정상 수용체 영향 없음을 보였다.

또한, 연구에서는 코놀리딘 변형 → RTI-5152-12 신물질 합성에도 성공하였다. 새로운 물질은 코놀리딘보다 해당 수용체에 더 강력 결합 → 진통 효과↑↑ 유발하는 기능을 내보인다. 사회적, 의료적 측면 등 심각한 부작용을 초래하는 마약성 진통제로부터 비교적 안전한 비마약성 천연 물질로의 대체 가능성을 보인다는 점에서 바람개비 꽃에서의 코노리딘 성분의 발견은 진통제 관련 신약 개발 분야에서 중요한 전환점이 될 것으로 기대한다.

▶ 미생물을 이용한 신약 개발

인류는 세균, 바이러스, 곰팡이 등의 미생물과 같이 공존하는 생명체로 이들이 우리에게 미치는 지대한 영향에서 긍정적이든 부정적이든 받아들이며 삶을 유지한다. 후자는 유해 미생물에 의한 해로운 영향일 것이며, 사회적인 대변혁에서 개인적 미미한 수준에 이르기까지 무수히 많은 사례를 접하며 우리는 일상을 살고 있다. 반면, 우리의 관심은 유익 미생물에 의한 인류 발전에 더 있어 특히, 의료적 측면에서의 이들의 절대적인 영향에 집중되고 있다. 그 가운데 하나가 신약 개발에서의 이들의 역할로 급변하는 이 분야는 하루에도 많은 사례가 기사화된다. 아래에서는 특정 사례보다는 톡소이드 백신, 폐렴 치료제 등 일상에서 흔히 접하는 의약품을 미생물을 이용한 신약 개발의 내용으로 소개하고자 한다.

1 톡소이드 백신?

- 세균성 독소로 백신 개발

→ 인류 최초의 백신은 1796년/제너 천연두 백신. 당시 치사율이 ~40%에 이르는 위협적인 상황에서 인류를 구한 백신으로 오늘날이라면 노벨상을 받고도 남을 대단한 일이다. 이러한 백신은 인체/동물에 발생하는 특정 질병의 예방/치료를 위해 병원체/그 일부분/독소 불활성화 → 병원성 제거~미약한 항원 제조 → 후천 면역 획득하게 하는 의약품을 말한다. 백신 접종 시 → 면역계 활성화 → 감염 위험도↓, 병원체 침투 상황에 신속한 대응 → 인체 항상성/건강 유지를 가능케 한다.

백신은 생백신, 불활성화 사백신, RNA/DNA 핵산 백신에 이르기까지 매우 다양하다. 그중 톡소이드 백신은 병원체의 독소를 비활성화해 만든 독소 자체에 대응케 하는 특이한 형태로, 병원체가 만들어 낸 독소를 항원으로 삼는다는 이야기!. 이 백신에 의해 예방 가능한 질병은 주로 세균성으로 일부 세균은 대사 과정에서 스스로 독소를 생성하기에 세균성 감염에 대한 예방이 가능한 것이다. 인체에 톡소이드 백신 접종 시 → 항독소 항체 생성 → 항체에 의한 독소 중화 → 질병의 증상이 나타나지 않음은 물론 면역계 내 원인균 제거로 인체는 별 증상 없이 낫게 된다.

톡소이드 백신의 목표는 exotoxin 외독소로 이는 세균 증식 시 세균이 균체 밖으로 분비하는 단백질성 독소로 열에 약하다. 이에 높은 온도에선 파괴되나 높은 독성을 지녀 인체에 매우 해롭고, 항원성도 있어 항원으로 작용한다. 만약 예-디프테리아/파상풍 이들 세균에 감염되면, 우선으로 원인균인 병원균 제거 치료가 항생제/항독소를 이용해 선행된다. 병원체 독소가 항원이 되는 톡소이드 백신은 유전물질 사용이 없기에 부작용이 적고, 확실한 예방 효과, 후천성 면역, 재발이 흔치 않다는 장점을 지닌다.

2 병원성 세균에서 치료 약물

• 항균물질에서 폐렴 치료제 개발

→ *Micromonospora inyoensis*는 Micromonospora 마이크로모노스포라科 세균으로 포자성 그람 양성균이고, 대개 토양이나 물에서 균사체를 형성한다. 이들이 생산하는 sisomicine 시소미신은 aminoglycoside 아미노글리코사이드 일종의 항균물질로 녹농균에 대해 높은 감수성을 갖는다. 이 시소미신에서 유래한 약물로 녹농균 폐렴 항생제인 plazomicin 플라조미신은 항세균성 항생 물질로 aminoglycoside modifying enzmes 아미노글리코사이드 변형 효소가 있으면 활성을 보여 다른 아미노글리코사이드처럼 단백질 합성을 억제한다. 특히 대장균, 폐렴간균 등의 내독소 분비 그람 음성 세균에서 활성을 보여 세균성 폐렴 치료제로 사용된다.

3 방선균 유래 아미노글리코사이드

• 항생 물질 생산

→ 그람 양성균인 actinomyces 방선균에서 기인한 아미노글리코사이드는 amine 아민이 변형된 글리코사이드 구성 분자를 말한다. 병원성 방선균에

속하는 여러 아미노글리코사이드가 특정 세균에 효과적인 항생제로 작용한다. 특정 세균에 대한 항생제로 작용하는 종류에는 스트렙토마이신, 카나마이신, 네오마이신, 젠타마이신, 아미카신 등 많은 항생 물질류가 포함되어 있다.

▶ 해양생물을 이용한 신약 개발

1 뿔고둥류 추출 천연성분

- 천연물 유래 저분자 화합물 'BIO' 개발
  → 심근경색 치료 신약후보 물질

  심장은 쉼 없이 수축-이완을 반복하는 근육으로 이루어진 기관으로 혈관을 통해 산소와 영양분을 계속 공급받아야 한다. 이러한 심장의 근육에 갑작스러운 이상을 알리는 심근경색은 혈관 내 혈전 → 급성 혈관 막힘 유발 → 심근세포/조직 괴사 → 심근의 손상을 초래하는 무서운 병이다. 국내의 2017년/전남대병원+광주과학기술원 한 연구팀이 손상된 심장 근육세포를 정상으로 기능하도록 하는 효능의 지중해產 뿔고둥류 추출 천연성분 '6-브로모인디루빈' 화학물질 발견했고, 이를 활용해 새로운 치료 약물로 'BIO 바이오' 저분자 화합물을 개발했다. 이 화합물은 심근경색의 원인인 섬유화의 감소, 심장근 재생의 유도 등을 나타냈고, 이런 기능은 활성 테스트와 약리학적 검토를 통해 밝혀졌다. 또한 심장 기능 회복과 관련된 M2 대식세포 면역세포↑ 나타냈고, 이를 통해 작용기전과 성분 모두 검토를 마쳐 좋은 치료제의 역할을 할 수 있을 것으로 기대되고 있다.

- 청자고둥 독 성분 '코노톡신'
  → 진통제로 의약품 허가

  다른 생물독처럼 청자고둥의 강한 독은 신경 전달계 마비 유발 신경독이므로 환자의 고통을 가라앉히는 진통제로 활용할 수 있다. 고둥독 코노톡신이 'ziconotide 지코노타이드'라는 이름의 진통제로 2004년 의약품 허가를 받았다. 코노톡신은 통증을 느끼는 뇌/척수 통각 신경을 마비시켜 모르핀보다 탁월한 진통 효과를 얻을 수 있다. 코노톡신 펩타이드 일종 지코노타이드는 모르핀보다 아주 강력한 진통 효과가 있어 '프리알트 Prialt' 라는 이름의 진통제로 판매되고 있다.

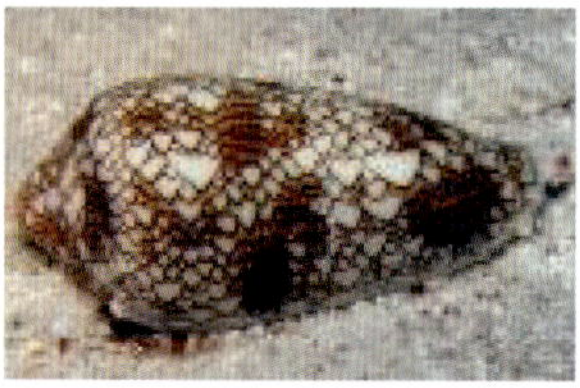

그림 10-8. 청자고둥

출처: https://blog.naver.com/kordipr/221133525991

쥐 동물실험에서 코노톡신은 모르핀보다 진통 효과가 1,000배 정도 높은 것으로 밝혀졌다. 이미 미국에서는 진행성 암이나 herpes/집합성 작은 수포들이 특징적인 급성 염증성 피부질환 헤르페스 통증↓↓에 코노톡신을 이용하고 있다. 코노톡신의 큰 장점은 어떤 약으로도 다스릴 수 없었던 수술/사고로 수족이 절단되었으나 마치 이들이 존재하는 것처럼 생생하게 느껴지는 환상지증후군이나 신경성 통증에 효과적이며, 부작용 있기는 하나 중독성이 없어 내성이 잘 생기지 않는다는 것! 500여 종이 넘는 고둥의 subspecies/亞種 아종이 있고, 어떤 종 하나는 약 200가지 독을 만들어낸다고도 알려져 이로 미루어 볼 때, 뿔고둥류 독의 의학적·약학적 가능성은 무궁무진할 듯하다.

2 해면의 독

- 천연물 폴리세오나미드 추출
  → 항암 & B형 간염 치료용 신약후보 물질

해면의 몸체에서 추출한 천연 화합물로 암이나 B형 간염 치료 가능한 신약 개발 관련 연구가 2015년/일본-와세다대학+도쿄대학/스위스-공과대학 해외에서 진행되었다. 연구는 쥐 실험을 통해 항암제의 1/1000 극소량의 맹독성 해면 추출 화합물이 암세포를 죽일 수 있음을 확인했다. 해당 독소는 체내 공생 엔토세오넬라 세균에서 유래, 즉 이들 세균이 독성의 화합물을 만드는 것인데, 연구진은 이 화합물을 이용해 암세포 제거물질을 개발하였다.

연구에서는 해면을 채취 → ~20종류 화합물 구조 분석 → 폴리세오나미드 화합물 분리에 성공하였다. 일반적으로 해면은 외부 공격이 있을 때만 독소를 방출하는데, 이런 방어용 독은 약한 독성 물질을 지니다 필요한 순간에 효소 반응으로 독성을 강화한다. 천연의 폴리세오나미드 성분은 맹독성으로 정상세포까지 손상을 끼칠 수 있어 특정 암세포에만 독성이 발현되도록 이 성분을 만드는 유전자를 찾아 대장균 삽입 → 대량 생산의 방법을 개발 중이라 한다.

또한, 해면 서식 세균은 B형 간염 바이러스 HBV 증식을 막아내는 화합물도 만드는 능력이 있어 야마나시대학/국립감염증연구소 또 다른 연구팀은 해면 수백 종류 탐색하여 새로운 방식으로 바이러스 증식을 막는 화합물 2종류를 발견했다. 이처럼 바다에는 우리의 손이 닿지 않은 수많은 미지의 생물종이 있고, 그중에는 새로운 기능성의 화합물이 존재할 가능성도 매우 크다. 아직 치료 약물이 없는 질병에 특효약이 될 수 있는 천연성분을 지닌 생명체가 바닷속 그 어딘가에는 있고 발견될 날을 기다리고 있을지도 모른다. 이러한 화합물은 그대로 활용하기는 매우 위험하나 인공적인 구조 변형으로 개량한다면 독으로 독을 막는 효과 있는 신약의 개발이 가능해질 수도 있을 것이다.

3 멍게의 펩타이드

- 아플리딘 약 개발

  → 종양 억제, 항바이러스 치료제

Aplidin 아플리딘은 지중해 서식하는 *Aplidium albicans* 멍게에서 기원한 약으로 플리티뎁신으로 되어 있고, didemnin 디뎀닌 B와 비슷한 화학적 구조를 지닌다. 디뎀닌 화합물은 항균, 항바이러스, 면역 억제 등의 활성을 나타내나 강한 독성으로 임상시험 신약 후보 물질에서 탈락하였는데, 플리티뎁신은 그에 비해 독성이 약해 약으로 사용할 수 있었다는 후문! 플리티뎁신은 종양 세포 표면의 암세포 발달에 중요 역할/EF1A2 유전자 단백질과 결합 → 형태/기능 변화 유도 → 종양 세포 발달 저해/세포사멸 → 종양 세포를 제거한다. 또한, 아플리딘은 쥐를 통한 동물 실험에서 중증급성호흡기 증후군 사스에 대한 항바이러스 활동을 한다는 사실이 밝혀졌고, 현재 다발골수종 치료제로써 임상시험 중이다. 최근에는 아플리딘이 지닌 항바이러스 기능으로 코로나 치료에도 효과가 있다는 연구 결과가 나오면서 앞으로의 활용도가 더 기대되는 바이다.

√ 합성신약의 경우

화학합성에 의한 신약 개발로는 가장 최근 1~2년 사이에 FDA/UFDA 승인을 받은 국내를 비롯한 국외의 다섯 사례를 포함한다. 국내 제약사에 의한 신약 렉라자, 롤론티스, 오피란제린과 국외 기업에 의한 아두헴, 진릴레프 등이다. 아래에 소개되는 이들은 항암 신약에서부터 알츠하이머 치료, 비마약성 진통제에 이르기까지 다양하다.

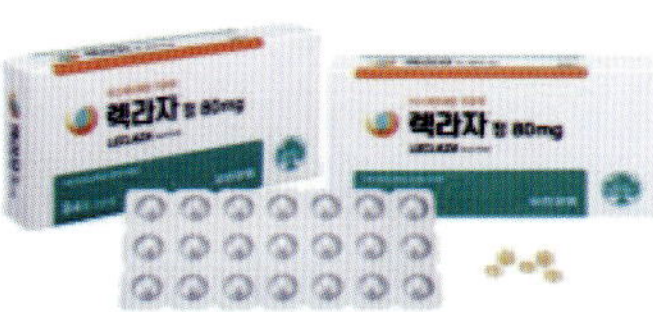

그림 10-9. 렉라자 정
출처: https://it.chosun.com/site/data/html_dir/2021/01/18/2021011802136.html

1 렉라자

- 폐암 표적 항암 신약

→ 국내 31번째 신약/유한양행/2021년/Leclaza 비소세포폐암 치료제 렉라자가 개발되었는데, 이는 폐암 세포 성장에 관여하는 신호전달을 방해하여 폐암 세포 증식과 성장을 억제하는 표적 항암제다. 특정 유전자에 변이가 있는 진행성 폐암 중 이전에 폐암 치료를 받은 적 있으면 사용된다. 폐암 세포 성장 관여 신호전달을 방해하여 암세포 증식/성장억제를 목표로 한다. 특정 조건을 갖춘 비소세포폐암 치료 시 사용하도록 허가를 받았으나, 전문가들은 이 약이 시장에 판매되기에는 시간이 걸릴 것으로 본다. 암세포의 증식과 전이를 막고, 정상 세포에는 독성이 적은 장점이 있으나 식약처 허가는 시판 후 3상 임상시험을 수행하는 조건부 허가이므로 시판되려면 몇 년 더 걸릴 것이라는 이야기이다.

세계적인 Lancet Oncology 전문학술지에 발표돼 성분의 유효성과 안전성을 인정받은 치료제로 자리매김하여 의미 있는 국내 신약 개발 사례가 되고 있다. 최근 소식으로는 2023년 올해 미국 식품의약품국 허가 신청을 시도할 전망이라고 한다. 렉라자는 2018년 말 얀센바이오테크에 기술 이전됐고, 얀센에서는 렉라자의 성분을 다양한 임상시험에 가동하며 상업화 의지를 강하게 내보이고 있다.

2 롤론티스

- 호중구 치료제

→ 2021년/한미약품/Rolontis 롤론티스는 백혈구 일종 과립구 자극을 통해 * 호중구 수를 증가시키는 바이오 신약으로 식약처 허가를 받았고, 이들로부터 한미약품 파트너 제약사/Spectrum Pharmaceuticals 스펙트럼 파마슈티컬즈는 이미 기술이전을 받았다. 롤론티스는 골수 억제성 항암 화학요법 이후 호중구 감소증이 발생한 경우, 예방이나 치료 목적으로 투여된다. 이 약은 모든

인종에 사용할 수 있는 것으로 알려져 세계 시장을 노릴 수 있어 스펙트럼社는 2022년 10월 미국에서 '롤베돈'으로 출시해 본격적인 미국 판매를 시작하였다. 한미약품이 독자적으로 개발한 약물 지속형 랩스커버리 플랫폼이 탑재된 롤론티스는 2022년 미국 FDA로부터 국내 개발 신약 가운데 6번째로 최종 승인을 받은 치료제이다.

★ **호중구**(neutrophil): 백혈구의 50~70% 차지하는 주요 면역세포로 세균/바이러스.. 병원체 등의 이물질이 인체 침투 시, 이들을 제거 및 방어하는 혈액 내 제1 방어선이다. 정상보다 호중구 수치가 적게 발현되면 면역력↓ 상태의 neutropenia/~1,500이하 호중구감소증이 되고, 호중구 감염증 등 문제가 생기면 인체는 다른 질병에도 쉽게 걸린다.

3 오피란제린

• 비마약성 진통제

→ 2021년 국내 바이오 기업 Vivozon 비보존은 비마약성 진통제로 오피오이드 유사 작용 중추 및 말단 신경계에 통증 차단력이 높은 VVZ-149 오피란제린을 개발해 대장절제술 적용 관련 국내 임상시험 3상에 대한 국내 대형 병원 4개의 * IRB 임상연구심의위원회 승인을 받아 이를 수행할 수 있게 되었다.

★ **임상연구심의위원회**(IRB): 연구 참여자의 안전을 위해 해당 연구의 적절성/안전성/윤리성.. 바로미터를 심의해 임상 연구를 승인하는 종합병원 내 의결기구다. 개발된 오피란제린 주사제에 대한 임상시험 3상은 국내 서울대병원/고려대안암병원/분당서울대병원/서울아산병원 4개 대형 병원에서 대장절제술 대상 300명으로부터 진행된다.

대장암에서 시술되는 대장절제술은 통증의 강도가 높아 이를 낮추고자 필수적으로 마약성 진통제가 사용된다. 마약성 진통제는 해열진통제/소염진통제.. 일반 진통제로는 잡을 수 없는 극심한 통증을 다스리기 위한 약물이나 부작용, 중독성 등 심각한 문제점이 뒤따를 수 있다. 오피란제린은 수술 후 통증↓ 위해 쓰이는 강력한 진통 효과의 비마약성 진통제다. 마약성 진통제 오피오이드와 유사하게 심한 통증에서도 이를 효율적으로 차단해 향후 마약성 진통제를 대체할 수 있을 것으로 생각한다. 비마약성, 비소염 진통제이기에 마약성 진통제의 부작용도 극복할 수 있다는 것이 장점이다. 오피란제린의 작용기전도 밝혀져 있어 미국과 한국에서 임상 3상에 돌입하고 있다. 향후 마약성 진통제에 대한 해결방안 혹은 대체재로서 유용하게 활용될 수 있을 것이란 전망이 나온다.

4 아두헴

- 알츠하이머 치료제

→ 2021년/미국-바이오젠+일본-에자이 공동개발 최근, UFDA 승인을 받은 알츠하이머 치료제 aduhelm 아두헴은 βA 베타아밀로이드를 유도한 단일 클론 항체로, 그의 성분은 aducanumab 아두카누맙이다. 아두헴은 알츠하이머병으로 승인된 최초의 치료제로 치매인 뇌에 있는 베타아밀로이드 축적량↓ 목표를 둔다. 임상실험에서는 아두카누맙 성분이 뇌세포 내 βA 집합체에 성공적으로 결합하는 것이 확인됐고, βA 제거에도 실질적인 효과의 결과가 나타났다. 아두카누맙은 기존에 알려진 항 βA 항체와는 다른 양상으로 작용하였고, 아두카누맙 외에는 논란의 여지는 있었지만 임상 3상의 시험을 통과한 치료제는 실제 없었다는 점이 특징적이다.

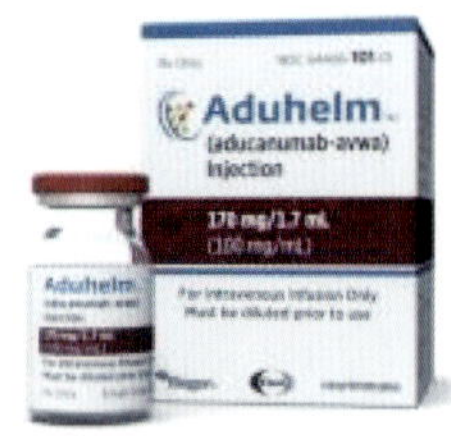

그림 10-10. 치매약 아두헴
출처: https://n.news.naver.com/mnews/article/296/0000056119

5 진릴레프

- 비마약성 진통제

→ 미국 Heron Therapeutics 헤론 테라퓨틱스는 수술 후 72시간 이내 사용되는 비마약성 진통제 Zynrelef 진릴레프에 대한 2021년 UFDA 승인을 받았다. 진릴레프는 국소 마취제 부피바카인 성분과 비스테로이드성 항염증 멜록시캄 약물로 이루어져 있고, 이 두 약물의 시너지효과로 수술 후 진통 효과를 높이는 것으로 나왔다. 임상 결과에서는 심각한 부작용이 발생하지 않았고, 이 약을 적용받은 경우에선 오피오이드 관련 부작용 발생이 적었다고 한다. 개발사 대표는 진릴레프의 승인이 오피오이드 사용을 줄일 수 있을 것으로 전망하였다. 마약성 진통제 오피오이드는 강력한 통증 완화 효과로 1990년대 후반부터 많이 사용되고 있으나, 오피오이드 중독이라는 사회적 물의를 일으키고 있다. 이에 의한 중독은 미국 내 커다란 사회적 문제 중 하나로 National Institute of Health/NIH 미국 국립보건원 보고서에 따르면 2019년 오피오이드 과다복용 사망자 수는 무려 5만 명에 이른다. 국내외 많은 제약회사나 바이오 기업들은 지금도 마약성 진통제를 대체할 새로운 약을 찾고자 관련 연구개발에 몰두하고 있다.

맞춤형 의료 & 인체의 골든타임 찾기

√ 신약과 치료법들

우리에게 친숙한 약들은 일상에서 약국 구매 등 쉽게 접하는 저분자 합성 의약품인 경우가 대부분이다. 몸에 약이 들어가면 구성 화합물은 체내에서 섭취된 후 표적이 되는 단백질, 즉 receptor 수용체가 있는 세포의 활성 부위로 가서 결합하면 그 효과가 발휘된다. 예를 들면, 두통약 → 뇌세포, 소화제 → 위장 세포, 항생제 → 염증세포 등등. 단백질은 활성 부위를 통해 각각의 기능이 수행되는데,

어떤 물질이 활성 부위에 결합하여 해당 단백질을 불활성으로 만들면 병을 일으키는 원인을 찾을 수도 있고, 또한 이를 치료할 수 있는 길을 열 수도 있다. 병에 대한 약을 찾는 방법의 하나가 된다.

이처럼 약의 개발에는 일반적으로 활성을 지닌 결합 부위를 불활성화시키는 Lock and Key Model 열쇠-자물쇠 모델을 적용할 수 있는데, 이는 오래전부터 효소의 기질 특이성 설명에 사용되고 있다. 이후 제시된 Induced Fit Model 유도맞춤모델은 활성 부위가 기질과 작용할 때 구조가 일시적으로 변하며 기능을 수행한다는 개념이다. 효소는 대부분이 단백질로 생체 내 화학 반응 촉매 물질로서 결합 부위에 꼭 맞는 기질 특이성 기질과 특이적인 반응을 일으킨다. 결합 부위 불일치 분자는 효소와 결합할 수 없고, 이는 수용체-생체 활성물질 간이나 약의 표적 물질 개념에도 적용이 된다. 주로 약의 표적이 되는 수용체는 세포 내에서 신호나 정보 전달을 매개하는 물질로 세포 기능에서 필수 불가결한 중요 분자이다.

약은 효소/수용체 결합 → 기능 조절물질 → 활성 부위 완벽 결합 → 생리활성물질 보완 물질이 되지만, 만일 그 부위엔 들어가나 완벽하게 결합하지 못하면 생리활성 기능이 억제되는 약이 된다. 신약 디자인에서는 결합 부위 형태는 물론 해당 물질의 화학적, 생물학적, 물리적 특성 등 모든 것이 고려의 대상이 된다. 새로운 약의 디자인은 약으로 사용될 분자의 형태 구조를 비롯한 모든 특성을 열쇠-자물쇠 모델에 따라 표적이 되는 단백질의 결합 부위에 맞추어 나가는 과정이라고 설명이 된다.

새로운 약의 개발이 쉬운 경우는 표적 단백질의 구조를 알고 있어 표적 단백질의 입체 구조를 확인하면서 약물 분자를 디자인할 때라고 한다. 이 과정은 'structure-based drug design/SBDD 구조기반약물설계'로 알려져 있고, 실행 시 가장 선행돼야 하는 것은 표적 단백질 내 결합 부위의 성질과 형태를 파악하는 것!

이들의 성질과 형상 파악에는 X선 결정구조 해석 기법이 사용되고, 바로 이런 SBDD 기법으로 만들어진 대표적인 약이 매년 겨울 환절기에 흔히 접하는 항인플루엔자약이다.

하지만 잘 알다시피 특정 질환에 관한 표적 단백질 대부분은 세포의 막 단백질 계열로 이들은 X선 결정구조 해석법으로 밝히기 어려운 구조나 특성을 갖는다. 극히 일부의 경우를 제외하고는 대다수 막 단백질의 입체 구조는 거의 밝혀져 있지 않은 상태다. 그렇다고 제약 관련 기업이나 연구자들은 마냥 손을 놓고 있지는 않고 대안을 찾아 방법을 모색한다. 그 일환의 하나는 ① 표적 단백질과 관련된 정보를 찾는 것이고, 다른 하나는 ② 여러 화합물을 겹쳐가면서 해결의 실마리를 찾아내는 것이다. ①과 ②를 다시 설명한다면,

먼저, ① 표적이 되는 단백질의 3차원적 입체 구조를 알지 못할 때, 연구진은 약물이 될 분자의 구조 활성과 관련 있는 데이터들에 의존한다고 한다. 당연히 약 개발과정은 이들의 구조 활성과 관련된 정보가 최대로 많을수록, 그 정보를 더 활용할수록 유리해진다. 구조-활성 상관 데이터란 개발 대상이 되는 분자에 관한 위치/크기/성질.. 정보에 따라 활성이 달라지는 일체를 말한다. ② 이들 데이터 활용 외 또 다른 방법의 약 디자인은 여러 화합물을 겹쳐서 약이 되는 구조와 성질 등을 찾아내는 것이다. 이런 단계를 거쳐 만든 약물을 표적 분자에 맞게 변형시키는 과정은 분자 모델링 플랫폼 활용으로 표적이 되는 해당 단백질의 구조와 비교 분석하면서 목표로 하는 구조로 만들어 갈 수 있다는 장점이 있다.

위 과정을 거쳐 개발된 약물로 특정 질병에 효능을 나타내게 하는 방식은 약에 따라 달라서 기존보다 더 나은 약리적 효능을 쫓거나, 아니면 부작용을 최소화해 기존문제를 극복하는 방향으로 치료에 더 접근한다. 이러한 치료의 수단으로 특히 최근, 항체, 바이러스, 유전자 등을 이용한 첨단의 기법들이 적용되고 있는데, 알려진 것으로는 CAR-T 치료법, 단일클론 항체, 압타머 등등 다양하

다. 아래에서는 최근 주목받는 이들 첨단의 치료법을 중심으로 간략히 알아보고자 한다.

▶ 최첨단 치료법 사례

1 CAR-T 치료법

CAR-T는 키메라항원수용체 T세포 Chimeric antigen receptor T cell 약자로 주목받는 면역 항암 치료법! 이는 면역 T세포 면역세포-수용체 부위+암세포-표면의 특정 항원인식부위 융합한 유전자 삽입 유전자 조작으로 면역세포가 암세포 표면의 표적 부위를 인식해 암세포를 공격하게 하는 치료법이다. 즉, 암 앓는 인체의 면역 T세포 채취해 특정 암세포를 인지 및 공격할 수 있게 세포 표면에 Chimeric antigen receptor/CAR 키메라항원수용체 발현 → 인체 재주입 → 표적 암세포를 식별/공격하는 신약이다. 그렇다면 이러한 치료법에서 나온 약에는 어떤 종류가 있을까?

CAR-T 치료법으로 개발된 최초의 항암 기능의 세포 치료제는 2017년/노바티스사/Kymriah 킴리아! 이는 암 환자 T세포가 몸속에 있는 암세포들만 인식/공격하도록 유전자를 변형시킨 맞춤형 약으로 자신의 T세포를 채취해 유전자 조작을 거쳐 다시 투여하므로 거부반응이 일어나지 않는다. 일명 '기적의 항암제'로 불리며 난치성 소아/청소년/재발성 B세포 급성림프구백혈병 치료에 사용된다. B세포 표면에 발현되는 CD19 항원을 표적으로 삼는 세포 치료제로 암세포가 내성을 가질 수 없다는 장점이 있으며, B세포 혈액암에 효과가 ~83% 큰 것으로 나타났다. 그다음 허가된 약은 2018년/길리아드사/Yescarta 예스카타로 CD19 항원 표적 거대 B세포 림프종 치료용으로 쓰인다. 하지만 이들 모두 대량 생산 어려움, 긴 제작 기간, 엄청난 약제조 비용 등의 단점이 있다. 이를 해결하고자 노력하는 회사들이 있어 이후 높은 발전 가능성이 기대된다.

2 단일클론 항체 monoclonal atibody/mAb 일명, 단클론 항체

백혈구/림프구 B세포 1개 → 항원 자극으로 증식 → 클론을 생성하는데, 이들은 모두 똑같은 특성을 갖는다. 따라서 이들 항체는 단 하나의 항원결정기에만 결합할 수 있고, 이 특성 활용하여 인체 면역 체계를 활성화 또는 억제할 수 있다. 암과 자가면역질환의 치료제로 활용된다.

››› **암에서**: 암세포에 위치하는 특이적 항원 반응의 mAb 이용 → 면역 반응 유도 → 암세포 공격으로 이어진다. 이미 암 치료 목적의 mAb 허가가 나왔으며, mAb에 독소/사이토카인/방사능물질.. 다른 물질 결합의 방식도 사용 중

››› **자가면역질환에서**: IgE.. 특정 표적의 항원결정기에 결합하여 사용한다. 류머티즘 관절염/크론병.. 치료용 또는 알레르기성 천식/T세포.. 면역 활성 억제에 적용

3 압타머 aptamer

압타머는 3D 입체 구조를 안정적으로 유지하면서 표적 분자에 특이적 결합이 가능한 핵산으로 항체와 유사한 특성을 가져 바이오 업계에서 큰 주목을 받는다. 그 이유는 다수의 바이오의약품이 항체로 개발되는데, 항체의 표적 특이성은 이들 압타머에서도 나타나기 때문! 장점으로는 이들이 분자 크기가 항체보다 작아 세포로의 약물 전달이 잘되고, 생산 비용↓ → 대량 생산 가능성↑. 또한, 이용 과정이 편리하고 응용이 쉽고, 항체가 특정 부위에만 결합하나 압타머는 표적 물질을 둘러싸듯이 결합해 응용 범위가 더 넓다고 한다. 이러한 특성으로 감염병 유발 병원체에 특이적 결합 → 원인 병원체 규명 검출법에 응용되거나 치료제/진단키트/센서/바이오이미징.. 다른 분야에서 사용되고 있다.

• 진단키트와 센서 - 압타머는 화학적인 변형이 쉽지만 비교적 열과 화학물질에 안정적이어서, 진단키트 또는 센서로의 응용 연구 개발이 한창이다. 형광 물질 이용한 진단 시약의 표지, 질량 변형 등 여러 기술이 적용되고

있음이 보고되고 있다. 관계자들은 항체와 비교해 더 응용적으로 사용될 수 있다고 말한다.

- Bioimaging 바이오이미징 - 압타머는 면역 거부 반응이 없어 표적 분자 또는 세포에 이미징 소자로 쓰일 수 있음이 알려져 있다. 이미징은 세포나 종양 등의 관련 정보를 인식 가능한 시각적 형태로 표현 → 이미징 프로세싱 → 세포 투과율↑ 종양 이미징 기술이 연구되고 있다.

1990년 첫 가능성 미국/콜로라도대학/래리 골드 박사팀 발견 뒤, 2004년 최초 신약이 등장할 때까지 관련 연구가 활발히 진행되어왔고, 시장의 규모도 점점 커지고 있다. 조사에 따르면 압타머 시장 규모는 2021년 ~1억 5,100만 달러 → 2026년 ~3억 4,200만 달러까지 성장할 것으로 전망된다.

4 안티센스 치료법

인공적으로 15~20개 여러 개 뉴클레오티드로 구성된 짧은 DNA를 인위적으로 만든 후 투약하는 치료 방식이다. 이렇게 만들어진 DNA 안티센스는 특정 RNA 분자의 표적 부위와 결합하여 인체에 해로운 단백질이 만들어지는 것을 막는다.

5 바이러스 이용 치료법

- 바이러스 유전자요법 - DNA를 재조합하여 질병 치료할 수 있는 유전자를 DNA에 넣고, 이를 다시 바이러스에 주입하여 바이러스를 통해 환자를 치료하는 전통적인 방식이다.

- 암 살상 바이러스 기법 - Oncolytic virus/OLV 암 살상 바이러스 사용 → 암세포 감염 → 암세포 죽이는 암 치료기법이다. 암세포를 먼저 감염시켜 죽이고, 이들이 파괴되면 잔존 종양 파괴에 도움이 되는 새로운 바이러스

를 방출한다고 한다. 사용되는 바이러스에는 자연적인 홍역 바이러스/헤르페스.. 형태 또는 유전자 변형으로 만들어진 바이러스들이다. 이 기법의 장점으로는 시간이 지난 후에도 OLV는 숫자가 줄지 않고 계속 종양 내에서 증식하고 축적된다는 것이다.

6 프로탁 PROTACs: Proteolysis Targeting Chimeras

2017년/사이언스 암 치료 신약 후보 물질 중 하나로 기존의 암 치료제와 완전 다른 원리로 작동하는 기술이 소개돼 관심을 끈 바 있다. 이 기술은 체내 단백질 분해 시스템 이용 → 질병의 원인 단백질 제거하는 기술로 최근 새로운 신약 개발 플랫폼으로 주목받는다. 프로탁은 특정 단백질의 분해 즉, 세포 내에서 문제가 되는 단백질 자체를 제거하는 기술로 표적 단백질과 E3 효소 유도체 결합 → 유비퀴틴-프로테아좀 특정 단백질 분해 유도 → 표적 단백질을 제거한다.

프로탁 관련해서는 국내는 물론 해외에서도 활발한 연구가 이뤄지고 있지만, 아직 연구 기간이 길지 않아 지금까지 UFDA 승인을 받은 약물은 없다. 프로탁으로 개발된 약물은 몸에 남아 재생되어 사용되기에 낮은 농도에서도 그 역할을 할 수 있다고 한다. 재생 및 재사용이 사실이라면 약물 과다복용 시 나타나는 부작용을 최소화할 수 있고, 또한 기존 사용 예-폐암 항암 약물과 병용 투여해 약물의 효과를 극대화할 수도 있다고 내다보고 있다.

New concept 신약 개발 혁신기술

4차 산업혁명 시대에 발맞추며 신개념으로 진행되는 신약 개발은 예전과는 비교할 수 없는 수준으로 약진하는 제약·바이오산업의 새로운 블루오션이다.

특히, 최근의 코로나19 패데믹은 신약 개발을 가속하는 요인으로 작용하며, 사회적·경제적으로 지대한 영향을 미치고 있다. 특가 백신, 항암제, 난치병 치료제 등 특정 약물 개발에선 이미 AI, 빅데이터, 의료플랫폼 등 4차 산업혁명의 핵심기술들과 손잡으며 성공적인 결과를 얻기 위해 속도를 내고 있다. 다음에서는 현재 진행형으로 New concept 신약 개발에 쓰여 제약·바이오산업을 새로운 방향으로 이끄는 혁신기술 사례로 AI, RNAi 플랫폼, 그리고 컴퓨터 대체 임상시험 등을 소개해 보고자 한다.

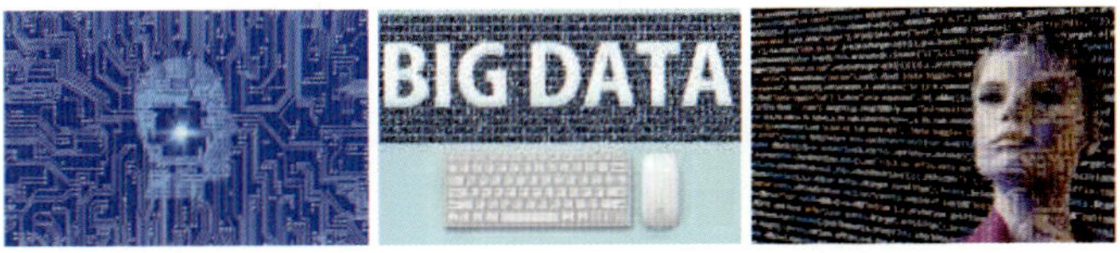

그림 10-11. 인공지능과 빅데이터에 의한 정보 처리 및 분석

√ AI 인공지능

코로나19를 경험한 인류는 앞으로 출현할지 모르는 새로운 질병에 대한 대비의 하나로 신약 개발에 더 의존하려는 경향을 보인다. 어떠한 위기가 예고 없이 또 우리에게 닥칠지 모른다는 막연한 불안과 미지의 병원체에 대한 공포는 그에 맞는 발 빠른 신약 개발의 필요성을 절실히 느끼게 한다. 하지만 신약 개발은 평균 10년↑ 기간과 2~3조 원 비용이 개발에 드는 어려움이 산적한 분야! 특히, 엄청난 투자에 비해 성공하는 사례가 극소수에 달해 위험부담이 매우 큰 산업이라 이런 부담을 줄이기 위해 큰 노력을 기울이고 있다. 미국의 경우, 신약 개발에 14~16년, 2~3조 원 비용이 들고, 우리나라는 식품의약품안전처 조사에 따르면 신약 개발에 평균 10~15년, 1~2조 원을 투자해야 한다고 나와 있다. 하지만 많은 글로벌 제약회사들이 지난 수십 년간 신약 개발에 막대한 비용을 투자했으나 투자 대비 신약 개발의 생산성은 감소하는 상황이라는 후문이다.

현재, 사회의 또 다른 한쪽에서는 4차 산업혁명의 대표 기술 중 하나로 산업계 전반에 AI 활용 연구가 활발하게 진행 중이다. 이는 제약·바이오 업계에서도 예외는 아니어서 AI 기술을 신약 개발에 접목해 약물 개발과정에서 나타날 수 있는 위험부담을 줄이려는 노력이 세계적으로 진행되고 있다. 신약 개발에서의 문제점들을 해결할 개선의 필요성은 모두 인정하나 어디에서 실마리를 찾아야 할지 갈피를 잡지 못하던 시기에 AI 접목은 새로운 장으로 물꼬를 트는 계기가 되었다. 실제로 다수의 글로벌 제약회사와 IT 기업들은 신약 개발에 요구되는 시간, 경제적 비용 및 노력을 줄이기 위해 AI 모델을 적극적으로 활용하고 있다. 신약 개발에 관련된 사전지식을 데이터베이스 통합 빅데이터 구축 → AI 활용 → 빠른 신약 개발 방법 제안은 물론, 기간도 획기적으로 단축할 수 있기 때문이다. 신약 개발 분야에서 AI 기술은 많은 시간이 소요되는 신약후보 물질 탐색, 임상 데이터 분석 등에 접목되나, 실제는 더 폭이 넓어 정보탐색, 신약후보 물질 탐색 과정에서 전임상, 임상에서의 개발/인허가/사용 과정에 이르는 거의 전 분야가 포함된다.

신약 탐색에는 수많은 문헌/논문/보고서.. 자료와 생물학 정보 관련 빅데이터 분석의 과정을 거쳐야 하는데, 디지털 데이터 등 규모가 방대하고 엄청 빠르게 증가 일로에 있어 기존 방식으로는 수년 이상의 시간이 걸릴 수 있다. AI 활용 시, 전통 방식의 조사보다 ~5천 배↑ 신속한 임상 데이터 분석이 가능하고, 최소화된 인력으로 소요 시간과 비용을 절감한다. 이에 엄청난 양의 데이터 분석엔 AI 도입이 가장 유리하며, AI·빅데이터 활용은 정보탐색 과정과 약물 설계부터 개발된 약의 시판 후 사후추적 단계에 이르기까지 다양하게 나타난다. 혁신적 기술의 새로운 알고리즘/3D 구조/비구조화 데이터 → 구조화 기술.. AI 진화는 신약 개발에서의 시행착오와 개발 비용의 비효율성까지도 줄이려고 노력한다. 이런 다양한 해결수단이 등장하며 AI 신약 개발이 활성화되는데, 초기 단계의 의사결정에서 임상이나 제도 등의 분야까지 AI 활용한 다수의 모델이 시도되고 있다. 그리고 임상 관련해선 임상시험을 찾거나 시험 참여자 모집, 복약 이행 등의 단계까지도

AI 적용이 검토된다.

AI 신약 개발의 필요성이 대두되는 이유는 기존의 후보물질 도출에서 임상시험에 이르는 신약 개발과정과는 비교할 수 없는 속도로 빠르게 진행하고, 언급되었듯이 임상실험 디자인 설계 및 맞춤형 약물의 개발 단계에서의 시행착오도 줄일 수 있기 때문이라고 한다. 이제 AI는 단순히 공학 기술로 머무르는 것이 아니라 획기적인 신약 개발 패러다임으로 자리하고 있다. 세계 시장으로 나가려는 제약·바이오 기업들에서 신약개발과 AI 활용은 필수적인 단짝이 되고 있다. 관련 국내외 사례를 잠시 살펴보자.

화이자/아스트라제네카.. 굴지의 글로벌 제약사들이 AI 신기술 투자에 힘쓰고 있으며, 예로 Janssen Pharmaceutica 얀센은 Benevolent회사 AI 기업과 협업 → AI 개발 신약후보 물질 → 임상 2상 진입한 상태라고 전해진다. 또 다른 업체인 미국의 개인 유전체분석 서비스 전문회사 23andMe는 현재 유전정보+life cycle/생애주기 정보 유전 관련 정보 등이 통합된 천만여 명의 유전체 데이터를 확보한 상태라고 한다. 국내에서의 AI 신약 개발 상황도 이에 뒤지지 않는다. 예-스탠다임/신테카바이오/디어젠.. 국내 AI 전문기업들도 독자적으로 개발한 AI 플랫폼으로 유명 제약사들과 손잡고 AI 활용 의약품 개발에 참여하고 있다.

제약 · 바이오 시장에 이는 또 다른 바람은 기존 약물에서 새 질환의 효능 발굴작업/Drug Repositioning 신약 재창출 분야! 그 과정에는 AI · 빅데이터 활용 시 → 신약후보 물질 관련 충분한 정보 획득 → 최고 비용 要 임상 단계 실패 확률↓ → 비용 절감에 이를 수 있어 관심이 쏠리고 있다. 이에 국내외 제약기업들은 신약개발 단계에서 AI 기술을 접목하는 데 속도를 내고 있다. IBM 왓슨/Benevolent AI/Atomwise.. 글로벌 인공지능 전문기업들도 글로벌 제약회사들과 공동기술 개발을 하고 있고, 스탠다임/디어젠.. 국내 AI 기업들도 플랫폼 개발로 AI 활용 신약 개발 공동 연구를 수행 중이다. 대표적인 예로 SK케미칼+스탠다임의 신약 재창출

플랫폼 스탠다임 인사이트/Standigm Insight → 2021년/비알코올성 지방간염 특정 질환 후보물질 발굴 → 임상시험을 공동 진행 중! 해당 후보물질은 이후 임상 진입을 목표로 하고, 2상 임상시험을 완료하면 기술이전을 검토할 예정이라고. 이외에도 독자적 플랫폼을 통해 공동 연구의 협업체제는 계속되고 있다.

- SK케미칼+(주)스탠다임 >>> 스탠다임 인사이트/Standigm Insight AI 신약 개발 플랫폼 → 류머티스 관절염 치료제 후보물질 발굴 공동 연구
- 한미사이언스+(주)신테카바이오 >>> 딥매처/Deepmatcher AI 신약 개발 플랫폼 → 코로나19 치료제 개발의 타당성 검증
- 한독약품+(주)디어젠 >>> 디어DTI/DearDTI AI 신약 개발 플랫폼 → 항암제와 여러 질환의 치료제 개발 계획

위 플랫폼이 신약 재창출에서 하는 일은 screening 스크리닝으로, 이는 이전의 수십만 개 약물 중 기존에 알려진 효능 말고 새로운 약효를 보일 가능성 있는 약물 후보군을 선별하는 작업이다. 스크리닝 작업에만 십여 년이 걸린다고 할 정도로 매우 긴 시간이 소요되지만, 플랫폼 작업 수행 시 그 시간을 크게 단축한다. AI는 백만 건↑ 논문을 한 번에 확인할 수 있기에 평균 3~4년 기간 단축과 개발비 ~6천억 원 절감도 가능한 것이다. 심지어, 기존의 작업으로 수십 명/수개월/논문 ~1,000편 확인 → ~10개 신약후보 물질 확보 결과를 AI는 불과 하루 만에 이루어낸다. 더 많은 정보가 있는 경우엔, 연구자 수십 명이 1~5년 몇 년에 걸쳐서 해야 할 작업을 하루 만에 진행할 수 있다고 한다. 또 임상시험 단계에서도 시행착오할 확률↓ → 실패율↓에 중요한 역할을 한다.

이와 같은 AI 활용한 영역 간 융복합 연구개발이 신약 개발 활성화에 크게 이바지한다. 이런 노력의 결과로 AI를 활용한 신약 개발 시장 규모는 해마다 40% 수준으로 성장해 2024년에는 ~4조 8천억 원 40억 달러까지 성장할 것으로 추정되고 있다. 이제 AI는 신약 개발 패러다임을 획기적으로 변화시킬 요소로 이

를 통해 세계 시장으로 나가려는 제약·바이오 기업에서 그 활용은 필수적이다.

√ RNAi 플랫폼

최근, 신약 개발에서 주목받는 또 다른 기술인 * RNAi는 미래지향적 기술 플랫폼으로 알려지면서 바이오산업의 블루오션으로 떠오르고 있다. RNAi 치료제는 딱히 치료법이 없는 희귀성 질환의 치료제 개발에 크게 활용될 수 있어 글로벌 제약·바이오 업계의 주목을 한 몸에 받고 있다. 생명공학적 기술로 인위적인 방법을 통해 RNAi 유도하면, 질병 예방/치료의 길을 열 가능성이 있어 이를 이용한 치료제 개발에 굴지의 제약회사들이 큰 관심을 쏟는 것이다. 그 핵심인 RNAi에 대해 알고 있는지…. 일부 전공자들은 RNAi에 대해 알고 있으나 대부분으로부터는 다소 생소한 답이 돌아왔다. 그렇다면 지금부터 RNAi를 알아보는 것이 어떨는지.

★ RNAi(RNA interference/리보핵산 간섭): 일명, small interfering RNA, siRNA 짧은 간섭 RNA. RNA 간섭에 관여하여 특정 단백질의 합성을 억제 → 유전자의 발현을 방해한다.

RNAi 기술이란 생명현상에 필수적인 단백질 생성의 과정인 DNA 유전정보 → RNA 전달 → 단백질 합성 시, 중간 단계의 RNA를 이용해서 문제가 되는 유전자의 발현을 막는 RNA 간섭기술이다. 즉, 질병을 일으키는 특정 단백질이 만들어지지 않도록 차단해 병 치료하는 3세대 신약 기술로 질병 유발 유전자의 염기서열을 알아내면 그 발현을 억제하는 방식으로 치료제를 만들 수 있다는 것이다. 사실, RNAi는 아주 적은 양의 핵산으로도 세포에 전달될 수 있고, mRNA에 작용해 표적 유전자를 억제하기에, 단백질 수준에서의 억제 치료제가 전무 또는 개발 불가한 유전자를 대상으로 하기에 매우 적합한 기술로 알려져 있다. 반면, 단점도 있어 작용이 일시적이고, 시간이 지나며 효능↓ 초래가 온다는 점이다. 또한 RNA의 특성상 세포 내로의 정확한 전달이 필수적인데, siRNA가 목표치 않는 기관의 세포에서 원치 않은 단백질 합성 저해 반응을 수행할 가능성이 있다는 것! 하지만 최근 새로운 기술의 발달로 siRNA 작용 변화 → 치료 가능성↑ →단백질 합성 저해 발생 가능성↓ 단계에 이르렀다.

짧고 단순한 RNA로 특정한 target 표적 유전자의 효과적인 억제가 가능할 것이라는 RNAi 치료법은 21C 들며 제약회사들의 핫한 신약 개발의 주제로 관련 연구가 크게 유행한 바 있다. 하지만 2000년대 후반 이후, 고도의 기술로 만든 이들을 사용한 임상시험에서 독성이 보고돼 치료제로의 사용 가능성은 멀어지고 제약업계의 관심에서 밀려나게 되었다. 그러나 RNAi 치료제 분야가 다시 주목받게 된 계기는 2018년 RNAi 기반 약물인 미국/앨나일람社 개발-다발성신경병증 치료제 '온패트로'가 UFDA 승인받으면서 시작되었다. 이를 기점으로 전문기업들은 연속해서 앨나일람-2019년/기브라리-급성 간성 포르피린증, 2020년/옥슬루모,-고옥살산뇨증, 노바티스-2021년/인클리시란-이상지혈증, 앨나일람-2022년/부트리시란-아밀로이드증 다발성신경병증 RNAi 치료제를 UFDA 승인을 받아서 치료에 적용되며 오늘에 이르고 있다. RNA간섭 플랫폼 기술 보유 국내 기업들도 RNAi 치료제 개발 분야에서 RNA 간섭기술 이용 → 혁신적 신약 개발 → 괄목할만한 성과를 아래와 같이 내는 중이다.

- 올릭스 >>> 2024년/임상 단계 진입 목표 RNAi 기반의 10개 난치성 질환 치료제 개발 중. 2020년 황반변성 치료제 후보물질의 세계 판권을 프랑스 제약사에 최대 4,560억 원 규모로 기술 수출함

- 바이오니아 >>> RNAi 플랫폼 기술 'SAMiRNA' 이용 → 섬유화증 질환 치료제 후보물질 발굴 → 국내 특허권 취득 & 미국/유럽/일본.. 해외 16개국 특허 등록 또는 출원 중임. 이후 해당 치료제의 국내 임상 1상 진입 계획과 글로벌 제약사들과의 치료제 개발 관련 논의 중

- 인코드젠 >>> siRNA가 세포 내 마이크로 RNA로의 작용 불허 차단 기술/siRNA-6pi 특정 siRNA 기술을 산학 협력 형태로 국내 대학 연구진과 개발 → 다양한 질환에 적용

• 휴젤 >>> RNAi 기술 활용 → 수술 후 흔히 발생/비대 흉터.. 치료제 'BMT 101' 바이오 신약 국내 임상 2상 진행 중

결론적으로 말해, RNAi는 질병을 일으키는 유전자 염기서열을 알아내 해당 유전자의 발현 억제하므로 RNAi 치료제 효과를 높이기 위한 좋은 전달 시스템만 구축된다면 가능성 무한하다고 전망한다. 전문가들은 이들 치료제가 심혈관계/퇴행성 뇌 질환/안과 질환/대사질환/바이러스 감염.. 여러 질병 및 암의 부작용을 최소화하면서 적용될 수 있다고 기대한다. RNAi의 세계 시장 규모는 2017년 1조 원 → 2024년 18조 원으로 연평균 43.5% 큰 성장세를 보일 것으로 예측된다. 알려진 바로는 10년간/~3,000억 원↑/25건 대규모 기술수출 사례 및 ~1조 원 규모/8건 초대형 거래도 다수 성사되는 등 시장의 성장이 예상되나, 고도의 기술력이 필요한 분야로 쉽게 진입할 수 없음이 알려져 있기도 하다.

√ 컴퓨터 대체 임상시험

임상시험을 컴퓨터로 대체하는 시대가 열리고 있다! - 신약 개발에서 충분한 데이터 수합과 분석 등으로 신약후보 물질 발굴에 성공했다 하더라도 가장 큰 비용이 드는 임상 단계의 허가 및 실행 또한 매우 어려운 과정이 다음에서 기다린다. 신약 개발 연구진들은 이러한 임상시험에서의 기간 단축을 기대하며 컴퓨터에서 임상시험을 대체하는 방법을 모색하고 있다. 예로 영국의 리드대 한 연구팀은 최근 2021년/Nature Communication 국제학술지에 뇌동맥류 치료 스텐트 시술 가상 임상시험에서 실제로 인체 대상의 임상시험과 유사한 결과를 냈다고 밝힌 바 있어 주목을 받고 있다. 이는 긴 시간+큰 비용 투여 임상시험의 컴퓨터 대체 시, 신약 개발은 물론 의료기기 개발까지도 앞당겨질 수 있다는 기대를 가져다준다.

위 가상의 82명 참여 스텐트 시술 임상시험 결과, 치료 효과는 82.9%로 실제 임상시험의 치료 효과 결과와 3건(86.8%/74.8%/76.8%) 유사한 것으로 나타났다. 연

구진은 이러한 가상의 임상시험을 통해 5~8년 긴 시간 소요되는 의료기기 개발을 ~6개월 아주 짧게 단축할 수 있을 것이라 기대하였다. 이들 연구진이 밝힌 가상 임상시험의 장점으로는 다음과 같은 것들이 있다.

1. 인체에 나타나는 효과 직접 예측 가능 → 동물실험의 시행 ↓
2. 허가 어려운 임상시험: 사전의 가상 시험을 통해 승인 신청 여부의 신속한 판단 가능
3. 임상시험 실상 불가능 개인별 반복 시험 가능 등

이번 가상 임상시험에서는 실제 임상에서는 발견하지 못한 의료적 문제점들을 확인할 수 있어서 가상의 임상시험은 더 큰 주목을 받고 있다. 이렇게 관심을 끄는 가상의 임상시험은 2020년 세계경제포럼과 미국/과학 저널 Scientific American이 선정한 10대 신기술에 포함되어 있다. 또한, 미국 FDA에서는 가상 임상시험을 이미 유방 조영술 일부 시스템 평가에 사용하고 있으며, 국내에서도 관련 업체와 병원이 질환 여부의 예측을 가상으로 시험 연구 중이다.

요즘 상황에 다행인지 아닌지 모르지만, 가상의 임상시험 환경은 코로나19 백신 개발에서 거의 절대적이었다고 해도 과언이 아니다. 코로나19 바이러스가 수많은 사람의 생명을 위협하며 전 세계에 확산할 때, 디지털로 전환된 가상의 임상시험을 수행할 수 있었기 때문에 비교할 수 없이 빠른 기간 내에 대응 백신이 개발될 수 있었을 것이라는 전언이다. 팬데믹의 상황에서 모더나/화이자/얀센.. 굴지의 제약사들이 코로나19 백신 개발을 위한 대규모의 임상시험을 할 수 있었던 것은 비대면의 임상 방식을 도입했기 때문이라는 의견이다. 이때 스마트 치료법과 상용화를 위한 Medidata Clinical Cloud 임상시험용 클라우드 기반 솔루션을 제공한 기업은 미국/1999년 설립/Medidata 메디데이터로 전 세계 제약회사/의료기관/생명공학기업/임상시험 수탁기관.. 다양한 기관에 Medidata Solution 솔루션을 제공하고 있다.

::: medidata

그림 10-12. 메디데이터: 솔루션 제공!

코로나19 팬데믹은 감염병 확산으로 이동 제한이 걸려 백신 등 신약 개발을 위한 임상시험 참여, 현장에서의 모니터링 등의 진행에 엄청나게 부정적인 영향을 끼쳤음은 자명한 사실이다. 직접적인 대면 없이 할 수 있는 대안으로 떠오른 해결법은 바로 임상 관련 IT 정보기술에 의한 솔루션이다. 실제 UFDA/유럽의 약품청(EMA).. 글로벌 규제기관들은 어려움에 직면한 임상 환경의 극복에 임상 IT 솔루션을 대안으로 내놓아 적극적으로 활용토록 권고하였다. 이런 임상 IT 솔루션의 대표적인 예가 바로 메디데이터 클리니컬 클라우드! 이 솔루션은 임상시험에 관련된 A to Z, 즉 시험디자인에서 최종 단계 완결에 이르기까지 필요한 모든 과정을 지원하는 말 그대로의 통합적인 솔루션이다. 신약 후보의 임상시험을 최초 계획에서부터 설계/수행관리/분석/보고 완료까지 전 과정의 시간과 비용 절감 및 데이터 품질 개선 등의 역할을 돕는 해결사이기에 이런 솔루션을 찾는 기관들이 점점 더 증가하고 있음은 두말할 나위가 없다.

New concept 신약 개발에서

'생명을 지키는 인체의 골든타임'에서는 끝부분으로 새로운 개념으로 신약이 개발되는 주제 및 내용으로 AI 인공지능, RNAi 플랫폼, 컴퓨터 대체 가상의 임상시험 등을 대표적으로 다루어보았다. 하지만 본 장에서는 설명되지 않았으나, 이 외에도 신약 개발 관련 새로운 기술 또는 플랫폼으로 다음의 분야들이 더 언급될 수 있다. 조직불문 항암제, 마이크로바이옴, 스페로이드/오가노이드 형태 3

차원 생체조직 칩 기반 플랫폼 기술, 바이오프린팅/바이오잉크, Organ-on-a Chip 오간 온 어 칩/멀티 오간 칩 등등. AI, RNAi 플랫폼, 가상 임상시험 및 이외의 방금 언급한 이들 신개념의 혁신적인 기법을 활용한 연구들이 최첨단 신약 개발 부문을 이끌며, 제약·바이오 분야에서 두드러지게 약진하고 있다.

생명공학 기술이 발달하면서 새로운 세포를 만들고 의료나 신약 개발 등의 분야에 응용하려는 연구도 계속 진행되고 있다. 생명공학과 함께 제어공학에 초점을 두는 과학자들은 공학적 개념으로 세포에 접근하여 특정 기술 → 세포에 자극 부여 → 세포 반응을 알아내 활용하는 다중입력/다중출력 기술.. 관련 기술들을 통합 → 의·약·생명과학에의 적용에 중요성을 강조한다. 공학적으로 다중 세포 시스템 관련 분야의 국내 연구 및 산업화 수준은 세계에 절대로 뒤지지 않는 수준이다. 이는 포스트 코로나19 신약 개발 분야에서 국내 제약·바이오산업에서 좋은 결과를 낼 수 있는 중요한 기술로 여겨진다. 이를 활용한 가장 어려운 Multi-Organ Chip 멀티 오간 칩 분야도 10년 이내 머지않은 미래에 실제 활용되는 제품을 사용할 수 있을 것으로 전문가들은 예측한다. 또한, 조직공학과 바이오프린팅 경우, 대상이 되는 장기에 따라 그 개발 및 성패가 다른 것으로 알려져 있는데, 예로 뼈/관절.. 임플란트형 장기들은 이미 상용화로 이어져 있다. 근육/장/췌장/신장.. 소프트형 장기들도 15년 이내 미래엔 임플란트 형태 상용화 기대가 가능하다고 전문가들은 보고 있다. 하지만 우리가 그토록 원하는 심장/폐/뇌.. 주요 장기에 대해서는 기대와 달리 요원할 것같이 보이는 게 현 상황이다. 당연히 이들 연구와 반드시 동반 성장하며 및 발전하는 곳이 신약 개발 분야이다.

신약 개발은 아주 오랜 기간의 노력과 막대한 연구비를 투자해도 성공할 확률은 불과 0.0001%일 정도로 힘든 여정의 최첨단 과학-공학이 총접목하는 대규모 융복합 기술사업이다. 다른 산업에 비해 높은 부가가치와 성장률, 가능성을 가지고 있으나 그 규모와 개발비용은 가히 천문학적이라고 할 수 있고, 게다가 개발기간은 심히 길다. 그리고 지극히 낮은 성공률로 인해 끊임없는 개발과 연구가 필요한 실정이다. 이야기를 들으면 신약 개발에 뛰어들고 싶은 마음이 전혀 생기지 않을 수도 있지만, 신약이 나올 확률이 지극히 낮더라도 일단 성공하면 투자 대비 엄청난 경제적 가치 창출이 가능하고, 연구자들은 무엇보다도 인체를 힘들게 하는 질병의 고통에서 인류를 벗어나게 할 수 있다는 자긍심을 갖는 것이 아닐까?

최근 혁신적인 바이오 첨단기술의 발전과 함께, 화학적인 합성신약과 비교해 부작용이 최소화되는 방향의 천연물 신약 개발 분야가 크게 주목을 받고 있음은 이미 잘 알려진 사실! 이를 위해 인간의 손이 전혀 닿지 않은 처녀지에 서식하는 새로운 생물 종들이 지닌 생체 활성물질에 관한 연구가 폭넓게 이루어지고 있다. 특히 심해/고산/극지.. 미지의 환경에서 살아가는 신종 생물에 관한 집중적인 연구 결과로 신물질 발굴 → 신약 개발 후보물질 → 차세대 신약으로 희박하지만 이어질 수 있다면…. 이것이 바로 제약·바이오산업에서 희망을 거는 신약 개발의 보물섬으로 새로운 패러다임의 한줄기 밝은 빛이라고 할 수 있지 않을까.

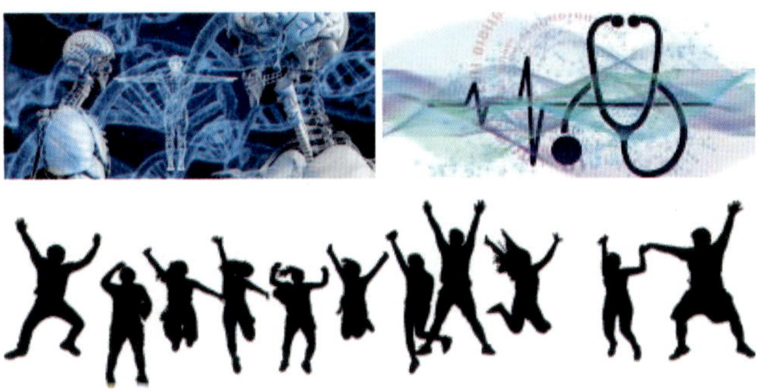

그림 10-13. 건강한 인체를 위한 새로운 패러다임을 향해!

끝 맺음말

epilogue

각종 위협 요소로부터의 인체 보호, 건강 유지 등의 주제와 연관돼 떠오르는 단어가 있다. 바로 'goldentime 골든타임'! 골든타임이란 긴박한 일이나 사고가 발생했을 때 성패가 갈리는 금쪽같은 시간으로 이때 어떻게 대처했는가가 가장 중요한 key가 된다. 응급 처치법에서의 심폐소생술, 항공사의 '운명의 90초 룰' 등이 대표적이다. 골든타임의 전략은 사람의 생사, 운명, 관계 등을 바꾸는 길이 되기도 한다. 당연히 우리 몸 건강 유지에도 골든타임이 있어 평소 몸이 보내는 신호를 귀담아듣는 능동적인 자세가 필요하다.

현재 우리나라 사람들의 평균수명은 85세를 향하고 있어 세계에서 장수국가에 속하나 건강 수명은 70세에도 못 미쳐 이들 간에는 큰 차이가 있다. 의약학의 발전에도 불구하고 여러 질병에 노출돼 지금도 많은 이들이 고통을 받고 있으며, '건강을 잃으면 모든 걸 잃는다'라는 말에 전적으로 동의한다. 건강함은 몸이 기능적으로 균형을 이룰 때 가능하고, 인체 균형은 항상성이 유지될 때 가능하다. 그렇다, 바이러스 위협으로 힘든 지금이야말로 건강에 큰 역할을 하는 인체 항상성 유지가 그 무엇보다도 중요한 때이다.

'생명을 지키는 인체의 골든타임'은 인체 항상성 및 균형 유지로 삶의 질 향상을 이끄는 참신한 주제들을 선별한 후 손쉽게 읽을 수 있는 과학 도서로 개발하였다. 전반부는 골든타임과 연관된 몸의 주요 장기를 기준으로 전개해 각각의 기능 및 이상 신호 등을 알아보고, 그 예방법 등을 소개해 건강 골든타임의 길을 모색하고자 하였다. 후반부는 건강 이상 시 예방 및 치료 관련 치료법/치료제/신약.. 최첨단의 기술에서부터 손쉽게 접하는 결과에 이르기까지 다양한 사례들을 소개하였다. 이에 더해 의료기술 분야에서 급부상하는 첨단의 바이오테크도 포함되어 실질적인 활용과 응용, 잠재적 가치 및 중요성, 융복합 기술의 필요성 등이 강조되었다. 뒷부분에서는 실생활 속에서 유용할 건강 및 특정 질병 관련 플랫폼 활용 21C 첨단기술과 새로운 패러다임의 신약 개발에 관한 상·중·하 난이도를 갖춘 여러 가지 내용을 간략히 알아보았다.

본 도서는 급변하는 21C 디지털 과학 세상에서 현대인에게 필요한 정보와 지식의 축적이 건강 수명에 좋은 영향을 주어 삶의 질 향상에 도움이 되도록 하는데 그 목표가 있다. 흥미로운 주제와 내용으로 구성된 **'생명을 지키는 인체의 골든타임'**은 현대인의 건강 지킴이 역할을 충실히 해내는 시대 부응형 과학을 가득 담은 교양 도서가 될 것으로 믿어 의심치 않는다.

참고문헌

문헌 자료

인터넷 자료

문헌 자료

강성윤. 정주현. 이상민 & 이상표. (2020). 임파선내 항원특이면역요법. Allergy Asthma Respir. Dis. 8(2): 53-65.

강성윤, 양민석, 이상민 & 이상표. (2020). 알레르기성 호흡기 질환에서의 항원특이면역요법. 대한내과학회지 95(6):370-375.

김가경. (2018). 알레르기 질환 치료제의 발굴 동향 및 전망. BRIC View 2018-T16, pp. 1-15

김성동 & 조규섭. (2020). 알레르기성 기도 질환에서 줄기세포 유래 세포외 소포체의 응용. J. Rhinolo. 27(1):1-5.

김영혁, 이소연, 김성현, 박찬영 & 박태정. (2020). COVID-19 체외진단 기술의 개발 동향. 진공이야기 7(2):23-30.

김우주. 2020. 신종 바이러스의 습격. 반니

김인선. 2019. 생체모방기술. 계명대학교 출판부

김인선. 2020. 미래를 여는 21세기 생물자원. 계명대학교 출판부

김인선, 신현웅. 2021. 21세기형 생물테마여행. 계명대학교 출판부

김종식, 강나경, 박선미, 이은주 & 정경태. (2020). SARS-CoV-2의 진단기술. 생명과학회지 30(8): 731-741.

김준곤, 강성일 & 김대우. (2019). Development of Airway Allergic Diseases and Immunotherapy in Children. 대한이비인후-두경부외과학회지 62(5):261-269.

김지현. (2020). 생쥐에서 송근 복합처방의 알레르기 비염 억제 효과 및 기전 연구. 경희대학교 석사학위논문

민진영. (2019). 알레르기 비염 치료의 최신 지견. 경희의학 34(1):1-9.

박세호 외 옮김. Peter J 외 지음, 2015. 면역학 12판. 라이프사이언스

박우태. (2019). 마이크로니들 패치를 이용한 알레르기 검사 연구. 서울과학기술대학교. TRKO201900019962

성우경. (2020). 코로나19 바이러스와 같은 감염병 검사를 위한 바이오 진단기술의 연구 동향. 한국통신학회지(정보와 통신) 37(9):71-76.

세포분자면역학 교재연구회(역). Abul Abbas 외 지음. 2013. 세포분자면역학 7판. 범문에듀케이션

신상경. (2019). 알레르기 비염 조기진단을 위한 콧물 속 다종 바이오마커 검출 면역 센서: 전기화학적 활성 나노입자를 이용한 비표지 검출 방식에 관한 연구. 광운대학교 석사학위논문

유한진, 홍세영, 권미지, 이지현, 박희호 & 임광석. (2020). 암 치료를 위한 항체 치료제에 대한 고찰: 면역항암제. KSBB J. 35(2):105-119.

이경호 외 옮김. George Plopper 지음. Plopper 세포생물학 3판. 2023. 범문에듀케이션

이기일, 정영준 & 모지훈. (2021). 대기오염이 알레르기 비염에 미치는 영향. Allergy Asthma Respir. Dis. 9(1):3-11.

이민우. (2018). 임파선내 면역치료의 알레르기 비염 증상 완화를 통한 원인 알레르겐 및 그에 대한 환경 관리, 면역치료에 대한 환자 인식의 변화. 가천대학교 석사학위논문

이승복. (2019). 미세먼지가 인체에 미치는 영향에 관한 연구 동향. BRIC View 동향리포트, 2019-T26.

장윤석. (2019). 면역치료, 더이상 어렵지 않다. 대한내과학회 춘계학술발표논문집 2019:223-224.

정만기 & 김보영. (2015). 암 면역치료의 최신 지견. 대한이비인후-두경부외과 학회지 58(7): 449-455.

정재완, 김성일, 이명렬, 오규하 & 김영근. (2021). 면역진단용 자성-형광 복합체 기술의 특허 동향. 한국자기학회지 31(1):16-25.

지현우. (2020). 마우스에서 용초와 양제근 복합처방의 알레르기 비염 개선효과. 경희대학교 석사학위논문

한국생명공학연구원 생명공학정책연구센터. (2019). 2019년 10대 바이오 미래유망기술.

한국과학기술기획평가원. (2020). 포스트 코로나 시대의 미래전망 및 유망기술.

한국생명공학연구원 생명공학정책연구센터. (2021). 2021 바이오 미래유망기술

Anzalone AV, Randolph PB, Davis JR, et al. (2019). Search-and-replace genome editing without double-strand breaks or donor DNA. Nature 576:149-157.

Calzada D, Cremades-Jimeno L, Pedro M, et al. (2019). Therapeutic potential of peptides from Ole e 1 in olive-pollen allergy. Sci. Rep. 9:1-12.

Chassagnon IR, McCarthy CA, Chin YK, et al. (2017). Potent neuroprotection after stroke afforded by a double-knot spider-venom peptide that inhibits acid-sensing ion channel 1a. PNAS 114:3750-3755.

Chung YJ, Lee CH, Lim J, et al. (2020). Photomodulating carbon dots for spatiotemporal suppression of Alzheimer's β-amyloid aggregation. ACS Nano 14:16973-16983.

Denk B and Fidan AF (2021). Effects of honeybee (*Apis mellifera*) venom on redox balance, biochemical andhematological profile in diabetic rats: A preliminary study. Turk. J. Veter. Ani. Sci. 45:257-265.

Diamanti-Kandarakis E, Bourguignon J, Giudice LC, et al. (2009). Endocrine-Disrupting Chemicals: Endocr. Rev. 30:293-342.

Duffy C, Sorolla A, Wang E, et al. (2020). Honeybee venom and melittin suppress growth factor receptor activation in HER2-enriched and triple-negative breast cancer. NPJ Precis. Oncol. 4:24.

Fan TF, Park S, Shi Q, et al. (2020) Transformation of hard pollen into soft matter. Nat. Commun. 11:1449.

Fatehullah A, Tan SH and Barker N. (2016). Organoids as an in vitro model of human development and disease. Nat. Cell Biol. 18:246-254.

FDA Briefing Document. (2018). Plazomicin sulfate Injection Meeting of the Antimicrobial Drugs Advisory Committee (AMDAC).

Flicker S, Zettl I and Tillib SV. (2020). Nanobodies—useful tools for allergy treatment?. Front. Immunol. 11:576255.

Kim HR, Kang SY, Kim HO, et al. (2020). Role of aryl hydrocarbon receptor activation and autophagy in psoriasis-related inflammation. Int. J. Mol. Sci. 21:2195.

La Merrill MA, Vandenberg LN, Smith MT, et al. (2020). Consensus on the key characteristics of endocrine-disrupting chemicals as a basis for hazard identification. Nat. Rev. Endocrinol. 16:45-57.

Lam DTUH, Dan YY, Chan YS and Ng HH. (2021). Emerging liver organoid platforms and technologies. Cell Regeneration 10:1-19.

Lee J, Sutani A, Kaneko R, et al. (2020). In vitro generation of functional murine heart organoids via FGF4 and extracellular matrix. Nat. Commun. 11:4283.

Li, J, Ren M, Yang J, et al. (2021). Screening value for gastrointestinal lesions of magnetic-controlled capsule endoscopy in asymptomatic individuals. J. Gastroenterol. Hepatol. 36(5):1267-1275.

Naclerio R, Ansotegui IJ, Bousquet J, et al. (2020). International expert consensus on the management of allergic rhinitis (AR) aggravated by air pollutants: impact of air pollution on patients with AR: current knowledge and future strategies. World Allergy Organ. J. 13:100106.

Ng HY, Lee KXA, Kuo CN and Shen YF. (2018). Bioprinting of artificial blood vessels. Intl. J. Bioprinting 4:10.

Nugraha B, Buono MF and Emmert MY. (2018). Modelling human cardiac diseases with 3D organoid, Eur. Heart J. 39:4234-4237.

O'Brien KL and Finlay DK. (2019). Immunometabolism and natural killer cell responses. Nat. Rev. Immunol. 19:282-290.

Park JS, Kim ST, Kim SY, et al. (2019). A novel kit for early diagnosis of Alzheimer's disease using a fluorescent nanoparticle imaging. Sci. Rep .9:13184-13184.

Qian X, Jacob F, Song MM, et al. (2018). Generation of human brain region-specific organoids using a miniaturized spinning bioreactor. Nat. Proto. 13:565-580.

Szpakowska M, Decker AM, Meyrath M, et al. (2021). The natural analgesic conolidine targets the newly identified opioid scavenger ACKR3/CXCR7. Signal Transduc. Target. Ther. 6:209.

Tenchov R, Bird R, Curtze AE and Zhou, Q. (2021). Lipid nanoparticles—from liposomes to mRNA vaccine delivery, a landscape of research diversity and advancement. ACS nano 15:16982-17015.

Trujillo CA, Gao R, Negraes PD, et al. (2019). Complex oscillatory waves emerging from cortical organoids model early human brain network development. Cell stem cell, 25:558-569.

Vandenberg LN, Colborn T, Hayes TB, et al. (2012). Hormones and Endocrine-Disrupting Chemicals: Low-Dose Effects and Nonmonotonic Dose Responses. Endocr. Rev. 33:378-455.

Vivier E, Raulet DH, Moretta A, et al. (2011). Innate or adaptive immunity? The example of natural killer cells. Science 331:44-49.

White SS and Birnbaum LS. (2009). An overview of the effects of dioxins and dioxin-like compounds on vertebrates, as documented in human and ecological epidemiology. J. Environ. Sci. Health, Part C, 27:197-211.

Zhongming Z, Linong L, Xiaona Y, et al. (2020). Synthetic red blood cells mimic natural ones, and have new abilities. Science Daily. American Chemical Society

인터넷 자료

▶ 환경호르몬 관련

- 건선

https://mobile.newsis.com/view.html?ar_id=NISX20191125_0000839805

http://www.amc.seoul.kr/asan/healthinfo/disease/diseaseDetail.do?contentId=31548

https://www.edaily.co.kr/news/read?newsId=01233286625930296&mediaCodeNo=E

- 고엽제

https://terms.naver.com/entry.nhn?docId=1062085&cid=40942&categoryId=31874

- 다이옥신

https://namu.wiki/w/다이옥신

https://blog.naver.com/eco1462/222005248876

https://www.ktv.go.kr/content/view?content_id=82585

https://terms.naver.com/entry.naver?cid=62802&docId=5662791&categoryId=62802

https://terms.naver.com/entry.naver?docId=1187604&cid=40942&categoryId=32282

https://terms.naver.com/entry.naver?docId=3572053&cid=58949&categoryId=58983

- 다이옥신과 뇌종양

https://www.sciencedaily.com/releases/2011/10/111006102615.htm

- 다이옥신 분해기술

https://blog.naver.com/mushroomnews/221744033647

- 다이옥신의 위험성

https://m.post.naver.com/viewer/postView.nhn?volumeNo=16826153&memberNo=8437521&vType=VERTICAL

- 바이오센서

http://webzine.gist.ac.kr/202010/html/sub1.html

www.epnc.co.kr/news/articleView.html?idxno=8472

https://www.cctvnews.co.kr/news/articleView.html?idxno=216476

- 생물 묘사 로봇

http://www.irobotnews.com/news/articleView.html?idxno=24649

- **생분해성 플라스틱**
https://www.donga.com/news/article/all/20210502/106723168/1
http://www.newspenguin.com/news/articleView.html?idxno=4263

- **제초제**
https://blog.naver.com/gluckjh7/222276963539

- **친환경 가소제**
https://newsis.com/view/?id=NISX20210125_0001316422&cID=13001&pID=13000
https://post.naver.com/viewer/postView.nhn?volumeNo=27432987&memberNo=1972196&vType=VERTICAL

- **토양 오염**
https://ko.wikipedia.org/wiki/주한_미군

- **폐기물처리기술(다이옥신 미발생)**
https://news.kbs.co.kr/news/view.do?ncd=5137330

- **환경호르몬**
https://naver.me/xvLW0kXY
http://www.hankookilbo.com/News/Read/201804021047882362
https://www.yna.co.kr/view/AKR20190530117700017?input=1195m
https://www.sisajournal.com/news/articleView.html?idxno=156377
https://terms.naver.com/entry.nhn?docId=941667&cid=47326&categoryId=47326
https://terms.naver.com/entry.naver?docId=2457054&cid=46637&categoryId=46637

- **환경호르몬 제거**
http://www.mtnews.net/news/view.php?idx=6127
https://www.dongascience.com/news.php?idx=29006
http://www.enewstoday.co.kr/news/articleView.html?idxno=1270289
https://www.sciencetimes.co.kr/news/%ED%99%98%EA%B2%BD%ED%98%B8%EB%A5%B4%EB%AA%AC-%EC%9E%A1%EB%8A%94-%EB%AF%B8%EC%83%9D%EB%AC%BC-%EB%B0%9C%EA%B2%AC%EB%90%90%EB%8B%A4/#.Y9tf-MK8-8Q.link

▶ 알레르기 관련

- **기후변화와 알레르기**
https://www.data.go.kr/data/15043559/fileData.do
www.medicalreport.kr/news/articleView.html?idxno=47456

- **식품알레르기**
www.medicalreport.kr/news/articleView.

html?idxno=149509
https://www.kati.net/board/exportNewsView.do?board_seq=31754

- 쑥부쟁이와 알레르기
https://blog.naver.com/3jeong/221357637167
https://www.segye.com/newsView/20200922528193
https://post.naver.com/viewer/postView.nhn?volumeNo=29838936&memberNo=7076149&vType=VERTICAL
http://www.rda.go.kr/board/board.do?boardId=farmprmninfo&prgId=day_farmprmninfoEntry&currPage=1&dataNo=100000766871&mode=updateCnt&searchSDate=&searchE

- 알레르기
https://www.ibric.org/myboard/read.php?Board=report&id=2960
https://terms.naver.com/entry.naver?docId=5568951&cid=61233&categoryId=61233
https://terms.naver.com/entry.naver?docId=5842424&cid=63057&categoryId=63057

- 알레르기 면역
https://www.youtube.com/watch?v=MZ733SbLrFA

- 알레르기 비염의 유발 기전
https://www.wikitree.co.kr/articles/617476

- 알레르기 유발 오염물질
www.medicalreport.kr/news/articleView.html?idxno=221000
https://post.naver.com/viewer/postView.nhn?volumeNo=27222217&memberNo=37968322&vType=VERTICAL

- 알레르기 치료제
https://www.youtube.com/watch?v=6HslcD7udJ0
https://www.dailymedi.com/news/news_view.php?wr_id=865414

- 알레르기 치료제 개발 연구
http://www.monews.co.kr/news/articleView.html?idxno=213967
https://m.health.chosun.com/svc/news_view.html?contid=2017091902029
https://scienceon.kisti.re.kr/commons/util/originalView.do?cn=TRKO201900017186&dbt=TRKO&rn

- 알레르기성 비염
http://www.amc.seoul.kr/asan/healthinfo/disease/diseaseDetail.do?contentId=31516
http://www.mohw.go.kr/react/al/sal0301vw.jsp?PAR_MENU_ID=04&MENU_

ID=0403&CONT_SEQ=325052
http://www.mohw.go.kr/react/al/sal0301vw.jsp?PAR_MENU_ID=04&MENU_ID=0403&BOARD_ID=140&BOARD_FLAG=00&CONT_SEQ=305064

- 꽃가루 알레르기
https://terms.naver.com/entry.naver?docId=6225820&cid=51007&categoryId=51007
http://www.samsunghospital.com/home/hbv/disease/info/view.do?CONT_ID=3330&CONT_SRC_ID=09a4727a8000f1d6&CONT_SRC=CMS

- 꽃가루 활용
https://www.sedaily.com/NewsView/1Z09UIHIBN
https://www.dongascience.com/news.php?idx=35713

- 꽃가루 활용 약물 개발
https://www.beesen.co.kr/124/?idx=5351027&bmode=view
https://www.wowtv.co.kr/NewsCenter/News/Read?articleId=A202011240363
https://www.chosun.com/site/data/html_dir/2020/04/01/2020040105676.html

- 꽃가루 활용 플라스틱 소재 제작
https://www.sedaily.com/NewsVIew/1Z0AR6IA8T
http://www.kukinews.com/newsView/kuk202004270230

▶ 바이러스 관련

- 코로나 바이러스
https://terms.naver.com/entry.naver?docId=5912275&cid=43667&categoryId=43667
https://www.yna.co.kr/view/AKR20210430148300009
https://m.health.chosun.com/svc/news_view.html?contid=2021011501122&form=MY01SV&OCID=MY01SV

- 코로나 바이러스 치료제
https://www.news1.kr/articles/?4246057
https://www.yakup.com/news/index.html?mode=view&nid=256192
https://www.yakup.com/news/index.html?mode=view&nid=255497
http://www.yakup.com/news/index.html?mode=view&cat=16&nid=257971

▶ 폐 관련

- 미세먼지
https://terms.naver.com/entry.naver?cid=67205&docId=6030307&%3Bamp%3B=&categoryId=67206

- 미세먼지 방어 기술
https://blog.naver.com/

abctire1/222110288558
https://www.youtube.com/watch?v=zrlazzf82fM
https://terms.naver.com/entry.naver?cid=51648&docId=5796276&%3Bamp%3B=&categoryId=63595

- 미세먼지 측정 기술
http://www.koreaittimes.com/news/articleView.html?idxno=96148
https://terms.naver.com/entry.naver?cid=51648&docId=5804070&categoryId=63595

- 인공 폐 개발
https://www.dongascience.com/news.php?idx=44948
https://www.ibs.re.kr/cop/bbs/BBSMSTR_000000000735/selectBoardArticle.do?nttId=19197
https://www.sciencetimes.co.kr/news/%eb%a7%8c%ec%84%b1%ed%8f%90%ec%87%84%ec%84%b1%ed%8f%90%ec%a7%88%ed%99%98-%ec%a3%bc%ec%9b%90%ec%9d%b8%ec%9d%80-%ed%9d%a1%ec%97%b0%eb%82%98%ec%9d%b4-%eb%93%a4%ec%96%b4-%eb%b0%9c%eb%b3%91/
https://www.sciencetimes.co.kr/news/%EC%BD%94%EB%A1%9C%EB%82%9819-%EB%B9%84%EB%B0%80-%EB%B0%9D%ED%9E%90-%EB%AF%B8%EB%8B%88-%ED%8F%90-%EA%B0%9C%EB%B0%9C/

- 폐
https://www.youtube.com/watch?v=Ezs76ma0_WM
https://ko.wikipedia.org/wiki/%ED%97%88%ED%8C%8C
https://www.scienceall.com/%ED%97%88%ED%8C%8C-%EA%BD%88%EB%A6%ACpulmonary-aveolus/
https://www.sciencetimes.co.kr/news/%EC%83%9D%EB%AA%85%EC%9D%98-%ED%97%88%ED%8C%8C-%EC%9A%B4%EB%8F%99%EC%9D%80-%EC%82%B0%EC%86%8C-%EB%B0%9B%EC%95%84%EB%93%A4%EC%9D%B4%EA%B8%B0/

- 폐암
https://blog.naver.com/medico-fact/222694267477
https://www.ajunews.com/view/20200922091330354

- 폐 질환
http://www.amc.seoul.kr/asan/healthinfo/disease/diseaseDetail.do?contentId=31528
http://www.amc.seoul.kr/asan/healthinfo/disease/diseaseDetail.do?contentId=31631
http://www.amc.seoul.kr/asan/healthinfo/disease/diseaseDetail.do?contentId=32191
http://www.amc.seoul.kr/asan/healthinfo/disease/diseaseDetail.do?contentId=30454
http://www.amc.seoul.kr/asan/healthinfo/disease/diseaseDetail.do?contentId=30455
http://www.amc.seoul.kr/asan/healthinfo/disease/diseaseDetail.do?contentId=32186
http://www.amc.seoul.kr/asan/healthinfo/disease/diseaseDetail.do?contentId=32499
http://www.amc.seoul.kr/asan/healthinfo/disease/diseaseDetail.do?contentId=30468
https://blog.naver.com/cheha333/220756956654

- 폐 질환 예방/진단
https://m.etnews.com/20210826000040
http://m.medicaltimes.com/NewsView.html?ID=1142464
https://health.chosun.com/site/data/html_dir/2021/06/23/2021062300849.html

- 해당작용
http://www.hyundaisilver.net/bbs/board.php?bo_table=health&wr_id=13

▶ 간 관련

- 간
http://www.amc.seoul.kr/asan/healthinfo/body/bodyDetail.do?bodyId=1
https://scienceon.kisti.re.kr/commons/util/originalView.do?cn=JAKO200640976254813&oCn=JAKO200640976254813&dbt=JAKO&journal=NJOU00294373

- 간 오가노이드
https://www.etnews.com/20220915000144
https://news.kbs.co.kr/news/view.do?ncd=4248372
https://www.hankyung.com/it/article/2021102124881
http://www.biotimes.co.kr/news/articleView.html?idxno=7994
https://www.hellodd.com/news/articleView.html?idxno=69164
https://www.monews.co.kr/news/articleView.html?idxno=305089
http://www.biospectator.com/view/news_view.php?varAtcId=8093

https://biz.chosun.com/site/data/html_dir/2019/07/23/2019072300838.html
https://www.joongang.co.kr/article/11977335#home

- 간 질병 진단/치료제
https://columbiasurgery.org/news/state-union-liver-care-2020
https://www.newshyu.com/news/articleView.html?idxno=1002676
https://www.docdocdoc.co.kr/news/articleView.html?idxno=2000711

- 간 질환
http://www.amc.seoul.kr/asan/healthinfo/disease/diseaseDetail.do?contentId=31671
http://www.amc.seoul.kr/asan/healthinfo/disease/diseaseDetail.do?contentId=30480
http://amc.seoul.kr/asan/mobile/healthinfo/disease/diseaseDetail.do?contentId=31685&diseaseKindId=C000002
http://m.amc.seoul.kr/asan/mobile/healthinfo/disease/diseaseDetail.do?contentId=31661&diseaseKindId=C000009

▶ 오가노이드 관련
- 뇌 오가노이드
http://serious-science.org/brain-organoids-10510
https://ibric.org/myboard/read.php?Board=news&id=313704&SOURCE=6
http://www.yakup.com/news/index.html?mode=view&cat=12&nid=255213
https://www.ibric.org/myboard/read.php?Board=news&id=328062&ksr=1&FindText=%EB%87%8C%20%EC%98%A4%EA%B0%80%EB%85%B8%EC%9D%B4%EB%93%9C

- 심장치료와 오가노이드 이용
https://www.sciencetimes.co.kr/news/%EC%8B%AC%EC%9E%A5-%EC%B9%98%EB%A3%8C-%EC%97%B0%EA%B5%AC%EC%97%90-%ED%98%81%EB%AA%85-%EC%9D%BC%EC%9C%BC%ED%82%AC-%EC%9E%90%EA%B0%80-%EC%A1%B0%EC%A7%81%ED%99%94-%EC%98%A4%EA%B0%80/

- 오가노이드
https://terms.naver.com/entry.naver?docId=5666155&cid=43667&categoryId=43667
https://ko.wikipedia.org/wiki/%EC%98%A4%EA%B0%80%EB%85%B8%EC%9D%B4%EB%93%9C

- 오가노이드 재생치료
https://www.donga.com/news/article/all/20210404/106242284/1
https://www.bioin.or.kr/board.do?num=310417&cmd=view&bid=report

- 오가노이드 제작
https://www.inews24.com/view/1478902
https://www.fnnews.com/news/202104071530077083
https://www.bioin.or.kr/board.do?num=279329&cmd=view&bid=report

- 오가노이드 활용
https://horizon.kias.re.kr/12473/
https://blog.naver.com/chagroup/221531480538
http://news.heraldcorp.com/view.php?ud=20220411000587
https://www.ibric.org/myboard/read.php?Board=report&id=2837
https://www.donga.com/news/article/all/20210404/106242284/1
https://www.bioin.or.kr/board.do?num=316764&cmd=view&bid=tech
https://biz.chosun.com/site/data/html_dir/2019/10/24/2019102400153.html

- 인공 간 개발
https://www.dongascience.com/news.php?idx=37135
https://www.docdocdoc.co.kr/news/articleView.html?idxno=2012714

- 줄기세포와 오가노이드
https://www.hankyung.com/it/article/2020091500591
https://www.ksmcb.or.kr/webzine/2103/content/news.html
https://www.bioin.or.kr/board.do?bid=tech&num=284485&cmd=view
https://ko.wikipedia.org/wiki/%EB%87%8C_%EC%9C%A0%EC%82%AC%EC%9E%A5%EA%B8%B0
https://www.sciencetimes.co.kr/news/%EB%AF%B8%EC%88%99%EC%95%84-%EC%88%98%EC%A4%80-%EB%AF%B8%EB%8B%88-%EB%87%8C-%EB%A7%8C%EB%93%A4%EC%97%88%EB%8B%A4/

- 줄기세포 이용 간 치료
https://view.asiae.co.kr/article/2021052009261852604
http://www.newskr.kr/news/articleView.html?idxno=63738

▶ 줄기세포 관련
- 배아줄기세포
https://terms.naver.com/entry.naver?docId=1235345&cid=40942&categoryId=32308

- **성체줄기세포**

https://terms.naver.com/entry.naver?docId=2066346&cid=42107&categoryId=42107

- **유도만능줄기세포**

https://terms.naver.com/entry.naver?docId=5842176&cid=63057&categoryId=63057

- **엑소좀 이용한 세포 분화**

http://news.unn.net/news/articleView.html?idxno=186092

https://www.nrf.re.kr/cms/board/general/view?nts_no=100987&menu_no=95&nts_no=&search_type=&search_keyword=&page=

- **줄기세포**

http://www.rbio.co.kr/%EC%A4%84%EA%B8%B0%EC%84%B8%ED%8F%AC%EB%9E%80/

https://terms.naver.com/entry.naver?docId=4396186&cid=59992&categoryId=59992

https://terms.naver.com/entry.naver?docId=2079691&cid=42107&categoryId=42107

- **줄기세포와 장기 분화**

http://www.cancerline.co.kr/html/9452.html

https://www.riken.jp/press/2015/20150219_2/#note5

https://www.hankyung.com/it/article/2021102124881

https://www.riken.jp/en/news_pubs/research_news/rr/5702/

▶ 인공장기 관련

- **3D 프린팅과 인공장기**

https://post.naver.com/viewer/postView.nhn?volumeNo=8658614&memberNo=481955&vType=VERTICAL

https://www.sciencetimes.co.kr/news/3d-%ED%94%84%EB%A6%B0%ED%84%B0%EB%A1%9C-%EB%A7%8C%EB%93%9C%EB%8A%94-%EC%9D%B8%EA%B3%B5%EC%9E%A5%EA%B8%B0/

- **심실보조장치**

http://amc.seoul.kr/asan/depts/alumni/K/bbsDetail.do?menuId=4038&contentId=258626

https://www.medgadget.com/2018/10/heartmate-3-heart-pump-approved-for-patients-not-eligible-for-transplant.html

- **인공심장**

https://www.mk.co.kr/news/it/9891336

https://blogs.nvidia.co.kr/2019/04/04/ai-personalized-prosthetic-heart-valves/

https://ko.wikipedia.org/wiki/%EC%9D%B8%EA%B3%B5_%EC%8B%AC%EC%9E%A5

https://terms.naver.com/entry.naver?docId=1136014&cid=40942&categoryId=32746

- **인공심장 패치**
https://blog.naver.com/skhl/221877242816
https://www.yna.co.kr/view/AKR20200325131000053
https://www.yna.co.kr/view/AKR20200409165800009

- **인공장기**
https://www.hankyung.com/it/article/2019012528131
https://www.newstomato.com/ReadNews.aspx?no=992726
https://www.sciencefriday.com/segments/ghost-heart-engineering/
http://newsteacher.chosun.com/site/data/html_dir/2021/12/13/2021121301844.html
https://post.naver.com/viewer/postView.nhn?volumeNo=23446192&memberNo=11441650&vType=VERTICAL
https://www.sciencetimes.co.kr/news/%EA%B3%B5%EC%9E%A5%EC%97%90%EC%84%9C-%EB%A7%9E%EC%B6%A4-%EC%9D%B8%EA%B3%B5%EC%9E%A5%EA%B8%B0-%EB%A7%8C%EB%93%9C%EB%8A%94-%EC%8B%9C%EB%8C%80-%EC%98%AC%EA%B9%8C/
https://terms.naver.com/entry.naver?docId=3578414&cid=59088&categoryId=59095

- **인공 혈소판**
https://www.newswise.com/articles/taking-new-steps-with-artificial-platelets

- **장기 이식**
http://www.docdocdoc.co.kr/news/articleView.html?idxno=2003337

- **합성 적혈구**
https://www.acs.org/content/acs/en/pressroom/presspacs/2020/acs-presspac-june-3-2020/synthetic-red-blood-cells-mimic-natural-ones-and-have-new-abilities.html#:~:text=Scientists%20have%20tried%20to%20develop,features%20of%20the%20natural%20versions.

▶ **바이오프린팅 관련**

- **바이오프린팅**
https://blog.naver.com/cyrano74/222462684383
https://blog.naver.com/with_msip/222641897372
https://blog.naver.com/codegeass7/222281664900
https://www.hankyung.com/it/article/202206031772i

https://www.hankyung.com/it/article/2019012528131
https://www.mk.co.kr/news/it/view/2018/07/413600/
http://www.bosa.co.kr/news/articleView.html?idxno=2182909
https://terms.naver.com/entry.naver?docId=5779842&cid=43667&categoryId=43667
http://www.munhwa.com/news/view.html?no=2013112501032024100002&mobile=false
https://www.sciencetimes.co.kr/news/3d-%ED%94%84%EB%A6%B0%ED%84%B0%EB%A1%9C-%EB%A7%8C%EB%93%9C%EB%8A%94-%EC%9D%B8%EA%B3%B5%EC%9E%A5%EA%B8%B0/

▶ 신약 개발 관련

- AI 이용 신약 개발
https://www.ajunews.com/view/20210712062747880
https://www.khidi.or.kr/board/view?linkId=48833729&menuId=MENU01783
https://www.sciencetimes.co.kr/news/%EC%8B%A0%EC%95%BD%EA%B0%9C%EB%B0%9C-%EC%86%8D%EB%8F%84-%EB%86%92%EC%9D%B4%EB%8A%94-ai-%EA%B8%B0%EC%88%A0/

- Didemnin
https://en.wikipedia.org/wiki/Didemnin

- Plazomicin
https://en.wikipedia.org/wiki/Plazomicin

- Plitidepsin(백혈병 치료제)
https://en.wikipedia.org/wiki/Plitidepsin

- Streptomyces griseus
https://en.wikipedia.org/wiki/Streptomyces_griseus

- 개똥쑥의 효능
http://www.jdm0777.com/jdm/gaeddongssuk.htm

- 나노백신(나노바디)
http://dongascience.donga.com/news.php?idx=41484
https://www.wiznews.co.kr/news/articleView.html?idxno=10557
https://scienceon.kisti.re.kr/srch/selectPORSrchReport.do?cn=KAR2014073690
https://www.sciencetimes.co.kr/news/%EC%9D%B8%EA%B3%B5-%EB%82%98%EB%85%B8%EB%B0%94%EB%94%94%EB%A1%9C-%EC%BD%94%EB%A1%9C%EB%82%9819-

%EC%B9%98%EB%A3%8C/

- 독성 물질과 의약품 활용

http://www.cancerline.co.kr/html/14023.html

https://www.hani.co.kr/arti/PRINT/960603.html

https://www.bbc.com/news/world-australia-53994058

https://nownews.seoul.co.kr/news/newsView.php?id=20200903601002

https://m.post.naver.com/viewer/postView.nhn?volumeNo=17759662&memberNo=15984097

https://www.sciencefocus.com/nature/the-bite-that-cures-how-were-turning-venom-into-medicine/

- 대장 증후군

https://nownews.seoul.co.kr/news/newsView.php?id=20200925601003#csidx773c7292009f7c6a3b9d2ffba3a6b82

- 마약성 진통제

http://www.biotimes.co.kr/news/articleView.html?idxno=5880

https://www.akomnews.com/bbs/board.php?bo_table=news&wr_id=45014

https://www.webmd.com/pain-management/guide/narcotic-pain-medications

http://www.mkhealth.co.kr/news/articleView.html?idxno=53018

- 비마약성 진통제

http://biospectator.com/view/news_view.php?varAtcId=13178

http://www.economicsmagazine.kr/news/articleView.html?idxno=10141

- 사망원인 통계

https://sri.kostat.go.kr/board.es?mid=a10301060200&bid=218&act=view&list_no=385219

- 시소미신

https://terms.naver.com/entry.naver?docId=495407&cid=50366&categoryId=50366

- 스트렙토마이세스

https://terms.naver.com/entry.naver?docId=495179&cid=60408&categoryId=55558

https://en.wikipedia.org/wiki/Moxidectin

https://terms.naver.com/entry.naver?docId=5568596&cid=42883&categoryId=59597

- 신약

https://terms.naver.com/entry.naver?docId=69788&cid=43667&categoryId=43667

- 신약 개발

https://www.dongascience.com/news.php?idx=30708

https://www.yna.co.kr/view/AKR20210305059400017

http://www.biotimes.co.kr/news/articleView.html?idxno=5149
https://terms.naver.com/entry.naver?docId=3386869&cid=47339&categoryId=47339
https://biz.chosun.com/it-science/bio-science/2021/06/10/SZ2OB7QEBZHMRI4B3ZDRI2DJHY/
http://www.genels.com/sub/technology/drugs.asp

- 신약 개발 동향
https://www.econovill.com/news/articleView.html?idxno=542974
https://moneys.mt.co.kr/news/mwView.php?no=2022122910375572704
http://www.dailypharm.com/Users/News/NewsView.html?ID=296008&REFERER=NP

- 심근경색
http://samsunghospital.com/home/healthInfo/content/contenView.do?CONT_SRC_ID=09a4727a8000f1cc&CONT_SRC=CMS&CONT_ID=3497&CONT_CLS_CD=001020001004

- 심근경색증 치료
https://www.hankyung.com/it/article/202011037381Y
https://www.kpanews.co.kr/article/show.asp?idx=187767
http://www.mdjournal.kr/news/articleView.html?idxno=27921

- 아미노글리코사이드
https://ko.wikipedia.org/wiki/%EC%95%84%EB%AF%B8%EB%85%B8%EA%B8%80%EB%A6%AC%EC%BD%94%EC%82%AC%EC%9D%B4%EB%93%9C

- 액체 생검
https://blog.naver.com/gcgenome/222269312910
https://www.bioin.or.kr/board.do?num=294407&cmd=view&bid=tech

- 천연물 진통제
https://news.nate.com/view/20210610n43018?mid=n1101
https://scitechdaily.com/natural-painkiller-new-research-advances-the-treatment-of-chronic-pain/

- 항암제
https://blog.naver.com/jeon2410/221844844273
https://www.monews.co.kr/news/articleView.html?idxno=303044
https://www.docdocdoc.co.kr/news/articleView.html?idxno=2006849
https://health.chosun.com/site/data/html_dir/2021/05/28/2021052801378.html

https://www.sciencetimes.co.kr/news/%EA%B1%B0%EB%AF%B8%EC%9D%98-%EB%8F%85%E6%AF%92%EC%9C%BC%EB%A1%9C-%EB%A7%8C%EB%93%A0-%ED%95%AD%EC%95%94%EC%A0%9C/

- 호중구감소증

https://www.monews.co.kr/news/articleView.html?idxno=302426
https://www.dailypharm.com/Users/News/NewsView.html?ID=267376
http://www.amc.seoul.kr/asan/healthinfo/disease/diseaseDetail.do?contentId=31086

- 편두통 예방제

http://www.newsmp.com/news/articleView.html?idxno=215199

▶ 뇌 관련

- 뇌

https://www.hani.co.kr/arti/science/science_general/971805.html
https://www.chosun.com/site/data/html_dir/2017/01/19/2017011900111.html
https://www.news-medical.net/health/The-Anatomy-of-the-Human-Brain.aspx
https://terms.naver.com/entry.naver?docId=938645&cid=51006&categoryId=51006
https://www.sciencetimes.co.kr/news/%EC%9D%B8%EA%B0%84%EC%9D%98-%EB%87%8C-%EB%AA%A8%EB%B0%A9%ED%95%9C-%EC%9D%B8%EA%B3%B5-%EB%89%B4%EB%9F%B0-%EA%B0%9C%EB%B0%9C/

- 뇌 오가노이드 치매 치료

http://www.lecturernews.com/news/articleView.html?idxno=59574
https://www.dementianews.co.kr/news/articleView.html?idxno=2878
https://kormedi.com/1331206/%ec%84%9c%ec%9a%b8%eb%8c%80-%ec%b9%b4%ec%9d%b4%ec%8a%a4%ed%8a%b8-%ed%99%98%ec%9e%90-%eb%a7%9e%ec%b6%a4%ed%98%95-%ec%b9%98%eb%a7%a4-%ec%b9%98%eb%a3%8c-%ea%b8%b8-%ec%97%b4%ec%96%b4/

- 뇌지도

https://www.fnnews.com/news/202101281111199849
https://www.sciencetimes.co.kr/news/%EA%B8%B0%EC%96%B5%EC%9D%84-%EB%8B%B4%EB%8B%B9%

ED%95%98%EB%8A%94-
%ED%95%B4%EB%A7%88%EA%
B0%80-%EC%97%86%EC%96%B4
%EC%A7%84%EB%8B%A4%EB%A
9%B4/

- 뇌혈관 질환

https://terms.naver.com/entry.naver?docId=2109347&cid=63166&categoryId=51023

- 뉴런 칩

https://www.hellodd.com/news/articleView.html?idxno=91517
https://biz.chosun.com/site/data/html_dir/2019/12/11/2019121103744.html
http://edu.chosun.com/site/data/html_dir/2020/12/07/2020120700572.html
https://biz.chosun.com/site/data/html_dir/2019/12/11/2019121103744.html
https://terms.naver.com/entry.naver?docId=847072&cid=42346&categoryId=42346
https://post.naver.com/viewer/postView.nhn?volumeNo=17490772&memberNo=39094895&vType=VERTICAL
https://www.ksakosmos.com/post/%EC%B9%A9-%EC%9C%84%EC%9D%98-%EB%87%8C-brain-on-a-chip-%EA%B8%B0%EC%88%A0%EC%9D%98-%EC%86%8C%EA%B0%9C%EC%99%80-%EC%9D%B4%EC%9A%A9

- 뉴럴링크

https://www.youtube.com/watch?v=LuwMvSWQmlE
http://it.chosun.com/site/data/html_dir/2021/04/14/2021041401497.html

- 뉴로모픽 칩

https://www.aitimes.kr/news/articleView.html?idxno=17917
https://www.hani.co.kr/arti/science/science_general/931036.html
https://scienceon.kisti.re.kr/srch/selectPORSrchTrend.do?cn=SCTM00167357

- 신경

https://terms.naver.com/entry.naver?docId=1023055&cid=47316&categoryId=47316

- 인공 신경

https://www.mayo.edu/research/centers-programs/center-regenerative-medicine/focus-areas/neuroregeneration
https://www.sciencetimes.co.kr/news/%EC%8B%A0%EA%B2%BD-%EC%B9%98%EB%A3%8C%EC%9A%A9-%EC%9D%B8%EA%B3%B5%EC%8B%A0%EA%B2%BD-%EA%B0%9C%EB%B0%9C/

- **치매**

https://m.medigatenews.com/news/1700056393

https://www.yna.co.kr/view/AKR20210218145100009

https://www.nid.or.kr/info/diction_list3.aspx?gubun=0301

http://news.kmib.co.kr/article/view.asp?arcid=0014821813

https://www.ibric.org/myboard/read.php?Board=news&id=330167

http://weekly.chosun.com/client/news/viw.asp?nNewsNumb=002619100019&ctcd=C08

https://blog.naver.com/sh3571/222162464565

http://public.crcd.or.kr/Info/Mechanism/Morbidity

http://www.foodnmed.com/news/articleView.html?idxno=19269

http://www.datasom.co.kr/news/articleView.html?idxno=105529

https://news.naver.com/main/read.nhn?mode=LSD&mid=sec&sid1=102&oid=003&aid=0009793988

- **치매 치료제**

http://www.mdtoday.co.kr/mdtoday/index.html?no=348899

http://www.dementianews.co.kr/news/articleView.html?idxno=3895

https://www.ibric.org/myboard/read.php?Board=news&id=330167&ksr=1&FindText=%EC%95%8C%EC%B8%A0%ED%95%98%EC%9D%B4%EB%A8%B8

https://www.ibric.org/myboard/read.php?Board=news&id=330053&ksr=1&FindText=%EC%95%8C%EC%B8%A0%ED%95%98%EC%9D%B4%EB%A8%B8%20%EC%B9%98%EB%A3%8C

https://www.sciencetimes.co.kr/news/%ED%94%BC%EA%B2%80%EC%82%AC%EB%A1%9C-%EC%95%8C%EC%B8%A0%ED%95%98%EC%9D%B4%EB%A8%B8%EB%B3%91-%EC%A1%B0%EA%B8%B0-%EB%B0%9C%EA%B2%AC%ED%95%9C%EB%8B%A4/

- **치매 치료 관련**

https://blog.naver.com/nststory2014/222246681537

https://www.yna.co.kr/view/AKR20210106040100063?input=1195m

http://www.healthinnews.co.kr/news/articleView.html?idxno=22711

▶ **면역 관련**

- **뇌졸중 치료제**

https://www.sciencetimes.co.kr/news/%EA%B1%B0%EB%AF%B8-%EB%8F%85%EC%97%90%EC

%84%9C-%EB%87%8C%EC%A1%B8%EC%A4%91-%EC%B9%98%EB%A3%8C%EC%A0%9C-%EC%B6%94%EC%B6%9C/

- 다발성골수종

https://gs.severance.healthcare/health/encyclopedia/disease/system.do?mode=view&articleNo=65770

- 면역

https://www.youtube.com/watch?v=5P-9K9EAsI8

https://www.youtube.com/watch?v=XSxceRHLnRA

https://dic.hankyung.com/economy/view/?seq=12733

https://www.xuehua.us/a/5eb99bd986ec4d3d4b14e6a5?lang=zh-tw

https://post.naver.com/viewer/postView.nhn?volumeNo=28078442&memberNo=30120665&vType=VERTICAL

https://www.sciencetimes.co.kr/news/%ec%84%b8%ea%b7%a0%ec%9d%b4-%ec%95%84%eb%8b%8c-%eb%8f%85%ec%97%90-%eb%a9%b4%ec%97%ad-%eb%a7%8c%eb%93%a0%eb%8b%a4/

- 비만세포

https://terms.naver.com/entry.naver?docId=6513936&cid=40942&categoryId=32316

https://search.naver.com/search.naver?where=nexearch&sm=top_sug.pre&fbm=1&acr=1&acq=%EB%B9%84%EB%A7%8C%EC%84%B8%ED%8F%AC&qdt=0&ie=utf8&query=%EB%B9%84%EB%A7%8C%EC%84%B8%ED%8F%AC

- 사이토카인

https://terms.naver.com/entry.naver?docId=5141569&cid=60266&categoryId=60266

- 수지상세포

https://www.hankyung.com/society/article/202204054197Y

https://www.creagene.com/creagene/ko/randd/DCvaccine.jsp

- 아나필락시스

https://terms.naver.com/entry.naver?docId=927112&cid=51007&categoryId=51007

https://terms.naver.com/entry.naver?docId=2841158&cid=55759&categoryId=55759

- 항암치료/NK세포

http://www.inews24.com/view/1352449

https://www.youtube.com/watch?v=6HslcD7udJ0

▶ **노화 관련**

- 노화 방지

https://terms.naver.com/entry.naver?docId=3386871&cid=47339&categoryId=47339

- 대장암

https://m.health.chosun.com/svc/news_view.html?contid=2021052801378

- 세포 리프로그래밍

http://dongascience.donga.com/news/view/42758

http://www.fntoday.co.kr/news/articleView.html?idxno=253282

https://www.donga.com/news/article/all/20210318/105933538/1

https://www.yna.co.kr/view/AKR20170215058600009?input=1195m

https://www.msit.go.kr/bbs/view.do?sCode=user&mId=113&mPid=112&bbsSeqNo=94&nttSeqNo=1352520

- 세포 역 노화

https://blog.naver.com/heaven2438/222156817130

https://news.kbs.co.kr/news/view.do?ncd=5057476

http://dongascience.donga.com/news.php?idx=41855

https://www.cncnews.co.kr/mobile/article.html?no=5691

https://www.cncnews.co.kr/mobile/article.html?no=5691

https://www.seoul.co.kr/news/newsView.php?id=20210101016003&wlog_tag3=naver

- 유방암

https://blog.arizonaoncology.com/the-importance-of-breast-cancer-research/

http://www.amc.seoul.kr/asan/healthinfo/disease/diseaseDetail.do?contentId=30472

- 피부

https://terms.naver.com/entry.naver?docId=5669898&cid=63057&categoryId=63057

- 피부암

https://hyperthermia.tistory.com/672

www.biotimes.co.kr/news/articleView.html?idxno=3787

https://www.canceraustralia.gov.au/affected-cancer/cancer-types/melanoma/melanoma-skin-statistics

https://www.nih.gov/news-events/news-releases/nih-led-research-team-develops-predictor-immunotherapy-response-melanoma

https://search.naver.com/search.naver?sm=tab_hty.top&where=nexearch&query=%ED%99%98%EC%9E%90+

%EB%A7%9E%EC%B6%A4%ED%98%95+3D+%ED%94%BC%EB%B6%80%EC%95%94+%EC%88%98%EC%88%A0+%EA%B0%80%EC%9D%B4%EB%93%9C&oquery=%EB%B3%B4%ED%98%95%EB%AC%BC+%EC%A2%85%EB%A5%98&tqi=hl0GdlprvxsssDM1PxlssssstDK-096889

- 피부암 추이

https://www.hkn24.com/news/articleView.html?idxno=143456

https://m.health.chosun.com/svc/news_view.html?contid=2020060903318

- 피부 세포 리프로그래밍

https://www.seoul.co.kr/news/newsView.php?id=20200415500084&wlog_tag3=naver

https://ko.wikipedia.org/wiki/%EB%A6%AC%ED%94%84%EB%A1%9C%EA%B7%B8%EB%9E%98%EB%B0%8D

https://nownews.seoul.co.kr/news/newsView.php?id=20210222601005&wlog_tag3=naver

https://www.sciencetimes.co.kr/news/%EC%86%90%EC%83%81-%ED%94%BC%EB%B6%80%EC%9D%98-%EC%99%84%EB%B2%BD-%EC%9E%AC%EC%83%9D-%EA%B3%BC%EC%97%B0-%EA%B0%80%EB%8A%A5%ED%95%A0%EA%B9%8C/?cat=128

▶ 혈액 관련

- 고혈압

http://www.pharmstoday.com/news/articleView.html?idxno=112204

https://health.chosun.com/site/data/html_dir/2019/10/22/2019102201935.html

https://news.mt.co.kr/mtview.php?no=2014022017185144306&type=2&sec=lifeculture&pDepth2=Lwell

- 고혈압 백신

https://www.hkn24.com/news/articleView.html?idxno=126074

http://www.dt.co.kr/contents.html?article_no=2014012302019976788003

- 고혈압 치료

http://kormedi.com/1204513/

https://www.mbn.co.kr/news/economy/4357878

http://dongascience.donga.com/news.php?idx=44895

https://www.yna.co.kr/view/AKR20190321052800063?input=1195m

https://biz.chosun.com/site/data/html_dir/2014/02/26/2014022602190.html

http://www.mdtoday.co.kr/mdtoday/index.

html?no=388602

- 당뇨병
https://ko.wikipedia.org/wiki/%EB%8B%B9%EB%87%A8%EB%B3%91

- 빈혈
https://ko.wikipedia.org/wiki/%EB%B9%88%ED%98%88

- 백혈병
https://ko.wikipedia.org/wiki/%EB%B0%B1%ED%98%88%EB%B3%91

- 인공 혈액
https://www.sciencedaily.com/releases/2020/06/200603122955.htm
https://ko.wikipedia.org/wiki/%EB%8C%80%EC%B2%B4_%ED%98%88%EC%95%A1
https://m.health.chosun.com/svc/news_view.html?contid=2021050401426&form=MY01SV&OCID=MY01SV

- 혈구 세포
https://en.wikipedia.org/wiki/Hemoglobin
https://commons.wikimedia.org/w/index.php?curid=407197
https://nuriwiki.net/wiki/%EB%B0%B1%ED%98%88%EA%B5%AC
https://m.blog.naver.com/PostView.naver?isHttpsRedirect=true&blogId=ibs_official&logNo=221165308688
https://ko.wikipedia.org/wiki/%EC%9D%BC%EB%B0%98_%ED%98%88%EC%95%A1_%EA%B2%80%EC%82%AC

- 혈액
https://4dnjf15dlf.tistory.com/19
https://ko.wikipedia.org/wiki/%ED%98%88%EC%95%A1
https://terms.naver.com/entry.naver?docId=3344332&cid=47339&categoryId=47339

- 혈액 이용
https://m.blog.naver.com/ulsan-port/221537290150

- 혈액형 변화 연구
https://www.joongang.co.kr/article/23497096
https://www.dongascience.com/news.php?idx=52438
https://www.dongascience.com/news.php?idx=29323

- 혈우병
https://namu.wiki/w/%EB%B9%88%ED%98%88#s-5.3
https://ko.wikipedia.org/wiki/%ED%98%88%EC%9A%B0%EB%B3%91

- 혈장 분리

http://www.dailymedi.com/detail.php?number=869846

- 후천성 면역결핍증후군

https://ko.wikipedia.org/wiki/%ED%9B%84%EC%B2%9C%EB%A9%B4%EC%97%AD%EA%B2%B0%ED%95%8D%EC%A6%9D%ED%9B%84%EA%B5%B0

▶ 심장 관련

- 심장

https://ko.wikipedia.org/wiki/%EC%8B%AC%EC%9E%A5

https://terms.naver.com/entry.naver?docId=1119762&cid=40942&categoryId=32319

https://terms.naver.com/entry.naver?docId=3344333&cid=47339&categoryId=47339

- 심혈관계 질환

https://terms.naver.com/entry.naver?docId=927349&cid=51007&categoryId=51007

https://www.digitalauthority.me/resources/2018-cardiovascular-health-technologies-doctors/

https://www.dicardiology.com/article/what-new-cardiology-review-all-major-emerging-technologies-heart-diseases

https://medicalfuturist.com/future-of-cardiology/

https://www.everydayhealth.com/heart-health/digital-heart-health-trends-you-should-know-about/

▶ 바이러스 관련

- HIV

http://www.bosa.co.kr/news/articleView.html?idxno=2174945

- 바이러스

https://www.bioin.or.kr/InnoDS/data/upload/tech/1452042414167.pdf

https://health.chosun.com/site/data/html_dir/2015/06/09/2015060902454.html

https://ko.wikipedia.org/wiki/%EB%B0%94%EC%9D%B4%EB%9F%AC%EC%8A%A4_%EB%B2%A1%ED%84%B0_%EB%B0%B1%EC%8B%A0

- 바이오 백신

https://ko.wikipedia.org/wiki/%EB%B0%94%EC%9D%B4%EB%9F%AC%EC%8A%A4_%EB%B2%A1%ED%84%B0_%EB%B0%B1%EC%8B%A0

- 백일해

http://www.amc.seoul.kr/asan/healthinfo/disease/diseaseDetail.do?contentId=31666

- 인수공통감염병

https://blog.naver.com/

sb5004/222213272519
https://blog.naver.com/kfdazzang/222263949797
http://www.kdca.go.kr/contents.es?mid=a20401070404
https://www.ibric.org/myboard/read.php?Board=report&id=3347&Page=1
https://scienceon.kisti.re.kr/commons/util/originalView.do?cn=TRKO202000008222&dbt=TRKO&rn

- 일본뇌염
http://www.amc.seoul.kr/asan/healthinfo/disease/diseaseDetail.do?contentId=32164

- 조류 인플루엔자
http://www.qia.go.kr/animal/prevent/ani_birdflu_sour.jsp
https://www.segye.com/newsView/20210610511795?OutUrl=naver
https://terms.naver.com/entry.naver?docId=2835478&cid=56755&categoryId=56755
https://post.naver.com/viewer/postView.nhn?volumeNo=15709942&memberNo=21623110&vType=VERTICAL

- 중증열성혈소판감소증후군
https://blog.naver.com/primp/222398423627
https://blog.naver.com/knsafe/222297877088
https://terms.naver.com/entry.naver?docId=5762222&cid=63166&categoryId=59314
https://www.edaily.co.kr/news/read?newsId=03555526629079424&mediaCodeNo=257&OutLnkChk=Y

- 천연두
https://www.sedaily.com/NewsVIew/1OOYET1RHM
https://www.msdmanuals.com/ko-kr/%ED%99%88/%EA%B0%90%EC%97%BC/%ED%8F%AD%EC%8A%A4-%EB%B0%94%EC%9D%B4%EB%9F%AC%EC%8A%A4/%EC%B2%9C%EC%97%B0%EB%91%90.

- 항바이러스제
https://news.kbs.co.kr/news/view.do?ncd=4376869
https://www.upinews.kr/newsView/upi202003030038

▶ 백신 관련
- DPT 백신
https://terms.naver.com/entry.naver?docId=5145789&cid=59913&categoryId=59913

- mRNA 백신
http://www.hitnews.co.kr/news/articleView.html?idxno=38418
https://www.bioin.or.kr/board.do?bid=report&

num=309566&cmd=view

- 광견병 백신

https://ko.wikipedia.org/wiki/%EA%B4%91%EA%B2%AC%EB%B3%91_%EB%B0%B1%EC%8B%A0

- 백신

https://blog.naver.com/lovemom_kr/222208385550

https://blog.naver.com/hyoung58652/222333120578

https://terms.naver.com/entry.naver?docId=3346963&cid=63166&categoryId=51015

https://terms.naver.com/entry.naver?docId=5751285&cid=61233&categoryId=61233

https://post.naver.com/viewer/postView.nhn?volumeNo=31493890&memberNo=512601&vType=VERTICAL

- 소아마비 백신

https://ko.wikipedia.org/wiki/%EC%86%8C%EC%95%84%EB%A7%88%EB%B9%84_%EB%B0%B1%EC%8B%A0

- 자궁경부암

https://blog.naver.com/clwh00/222355017448

https://terms.naver.com/entry.naver?docId=5646411&cid=60406&categoryId=60406

- 코로나 백신

http://www.biotimes.co.kr/news/articleView.html?idxno=6551

https://namu.wiki/w/%EC%BD%94%EB%A1%9C%EB%82%98%EB%B0%B1%EC%8B%A0

https://www.sciencetimes.co.kr/news/%eb%b0%b1%ec%8b%a0%ea%b0%9c%eb%b0%9c-%ea%b2%bd%ec%9f%81-%eb%8d%94-%eb%9c%a8%ea%b1%b0%ec%9b%8c%ec%a1%8c%eb%8b%a4/

- 콜레라백신

https://terms.naver.com/entry.naver?docId=6225788&cid=51007&categoryId=51007

- 홍역 백신

https://ko.wikipedia.org/wiki/%ED%99%8D%EC%97%AD_%EB%B0%B1%EC%8B%A0

▶ 유전자 편집 관련

- 유전자가위/프라임 에디팅

https://www.medigatenews.com/news/77084045

- 유전자편집의 문제점

http://scienceon.hani.co.kr/522774

https://m.blog.naver.com/PostView.nhn?blogId=jcy6194&logNo=221312031754&pr

oxyReferer=https:%2F%2Fwww.google.com%2F

- 인공지능과 유전자편집

http://www.econovill.com/news/articleView.html?idxno=331053

https://www.khidi.or.kr/board/view?pageNum=1&rowCnt=10&no1=2155&linkId=48807905&menuId=MENU00100&maxIndex=00488087479998&minIndex=00487552889998&schType=0&schText=&schStartDate=&schEndDate=&boardStyle=&categoryId=&continent=&country=

▶ 인공지능 관련

- 인공지능

https://blog.naver.com/techkibo/221990663089

https://terms.naver.com/entry.naver?docId=3581914&cid=42171&categoryId=58698

▶ 바이오마커 관련

- 바이오마커

http://cbsbio.com/technology/precision-medicine.html

http://www.koreahealthlog.com/news/articleView.html?idxno=30643

https://health.chosun.com/site/data/html_dir/2021/03/26/2021032600982.html

https://terms.naver.com/entry.naver?docId=5141731&cid=60266&categoryId=60266

https://www.ibs.re.kr/cop/bbs/BBSMSTR_000000000901/selectBoardArticle.do?nttId=12647&pageIndex=5&searchCnd=&searchWrd=

- 바이오마커 시장

https://www.mk.co.kr/news/it/8380690

http://www.biotimes.co.kr/news/articleView.html?idxno=3347

https://www.innopolis.or.kr/board/view?pageNum=1&rowCnt=10&no1=2&linkId=44026&menuId=MENU00999&schType=1&schText=%EB%B0%94%EC%9D%B4%EC%98%A4%EB%A7%88%EC%BB%A4&boardStyle=&categoryId=&continent=&country=

- 손톱 활용 바이오마커

https://blog.naver.com/jjh05220/222929271377

https://blog.naver.com/monthlypeople/222869908248

https://www.medipana.com/article/view.php?page=1&sch_menu=1&sch_cate=F&news_idx=306864

- 심혈관 질환 바이오마커

https://www.hankyung.com/it/article/202011037381Y

http://www.engjournal.co.kr/news/articleView.html?idxno=1393

https://www.kosen21.org/info/kosenReport/reportView.do?articleSeq=474245

- 아토피 바이오마커

www.mdon.co.kr/news/article.html?no=29173

www.medical-economy.com/news/articleView.html?idxno=914

https://dawinbio.com/product-information/?idx=2299159&bmode=view

https://www.edaily.co.kr/news/read?newsId=03076646625870928&mediaCodeNo=257&OutLnkChk=Y

https://post.naver.com/viewer/postView.nhn?volumeNo=29212962&memberNo=49312582&vType=VERTICAL

▶ **Biotechnology 관련**

- HGP

https://terms.naver.com/entry.naver?docId=71308&cid=43667&categoryId=43667

- 맞춤형 의료기술

https://blog.naver.com/keit_newtech/221601025375

https://www.hkn24.com/news/articleView.html?idxno=168584

https://www.hkn24.com/news/articleView.html?idxno=304843

http://www.datanet.co.kr/news/articleView.html?idxno=124519

https://www.sciencetimes.co.kr/news/%ed%95%9c%ea%b5%ad%ec%9d%b8-%ec%9c%a0%ec%a0%84%ec%b2%b4-%eb%b6%84%ec%84%9d-%ec%8b%9c%ec%8a%a4%ed%85%9c-%ea%b5%ac%ec%b6%95%eb%a7%9e%ec%b6%a4%ed%98%95-%ec%a7%88%eb%b3%91-%ea%b4%80%eb%a6%ac/?cat=32

- 미래먹거리/바이오 R&D

https://www.fnnews.com/news/202012221201237319

- 바이오 미래유망기술

http://www.ccnnews.co.kr/news/articleView.html?idxno=197749

https://www.bioin.or.kr/board.do?num=304797&cmd=view&bid=essay

https://www.kribb.re.kr/kor/sub02/sub02_02_01_view.jsp?b_idx=19871

https://scienceon.kisti.re.kr/srch/selectPORSrchReport.do?cn=KAR2010047787

http://www.kyosu.net/news/articleView.html?idxno=62549&fbclid=IwAR0cf1Adn-VIBXpZELiwOFqBZ_ay3V7obsMVwuNUCB5H6Egn2AfLlaMBCdQ

http://www.daejonilbo.com/news/articleView.html?idxno=1410914

- **오믹스**

https://terms.naver.com/entry.naver?docId=2693148&cid=60261&categoryId=60261

- **웰체크**

https://www.hidoc.co.kr/healthstory/news/C0000610742

https://www.yakup.com/news/index.html?mode=view&cat=12&nid=276996

- **캡슐내시경**

https://www.monews.co.kr/news/articleView.html?idxno=118039

본 도서는 해양수산부, 해양수산과학기술진흥원의 해양바이오 산업소재 국산화, 기술개발[과제번호 20220379]과 아스타잔틴 대량생산 시스템 및 고도화 공정 개발[과제번호 20220305], 순천향대학교의 일부 지원을 받아 수행하였다.